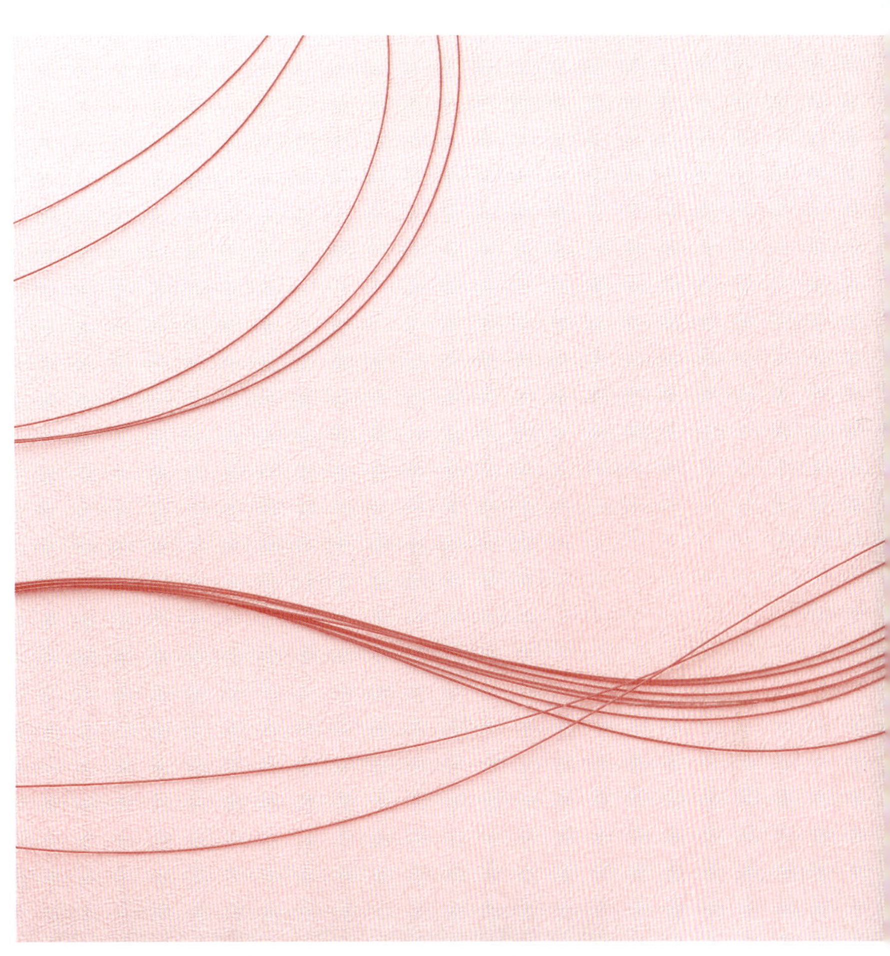

音声障害治療学

編著　**廣瀬 肇**　東京大学名誉教授

著　**城本 修**　県立広島大学 保健福祉学部 コミュニケーション障害学科 教授

生井 友紀子　横浜市立大学附属病院 耳鼻咽喉科

医学書院

音声障害治療学

発　行　2018年10月1日　第1版第1刷©

編　著　廣瀬　肇

発行者　株式会社　医学書院

代表取締役　金原　俊

〒113-8719　東京都文京区本郷1-28-23

電話　03-3817-5600(社内案内)

印刷・製本　三報社印刷

ISBN978-4-260-03540-8

序

本書は音声障害の治療を主題とし，その理論的背景と臨床的実践についてくわしく解説することに努めた。特に言語聴覚士による行動学的アプローチの記述に重点を置いた。

これまで音声障害について書かれた成書は少なくないが，治療に焦点を当てて深く掘り下げたものはあまり見られなかった。他の多くの疾患と同様，音声障害の診療にあたっては，患者の訴えをよく訊くことから始まり，検査，評価・診断の過程を経て，治療方針が立てられる。したがって，最終段階にあたる治療が適切に行われるためには，これに先立つ検査，評価・診断が，正確かつ的確でなければならない。このため，従来の音声障害関連の成書では，検査，評価・診断面を重視して詳細に記述するのが通例であった。しかし本書では，検査についてはその理論的背景や実施上の注意点などを述べるにとどめ，結果として得られた診断に基づく治療面の記述に多くの頁をあてることとした。

音声障害の治療は，耳鼻咽喉科医によるものを主とする医学的治療と，言語聴覚士による行動学的治療に大別できる。このうち医学的治療には音声外科を中心とする外科的治療と，保存的な薬物治療がある。

一方，音声障害に対する行動学的治療は，基本的に患者の望ましくない行動を，望ましい行動に変えようとする行動変容を目指すものであり，本書ではこれを音声治療と同義としている。したがって，音声治療は行動理論に立脚したものであって，その背景には運動学習理論，認知行動学などがある。しかも音声治療は，あくまで医療の一環であり，患者の音声障害に対する治療として医学的適応を前提とするものであって，言語聴覚士と医師のコラボレーションが極めて重要である。診療の現場において，医学的治療と行動学的治療が併用される例もあることは言うまでもない。

なお，本書では，音声治療の適応を，機能性音声障害に限定している。機能性音声障害の定義については，従来あいまいな点もあり，臨床的に発声器官に器質的異常が認められない症例を一括して機能性音声障害とみなす立場もあった。しかし本書では，機能性音声障害とは，あくまで“声の使い方や声の出し方が下手になった，あるいはこれらに悪い癖がついた状態”すなわち発声様式，発声習慣という行動に異常がある状態と定義した。なお，機能性音声障害は，声帯の器質性障害や声帯運動障害などに併発して起こりうる病態であることにも注意すべきである。

本書が音声障害診療に携わる耳鼻咽喉科医，言語聴覚士，さらにこれから音声障害診療について学ぼうとする人達にとって有用なものとして迎えられることを願っている。

2018年　秋

廣瀬　肇

目次

1章

音声障害の治療総論

A 音声障害の医学的基礎

B 音声障害の治療のあり方

C 医学的治療

D 行動学的治療（音声治療）

A 音声障害の医学的基礎

1 声は音の一種

声(voice)は**音**(sound)の一種で，喉頭内の声帯の部分で作られる。これが**発声**(phonation)である。ここで生じた音はいわゆる**原音**(primary tone)であって，声として認識されるのは，原音が声帯より上部にある**声道**(vocal tract)すなわち咽頭腔や口腔，場合によっては鼻腔を通って外界に出て(放射されて)からである。

声は音としての性質をもっている。音は振動である。空気中で振動が発生すると，それによって空気の分子が動き，気圧の変化として空気中を伝わっていく。振動が伝わっていく状態は，通常，波として表される。波には横波と縦波があり，横波では振動の伝わる方向が波の進行方向と直角になる。水面に石を投げ込んだとき波紋が拡がるのは横波の例である。これに対して音は**縦波**で，振動の伝わる方向と波の進行方向が同じになる。音が伝わる場合，時間的にみると，空気の分子の分布が薄いところ(疎な部分)と濃いところ(密な部分)ができる。そのため縦波のことを粗密波ともいい，音はその典型例である(Side memo 1)。

Side Memo 1　縦波の図表化

縦波を図で表そうとすると元の位置からの点のズレとなってわかりにくい。そこで，縦波の場合も，時間軸上で下図の中の点線で示したように横波として表すのが普通である。横波との比較を下に示す。

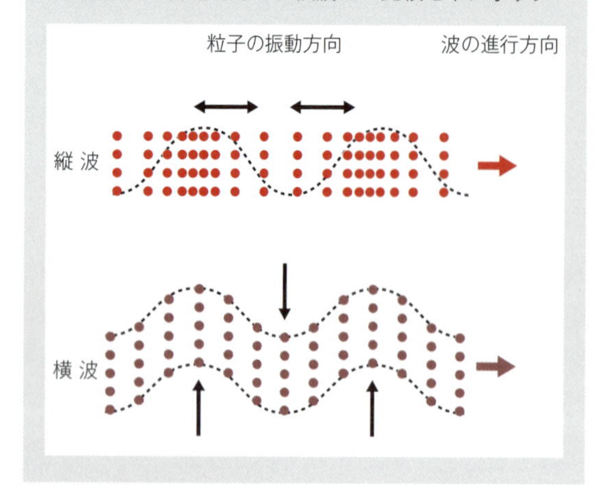

音響学的にみると，音には，高さ・強さ・音色の3つの要素がある。高さは波が繰り返される頻度(周期)で，通常1秒間の回数をヘルツ(Hz)で表記する。強さは波の振幅で圧力(音圧)に相当し，絶対値としてはパスカル(Pa)表記となるが，通常は相対値〔デシベル(dB)表記〕を用いる。音の強さは感覚的には音の大きさとして表現される。音色は波の形が関係するが，声の場合などでは他の要素も関係してくるので，この点については後からあらためて述べる。

最も単純な音は純音で，音叉を叩いたときに発生する単純な波の繰り返し(正弦波)である。一方，楽器の音や声(音声波)は，基本となる周波数すなわち基音の他に，その整数倍の周波数をもつ倍音を含む複雑な波の繰り返し(周期的複合音)となる。後者の場合でも，繰り返しに規則性があれば複合音としての周期をもち，その最小繰り返し頻度(基本周波数)が高さに相当する。さらに複合音としての強さ・音色をもっている(**図1A-1**)。

時間軸上に，周期的複合音を構成する各周波数成分の音響エネルギー分布を表示したものを**スペクトル**(spectrum)**表示**という。母音発声の場合スペクトルの山〔エネルギーが集中している帯域：**フォルマント**(formant)〕の分布様式が，母音の種類によって異なっており，その母音の特徴を表している。

声の音としての性質については後述するが，普通の会話音声の高さ(話声位)は，その人が出せる声の高さの範囲(声域)のなかで低い(基本周波数の小さい)部分で，**地声**と呼ばれる。これに対し声を高くしていくと音の性質が変化して，声域のう

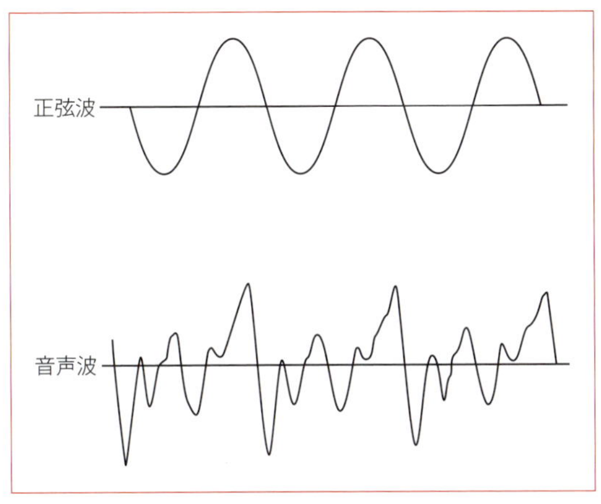

図 1A-1 正弦波と音声波

ち，**うら声**と呼ばれる部分に移行していく。

2 声はどのようにして作られるのか—発声のメカニズム

ⓐ 発声器官の構造と働き

発声は，肺から気管を通って上昇してくる呼気流が，声帯の部分(声門部)で速い開閉運動(声帯振動)を起こして原音を生じることで成立する。

肺と気管は解剖学的に呼吸器官(呼吸器系)に属し，声帯は気管の上端に位置する喉頭の一部である。一般に発声器官という場合，喉頭に限局して記述することが少なくないが，ここでは呼吸器系を含めて述べることとする。

❶ 発声に関与する呼吸器系の構造と働き

(a) 呼吸器系の構造

発声は呼気流によって起こるが，呼気流を生じるためには吸気がその前提となる。吸気-呼気の交代を成立させるのが呼吸器系で，これは肺，気管-気管支系およびこれらを内蔵する胸郭で構成されている。

胸郭は胸骨，肋骨，脊椎骨(胸椎)を枠組とし，さらに底部には横隔膜がある(**図 1A-2**)。内壁は胸膜で覆われ，枠組の周辺には胸郭を拡げたり狭めたりする働きをもつ筋群がある。胸郭は閉じた空間で，胸郭が拡がれば喉頭・気管を通って空気が肺に入り(吸気)，逆に胸郭が狭まれば空気は同

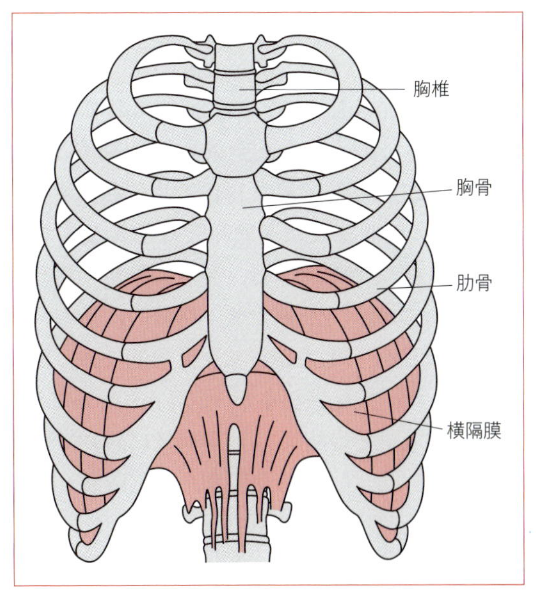

図 1A-2 胸郭の枠組(前から見る)

じルートを通って外界に出て行く(呼気)。

(b) 呼吸器系の働き

呼吸器の基本的な働きは，吸気-呼気の交代による生体に必要な換気運動にある。吸気によって肺胞まで空気中の酸素が到達して，そこでガス交換によって酸素の取り入れと炭酸ガスの排出が起こり，その炭酸ガスは呼気として気管を上行していく。これが通常の呼吸すなわち換気運動である。しかし，発声時の呼吸パターンは，後述するようにこれとやや異なることが知られている。

呼吸時には吸気に際して胸郭を拡げ，胸郭内を陰圧として空気が流入するようにする。これには吸気筋として横隔膜，および肋骨を引き上げる筋(主体は外肋間筋で，他に肋骨挙筋，上後鋸筋がある)が働く。一方，呼気は，安静呼吸の場合，拡大した胸郭が吸気動作の終了後に組織の弾性で自動的に縮小すること(弾性復元力の発現)で起こる。深吸気後にできるだけ息を吐ききる場合などでは胸郭を意識的にさらに縮小するため呼気筋(内肋間筋，胸横筋，下後鋸筋)の活動が起こり，さらに横隔膜を押し上げるように腹圧を高めるため，腹直筋などの腹壁筋が活動する。

深吸気後に息を吐ききることで**肺活量**が測定できる。肺活量は，肺全体の容量(全肺気量)から，

息を吐ききっても気道内に残る残気量(全肺気量の 20～30%程度)を差し引いたもので，正常値は男性で約 3,500 mL，女性で約 2,500 mL である。安静呼吸時に出入りする空気量(1 回換気量)は 300～500 mL で，肺活量の 1/10 程度に相当する。

発声中の呼吸様式は安静呼吸時と異なっており，例えば会話時などでは，発声に先立って安静時より多めの吸気を行った後，断続的に長めの呼気(発声)が続く。したがって交換空気量は，発話の長さによっても異なるが 1,500 mL から 2,500 mL に達する。その結果，1 回の換気において吸気が占める時間的割合〔吸気時間/(吸気時間＋呼気時間)〕は，安静呼吸時が 0.4(吸気が 1 回換気時間の 40%)であるのに対し，発声時は 0.13 程度となり，吸う時間に比し相対的に吐く時間(発声を続けている時間)が延長している(**Side memo 2**)。

発声に際しては，呼気に伴って声門より下方の気圧(声門下圧＝呼気圧)が大気圧を上回り，その圧が発声中持続している必要がある。大きく息を吸ってできるだけ長く話を続ける場合，弾性復元力が話すための発声に必要な呼気圧より高い間は，呼気が一度に出て行かないように吸気筋(特に横隔膜)をある程度緊張させ胸郭の縮小をゆっくりさせる。弾性復元力が発声に必要な呼気圧と同程度になり，その後もさらに発声のための呼気圧を保つには，その時点から呼気筋(内肋間筋など)を活動させる必要がある[1]。歌唱の分野などでいう“息の支え”とは，生理学的に言えばこのような発声時の呼吸筋調節全体を指すものと考えられる。

Side Memo 2　発声機能と呼吸コントロール

発話中のみならず，ヒトは随意的に息を断続，つまり呼吸をコントロールして息を止めることができる。これは発声学習が可能な生物(オウムなどの鳥類，イルカ，クジラなど)のみにみられる機能であり，イヌやネコなどは鳴き声を出せても，このようなコントロールはできない。霊長類のなかでこの機能をもつのはヒトだけである[2]。

❷ 喉頭の構造と働き[3]

(a) 喉頭の構造

喉頭は気管の上端にあって前頸部，すなわち頸椎の前方に位置する管状ないし箱型の器官(英語での俗称では voice box)である。上方，下方とも筋や靭帯などの軟部組織で支えられ，頸部に吊り下がった形で上下，左右方向にある程度の可動性がある。

喉頭は軟骨を主体とする枠組構造と，その軟骨間にあって相互の位置関係を制御する内喉頭筋，その内方で管の内腔を覆う粘膜構造，および粘膜と筋の間を満たす結合織から成る。

枠組を構成しているのは甲状軟骨，輪状軟骨，披裂軟骨で，甲状軟骨の上方は舌骨と軟部組織(靭帯と膜)で連結し，輪状軟骨の下方は気管に連結している。披裂軟骨は輪状軟骨の上に乗る形で両者間は関節で連絡し，披裂軟骨の上部には 2 つの小さい軟骨(楔状軟骨と小角軟骨)が乗っている(**図 1A-3a，b**)。披裂軟骨の下内側部で甲状披裂筋が付着する部分を声帯突起と呼び，弾性軟骨でできている。その他，喉頭蓋を形成する喉頭蓋軟骨が弾性軟骨であるほか，残りのすべての喉頭軟骨は硝子軟骨である。

内喉頭筋には，披裂軟骨，甲状軟骨間の甲状披裂筋(その内側部を特に声帯筋と呼ぶ)，輪状軟骨，披裂軟骨間の側輪状披裂筋と後輪状披裂筋，両側の披裂軟骨間の披裂筋，甲状軟骨，輪状軟骨の前縁部を結ぶ輪状甲状筋がある。また，喉頭の上下にあり，喉頭を他の部分(例えば上方では舌骨，下方では胸骨)と連結している筋を外喉頭筋と総称する。

喉頭内面は粘膜で覆われ，粘膜とその内側の内喉頭筋との間には弾性線維や膠原線維を主体とする結合織がある。粘膜上皮は声帯縁部が重層扁平上皮であるほかは，多列線毛上皮である。

声帯は喉頭内壁にあるヒダ状構造で，その本体は声帯筋から成り，その内方を粘膜が覆っている。粘膜は粘膜上皮と粘膜固有層から成り，粘膜固有層の最深部は硬い弾性線維の層で声帯靭帯と呼ばれ，これが下方では輪状軟骨まで連なって弾性円錐と呼ばれる。粘膜上皮とその直下の疎な構

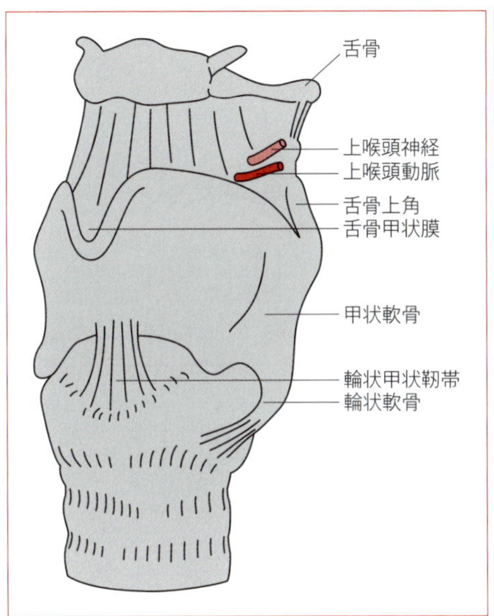

図 1A-3a　**喉頭前側面**

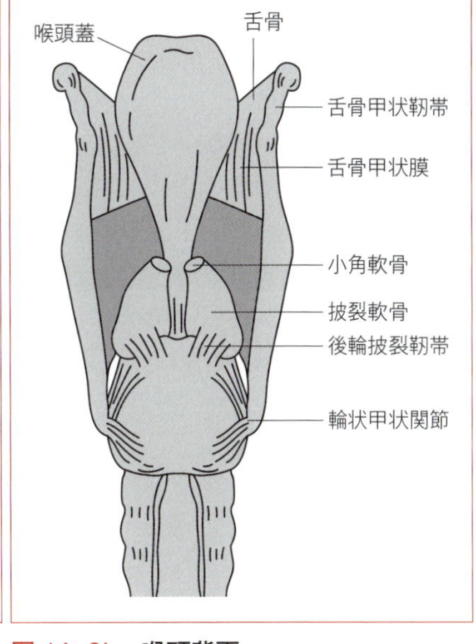

図 1A-3b　**喉頭背面**

Side Memo 3

声帯粘膜の微細構造(特に細胞外基質について)[4]

声帯粘膜は層構造を示すが，上皮下の粘膜固有層は上皮と筋層の間にあって，特徴的な３次元構造をとり，粘弾性をもった振動体の形成に寄与している。粘膜固有層は組織学的にみると線維蛋白と糖蛋白，特にヒアルロン酸などのグリコサミノグリカンなどから構成され，これらを一括して細胞外基質(マトリックス：matrix)と呼ぶ。その分布様式は層の深さによって異なるが，線維性成分は細胞外基質の骨格を形成している。細胞外基質は声帯の前後端にある黄斑で産生される。基質の性質は老化，あるいは粘膜損傷によって変化することが知られている。損傷の治癒過程との関連については後章で述べる。

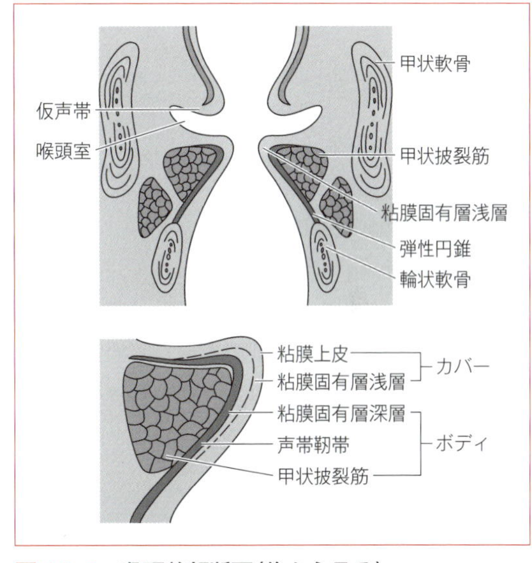

図 1A-4　**喉頭前額断面(後から見る)**

造をもつ粘膜固有層浅層を併せて声帯のカバーといい，後述する発声時の声帯振動の主役となる(Side memo 3)。その深部の粘膜固有層深層，声帯靭帯，声帯筋を併せて**声帯のボディ**という[5](**図 1A-4**)。喉頭の内腔には声帯の上方にもう１つのヒダ状構造(仮声帯)がある。声帯と仮声帯の間の隙間が喉頭室で，その部分の粘膜からは粘液が豊富に分泌される。

臨床的に喉頭を観察する場合には，適切な機器を用いて上方から見る。その際得られる像が喉頭像である。発声時と吸気時の喉頭像を，各部の名称を付した図と併せて**図 1A-5a，b** に示す。

内喉頭筋の運動は，輪状甲状筋が迷走神経の枝である上喉頭神経(外枝)に支配されるのを除けば，他の内喉頭筋は下喉頭神経(反回神経)の支配を受ける。つまり，声門開大筋を支配する運動神

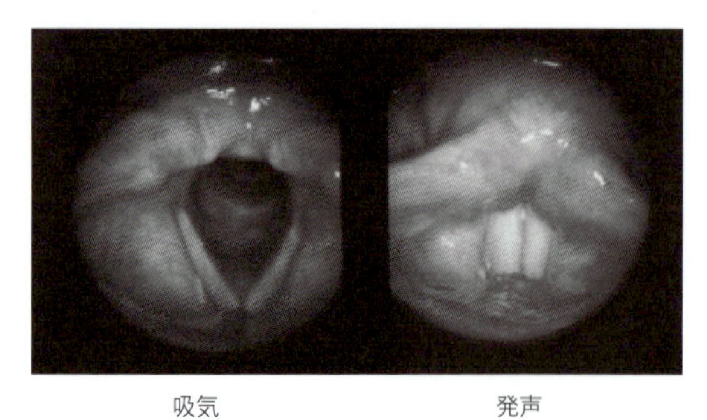

図 1A-5a　喉頭像(喉頭側視鏡による)

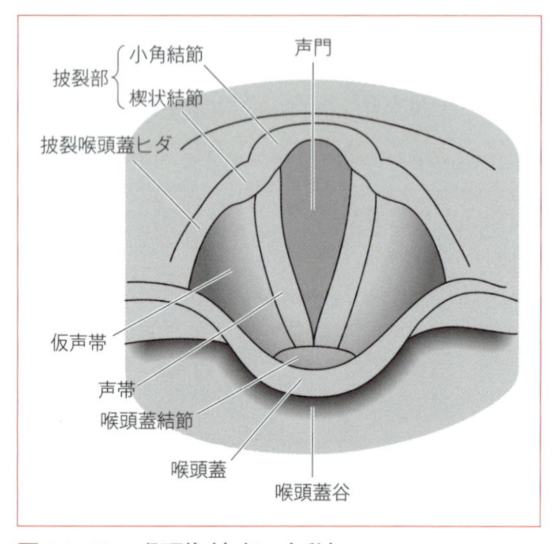

図 1A-5b　喉頭像(各部の名称)

経も，声門閉鎖筋群を支配する運動神経も同じ反回神経に含まれており，喉頭に達してから，各筋に枝分かれしていく。なお，内腔の粘膜知覚は上喉頭神経内枝に支配されている。

(b) 喉頭の働き

喉頭は本来気管の入り口にあって，それより末梢の肺を保護するための弁として働くものである。したがって嚥下時に強く閉鎖して気道への食塊の流入を防ぐような，意思によらない働きを有している。もちろん通常の呼吸時には声門が適度に開いて吸気・呼気の流入，流出を可能にする。一方，発声は原則的に(反射的な発声を除き)意思に基づいて成立している。要するに喉頭の働きは，気道防御(特に嚥下時)，呼吸，発声をそれぞれ円滑に行うことにある。そのためには，目的にかなった声帯の開閉運動が成立しなければならない。発声時には声帯の内転(声門閉鎖)が起こり，

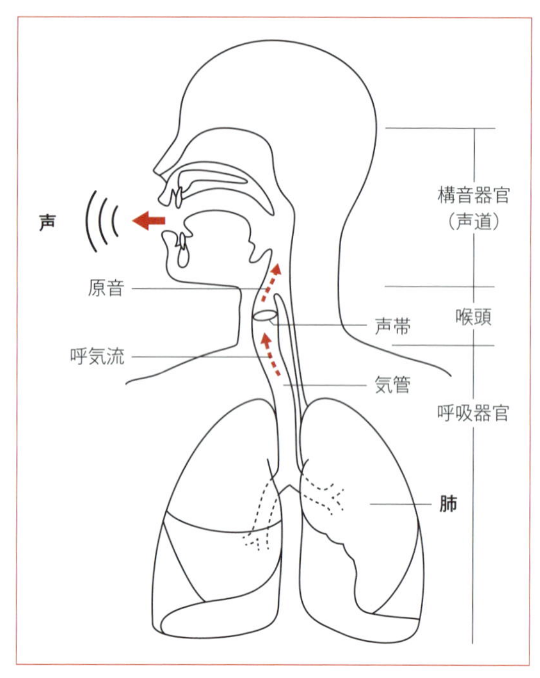

図 1A-6　発声器官

吸気時には声帯外転(声門開大)が起こるが，これらはいずれも反回神経支配下に，各内喉頭筋が協調的に活動することによって成立している。声門閉鎖時には声門閉鎖筋群(側輪状披裂筋，披裂筋，甲状披裂筋)が活動して，開大筋(後輪状披裂筋)は抑制され，一方，声門開大時には逆に開大筋が活動して閉鎖筋群は抑制される。こうした声門の開閉運動は，輪状披裂関節における披裂軟骨の変位(声帯突起の内・外転)に基づく。

ⓑ 声の生成(発声機構)

前述のように，発声は喉頭の声帯のレベル，すなわち声門部で成立する。これをエネルギー変換の形でいえば，呼気流が上昇してくるという運動エネルギーが，声帯振動によって音のエネルギーに変換されることで，声(原音)は生成される。**図 1A-6** に示したように，われわれが実際に耳で聞く声は，原音が声門上部の声道を経て(すなわち音響学的修飾を受けて)外界に放射されたものであるが，ここではまず声門レベルで声(原音)が生成されるメカニズム(発声機構)について説明する。

発声に際して，呼気の上昇とタイミングを合わせて声帯は内転する。声門がある程度狭くなると

狭い部分で呼気の流速は高まり，それによって**ベルヌーイ(Bernoulli)効果**が生じて声帯縁は内方に引き寄せられる(**図 1A-7a**)。その結果声門が閉じると下方からの呼気圧が高まり，声帯が押し拡げられて少量の呼気が上方へ流出する。すると再びベルヌーイ効果が発現し，かつ声帯縁の弾性も作用して声門は閉じる。この繰り返しによって呼気は断続される(**図 1A-7b**，**Side memo 4**)。

この声門の速い開閉に応じて起こる呼気の断続は，空気粒子の濃淡が声門上部に生じることを意味しており，ここに縦波としての音声波が成立する(**図 1A-7c**)。これが声の生成の基本的なメカニズムであり，喉頭は声帯を一種のリードとする管楽器として理解することができる。**声帯振動**とはこのような声帯の速い開閉運動にほかならず，声帯部で弦の振動が起こって音源を作っているのではないことを理解しなくてはならない(**図 1A-7d**)。

声帯振動によって音(原音)が生じる時，声門は開閉を繰り返すが，特に低い声では声門が閉じたままの時間があり，**声門面積波形**は三角波状となる(**図 1A-8a**)。また声帯振動時の声帯縁すなわちカバーの表面は，カバーの性状(粘性と弾性)と下方からの気流によって波頭が下から上に吹き上がるような波状運動を呈する[6]。これを**粘膜波動**と呼ぶ(**図 1A-8b**)。

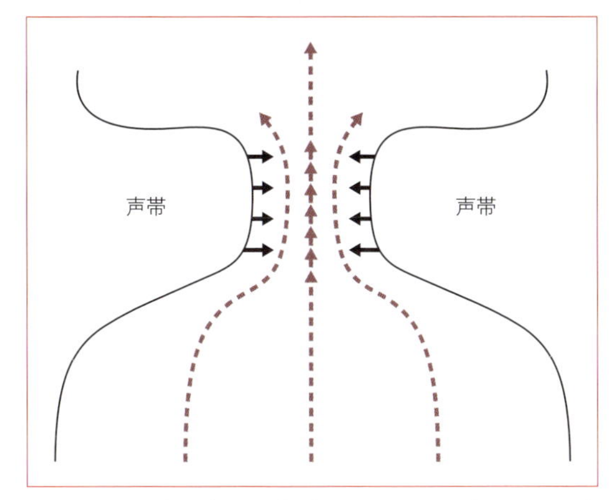

図 1A-7a 声門部での気流とベルヌーイ(Bernoulli)効果の発現

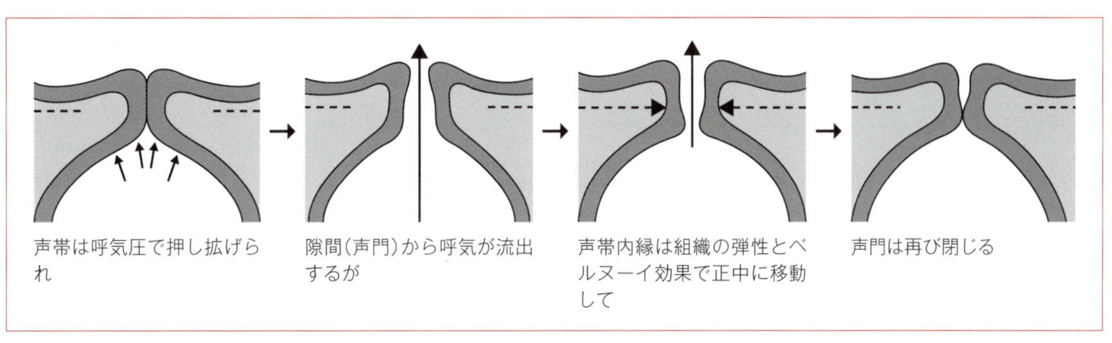

図 1A-7b 発声時の声帯の開閉

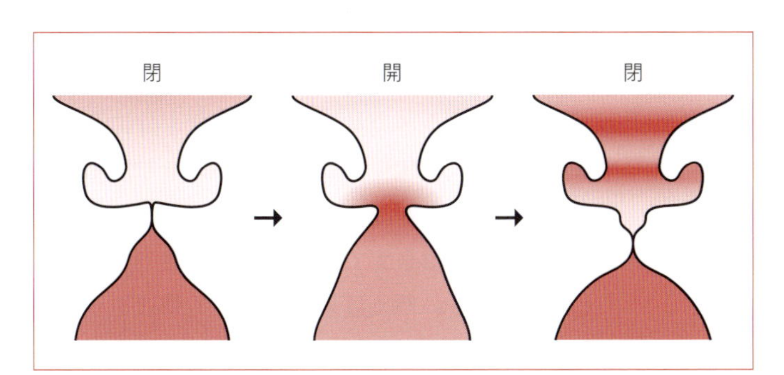

図 1A-7c 粗密波の生成

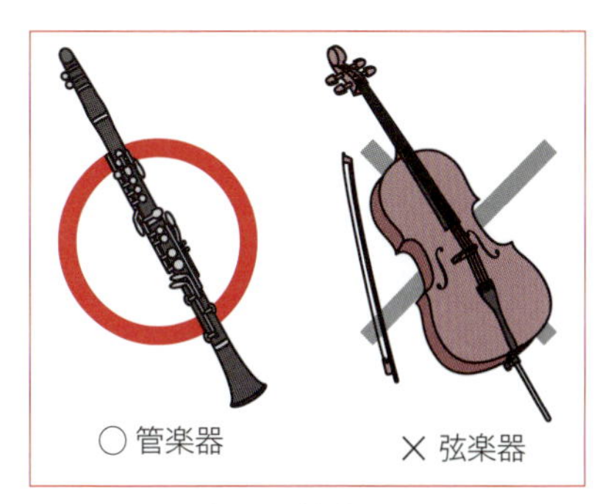

図 1A-7d 喉頭は管楽器

Side Memo 4　声帯振動モデル

声帯振動のモデル化(コンピュータ・シミュレーション)は1970年代からいくつかの試みがあり，そのうちで有名なものにIshizakaら[7)]による2質量モデル(two mass model)がある。これは声帯縁を，上下2つの部分で表し，それぞれがバネ，質量(mass)，抵抗で構成され，相互にバネで連結して，気管側からの気流によって気流と直角の方向に振動する，としたものである。

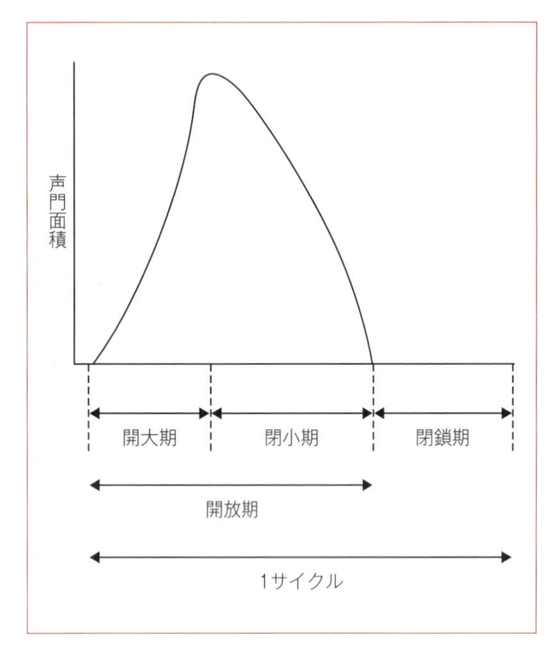

図 1A-8a　声帯振動時の声門面積波形

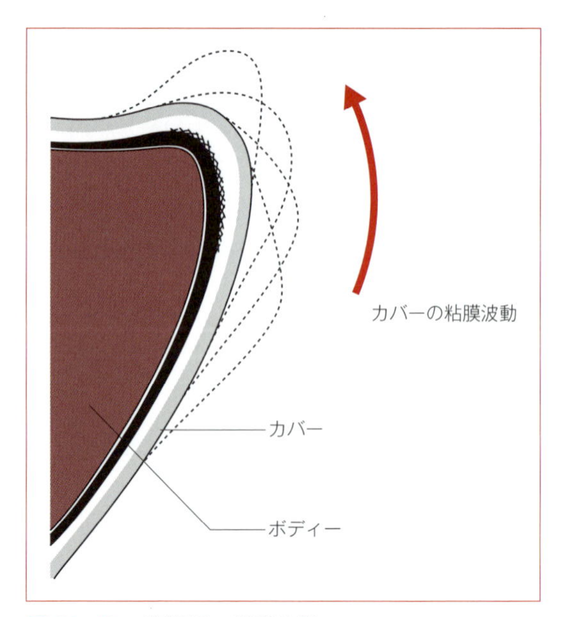

図 1A-8b　声帯縁の粘膜波動

C 声の調節

声は前述のように音の一種であり，高さ・強さ・音色の要素をもっている。また声は呼気流によって生成されるので，肺からの呼出量に限界があるため一声あたりの持続という時間的要素も有している。ここでは，これらの調節について述べる。

1 声の高さの調節

声の高さは声帯の振動数で決まり，振動数が増せば(つまり周波数が大きくなれば)声は高くなる。声帯振動数は，振動部分すなわち声帯のカバーの部分が薄くなって質量が減少すること，およびカバー部分の緊張が高まることで増加する。生理学的にいえば，声帯が前後に引き伸ばされると，この2つの条件が満たされる。声帯の前後の緊張は，主として輪状甲状筋によって調節されている。この筋の活動が高まると，輪状甲状関節の運動を介して甲状軟骨と輪状軟骨の前縁同士が近接して，結果的に声帯が前後方向に伸張されてカバーが薄くなり，同時に緊張が高まる。地声の範囲で声を高くしていくときは，輪状甲状筋の活動が徐々に高まると同時に甲状披裂筋(特に辺縁に近い声帯筋)の活動も増すことでカバーの緊張が高まる。この場合，2つの筋が緊張して互いにバランスを取って引き合う形となるため，カバーの伸長は著明でない。一方，うら声の範囲になると，声帯筋の活動はむしろ弱まって，輪状甲状筋のみが活動し，カバーの伸長と声帯前後方向の緊張が同時に起こる。

声を低くするメカニズムは，まだ十分に解明されていない。輪状甲状筋の活動が低下し，相対的に声帯筋の活動が高まることでカバーが弛み，質量も増すことは事実であるが，その他の要因も考えられている。例えば外喉頭筋の活動によって頸部における喉頭の相対的位置を変化させることで，声帯の緊張がとれて声が低くなるという説もある[8)]。

❷ 声の強さの調節

声の強さ(感覚レベルでいえば声の大きさ)は声門閉鎖の強さと，呼気圧の強さ(呼気努力)で調節される。地声の範囲では特に前者の影響が大きく，うら声では後者の調節が大きく影響するといわれる[9)]。なお，発声時に口を大きく開くことで，口から放射される声の強さは増す。

❸ 声の音色の調節

そもそも声の音色をどのように解釈するかについては難しい点がある。つまり，声の音色は通常歌声について論じられ，良し悪しの評価の問題が入りうるからである。しかし，通常の発声と歌声発声との間には聴覚印象的に差があって，歌声には通常発声にはない“響き”があると考えられている。この“響き”をあえて歌声の音色と考えると，そこには音響的な調節があることが指摘されている。すなわち，“響き”のある声では，そのスペクトル構造上，2,500～3,000 Hz の帯域に音響エネルギーが集中している〔このような帯域を歌声フォルマント(singing formant)と呼ぶ〕ことが報告されており，またそのような発声に際して，喉頭の下降や下咽頭腔の拡大など，声門直上部の共鳴腔が拡大することが観察されている[10)]。

なお，臨床の立場では，音声障害に伴う病的音声に関連して，声の音色を音質(声質)として捉えることが広く行われている。つまり，病的音声では声の質が正常の声とは異なっている，という総合的評価に基づき，その音質の主観的評価(聴覚印象評価)および客観的評価(音響分析的評価)が行われる。この詳細は，本項の後の部分，および次章以降で述べる。

❹ 声の持続について

声は呼気によって生成される音であるので，続けて発声することができる時間は当然，息がどのぐらい続くかによって決まる。これは声の1つの特性とも言える。できるだけ十分に息を吸ってから発声した時，声がどのぐらい続くかを秒単位で測定した値を**最長発声持続時間**と呼ぶ。その具体的な測定法や正常値については2章を参照されたい。注意すべきは，肺活量全部が発声持続のために使われるわけではないということである[11)]。

3 声の男女差と年齢変化

男性の声は低く，女性の声は高い。成人男性の話声位は成人女性より約1オクターブ低く，声域全体として男性の方が下方(低音側)にずれている。このような男女差は，思春期の変声時に成立するものである。思春期に，男性では男性ホルモン(アンドロゲン)分泌が盛んになって甲状軟骨のサイズが大きくなり，その前上端の喉頭隆起が“のどぼとけ”として目立つようになる。同時に，声帯の前後長，厚みが増し，振動体としての質量，長さが増加することによって声が低くなる。

新生児の喉頭は小さく声帯も薄いため，うぶ声は高音(400～500 Hz)である。年齢が進むにつれて幼児期，小児期を通じて話声位は少しずつ低下するが，思春期以前には前述のような男女差はない。思春期後も女性の話声位，声域は小児期の値とそれほど変化しない。

高齢になると男性では声帯組織の萎縮と硬化傾向によって話声位は少し高くなり，一方女性では，声帯組織の浮腫傾向が起こって話声位はむしろ低くなるといわれている[12)]。

4 声とことば

これまで述べてきたように，“声：voice”は喉頭の声帯の部分で生成される音である。ただし，われわれが実際に耳にする声は，外界に出てくる前に喉頭(声門部)より上方の声道(vocal tract)で音響的修飾(共鳴など)を経たものである。一方“ことば：speech”は，声道内の器官，例えば舌，軟口蓋，口唇などの働きで生成される音である。しかし喉頭で生成された音そのものも，ことばの重要な部分となるのでvoiceとspeechを厳密に区別するのは難しい。英語の表現でもvoiceを独立させず，speechのなかに含めてしまう場合がある。

おそば，とても
おいしいね！
そうでしょう！
どんどん食べよう
♀△△，△△△
△△△△△
♂○○○○○
○○○○○○○

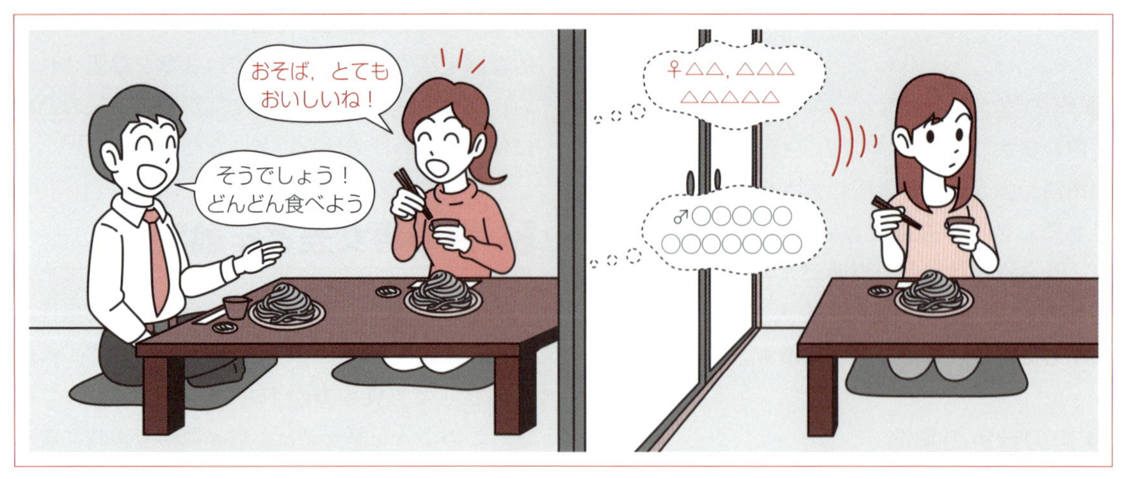

図 1A-9　声とことばの違い

> **Side Memo 5　帯気音(aspirate sound)と非帯気音(inaspirate sound)**
>
> 閉鎖音(破裂音)には日本語の場合，有声(「バ」，「ダ」，「ガ」行)と無声(「パ」，「タ」，「カ」行)の区別がある。しかし他の言語，例えば中国語などでは，構音器官における閉鎖の開放(すなわち破裂)時点から声帯振動の開始(発声)時点までの時間(voice onset time；VOT)の長さで，閉鎖音を区別，分類することが行われている。VOT が長いと開放から発声開始までの間に声門を介して呼気がもれるが，これが短ければほとんど息もれはない。音声学的に前者を帯気音(aspirate sound)，後者を非帯気音(inaspirate sound)と呼ぶ。ちなみに，日本語の有声閉鎖音では，VOT がマイナス値(つまり，閉鎖の開放より前に声帯振動が始まっている)をとるのが通例である。

さらに，ことばの音の重要な性質である有声・無声の差は喉頭レベルの調節で決まるものであり，その他，**帯気音**(aspirate sound)と**無帯気音**(inaspirate sound)の違いも，喉頭レベルでの声帯振動開始と，上部声道レベルの構音動作(例えば閉鎖の開放)との時間的協調(時間差)によって成立するものである。このような喉頭レベルの関与を喉頭構音(調音)という用語であらわすことがある(Side memo 5)。

先に述べたように，声とことばを区別するのは難しいが，コミュニケーションの担い手という点からみて「“声”と“ことば”はどう違っているのか」を図で説明してみよう。

例えば**図 1A-9** のように，襖で仕切られた座敷にいて，隣座敷で誰かが話をしているのが聞こえる場合，話の内容(すなわち記号で表せる“ことば”)はなかなか聞き取れない。しかし，“声”だけからでも，話し手の性別，感情，大体の年齢などのような，直接記号化されない情報は得ることができる。このように，“声”は非記号情報を伝えるもので，それに対して“ことば”は記号情報(日本語の場合には“かな文字列”として表せる)を伝えるものと言える。ここで重ねて注意しなくてはならないのは，口から出される“ことば”もあくまで“音”であり，それが“意味”を担って情報を伝えているということである[13]。

5　正常な声が作られるための条件

正常な声の定義についてはいろいろな考え方がある。一般的に用いられているのは，ある人の年齢，性別，社会的条件などを考慮して，その高さ，強さ，音質(声質)が，聴覚印象的に平均的な範囲から逸脱していない声を正常とみなす，というものである。

このような正常の声が作られるためには，声帯レベルで準規則的な振動，すなわち準周期的な声門開閉運動が成立する必要がある。これには次のような条件が挙げられる[14]。

a 発声時に声門が適度に閉じる

声門が開き過ぎていると呼気流による開閉運動(声帯振動)は起こらない。一方，あまり強く閉じていると呼気流が流れにくくなり開閉運動が妨げられる。

b 肺から気管を経て呼気流が声門を通過する

先に述べたように喉頭は管楽器であり，肺から気管を経て呼気流が声門部を通過することが不可欠である。吸気時に拡がった胸郭が縮小して肺内圧が高まっていくとき，その圧が声門上方の圧(大気圧とほぼ等価)より高くなれば呼気は声門を通過して上昇する。

c 声帯が適度に緊張している

声帯筋が主体となる声帯のボディ部分と，それを覆う粘膜層(カバー部分)が適度の緊張を保つことが必要である。

d 声帯粘膜(カバー部分)が十分な粘弾性をもつ

声帯粘膜が粘性をもって柔らかく変形しやすいこと，かついったん変形した形が元に戻りやすいような弾性を備えていることが必要である。

e 声帯粘膜表面に適度な湿気がある

声帯粘膜が乾燥した状態では振動が起こりにくい。喉頭室などから分泌される粘液で湿潤していると振動しやすい。

f 左右声帯の形状や性状が対称的である

左右の声帯に，粘弾性や質量の差があると規則的な振動が起こりにくい。

6 音声障害と病的音声の特徴

a 音声障害の定義

音声障害とは，上述した“正常な声”が出せない，あるいは出されていない状態といえよう。この他，声を出す際に不快な自覚症状を伴う場合も広義の音声障害に含める立場もある。ここでは音声障害における声を総称して，病的音声と呼ぶ。

なお，日本音声言語医学会では，米国耳鼻咽喉科・頭頸部外科学会のガイドライン(2009)[15]に準拠し，音声障害の定義として，「音質，声の高さ，声の大きさ，発声努力などの変化により，コミュニケーションを損なう，あるいは声のQOLが低下すること」としている。

b 病的音声の特徴，特に音響学的性質

病的音声を特徴づけるものとして最も重要なのは声の音質(音色)の変化である。病的な音質をもつ声を嗄声と呼ぶ。人間の耳はきわめて鋭敏な分析・評価器であり，耳で聞くだけで嗄声の有無を判断し，さらにその性質や程度を，ある程度的確に評価できる。この点に着目して，臨床的に嗄声の聴覚印象評価が検査法として確立している。これは嗄声の性質を，気息性・粗糙性・無力性・努力性の4つの要素に分け，その有無と程度を評価・記述するものである。

一方，嗄声の性質を音響分析によって客観的に数値化し，その値を正常な声と比較することによって嗄声の性質，程度を記述する方法が実用化しつつある。これは嗄声の性質を周波数や振幅のゆらぎの程度，雑音成分の混入の程度などに基づいて評価しようとするものである。これらの主観的，客観的評価法の詳細については後の章で述べる。

7 臨床で出会う音声障害にはどのようなものがあるか ―音声障害の分類と臨床統計

音声障害をどのように分類するかについては，議論のあるところである。ここでは，臨床的な立場から便宜的に音声障害を①声帯の器質性病変を認めるもの，②声帯運動障害によるもの，③声帯に見かけ上変化のないもの，の3群に大別して全体としての傾向を見てみたい。

参考として，都内の2つの施設での最近の臨床統計に基づいて，これらの施設を訪れた新患の実情を**図1A-10**に示す[16]。注目すべき点は，声帯に見かけ上，明らかな病変を認めないにもかかわらず，音声障害をきたしている例が比較的多いという事実である。

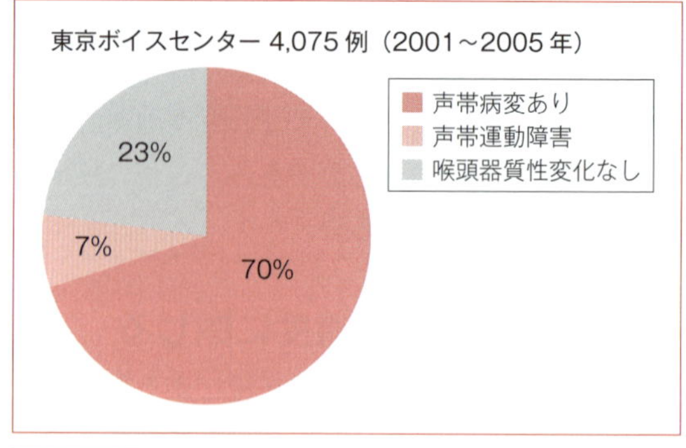

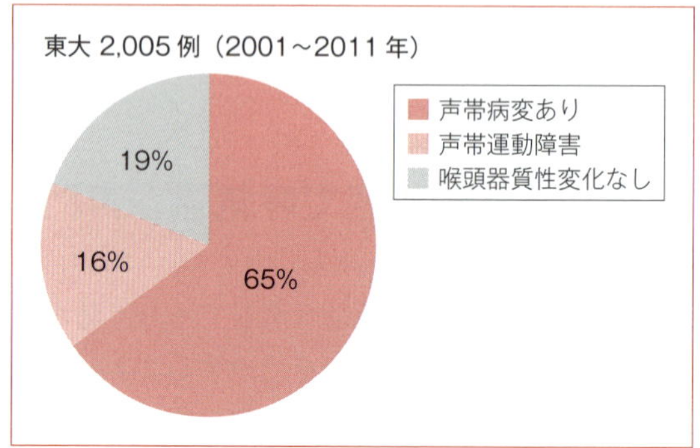

図1A-10　音声障害の内訳（臨床統計）

8 日本音声言語医学会提案による音声障害の分類

日本音声言語医学会では，音声障害診療ガイドライン委員会を設置して，音声障害の定義，分類，診断，治療に関する診療ガイドラインを作成した[17]。このガイドラインでは，音声障害を(1)喉頭の組織異常，(2)全身性疾患，(3)音声障害をきたす呼吸器・消化器疾患，(4)心理的疾患・精神疾患，(5)神経疾患，(6)その他の音声障害（機能性発声障害），(7)原因不明の音声障害，に分類している。分類の詳細な内容は**表2B-1**（➡ p.65）に示した。この分類と上述した①～③分類とを対比させると，①は“喉頭の組織異常”に相当し②は“神経疾患”のうち“末梢神経疾患・神経筋接合部疾患”にほぼ相当，③は残りの部分にほぼ相当する，といえよう。

なお，この分類で神経疾患のうち中枢神経系疾患に分類されている痙攣性発声障害（内転型，外転型，混合型を含む）については，本症を，喉頭を標的とする局所性ジストニアが本態であると捉えた診断基準および重症度分類が定まりつつある。本書は治療学を主題としているので，その詳細については言及しないが，本症の診断が示唆された症例に対する基本的な治療方針については後章で述べることとする。

■ 文献

1) Ladefoged P：Three areas of experimental phonetics：stress and respiratory activity, the nature of vowel quality, units in the perception and production of speech. Oxford Univ Press, London, 1972
2) 岡ノ谷一夫：「つながり」の進化生物学．朝日出版社，2013
3) 久 育男：発声の生理．日本音声言語医学会（編）：新編 声の検査法，16-26，医歯薬出版，2009
4) Sato K：Reticular fibers in the vocal fold mucosa. Ann Otol Rhinol Laryngol 107：1023-1028, 1998
5) 平野 実：音声外科の形態学的基礎：振動体としての正常及び病的声帯の構造．日音響会誌 31(11)：702-709, 1975
6) 斎藤成司：音声外科―発声機構の基礎的研究および喉頭内腔への臨床的アプローチ―．耳鼻 23（補冊1）：171-384，1977
7) Ishizaka K, et al：Synthesis of voiced sounds from a two-mass model of the vocal cords. The Bell System Technical J 51(6)：1233-1268, 1972
8) 本多清志：声の高さを調節する生体機構．喉頭 8(2)：109-115，1996
9) Isshiki N：Regulatory mechanism of voice intensity variation. J Speech Hear Res 7：17-29, 1964
10) Sundberg J：Articulatory interpretation of the

"singing formant". J Acoust Soc Am 55(4)：838-844, 1974
11) 澤島政行：発声持続時間の測定．音声言語医学 7：23-28，1966
12) 廣瀬 肇：声の年齢変化．日本音声言語医学会(編)：声の検査法 基礎編 第2版，183-202，医歯薬出版，1995
13) 廣瀬 肇：イントロダクション―ことばと発話―．廣瀬 肇(監)：発話障害へのアプローチ―診療の基礎と実際―，1-7，インテルナ出版，2015
14) 廣瀬 肇：音声と音声障害．廣瀬 肇(監)：STのための音声障害診療マニュアル，1-12，インテルナ出版，2014
15) Schwartz SR, et al：Clinical practice guideline：hoarseness(dysphonia). Otolaryngol Head Neck Surg 141(3 Suppl 2)：S1-S31, 2009
16) 廣瀬 肇：声をよくする治療法―総説―. MB ENTONI 173：1-7，2014
17) 日本音声言語医学会，他(編)：音声障害診療ガイドライン 2018年版．金原出版，2018

B 音声障害の治療のあり方

1 音声障害の治療総論

いうまでもなく，治療に先立って不可欠なのは正確な診断とそれに基づく適応の決定である。これらについては後章で述べられるので，ここではあくまでも診断ができた場合の治療について総括的に述べる。ただし，臨床的な立場からすると，診断的治療あるいは治療的診断という方式もあるのは事実であり，まずトライアル的な治療を行ってみた結果，正しい診断が下る場合もあることを指摘しておく。

ⓐ どのような治療方式があるか

音声障害の治療法は，医師が担当する医学的治療と，言語聴覚士が担当する音声治療に大別することができる。医学的治療はさらに保存的治療（主として薬物治療）と外科的治療（音声外科）に分けられ，音声治療は，声の衛生指導を中心とする指導（間接訓練）と，音声訓練（直接訓練）に分けられる。

臨床の現場では，これらの治療法を独立に施行するのではなく，症例ごとに有機的に組み合わせながら進めていくことが肝要である。そのためには治療開始時のみならず，治療の過程のなかで医師と言語聴覚士が忌憚なく意見を述べ合い，症例ごとに最も適切な対応をとるようにしていくのが理想的である。

ⓑ 医師による医学的治療

❶ 薬物療法を中心とする保存的治療

実際の臨床では，音声障害をきたす声帯の器質性病変として，声帯を主とする喉頭粘膜の急性炎症がかなりの頻度を占める。このような例に対しては抗炎症作用をもつ薬物投与が有効である。投与方法としては，内服や注射の他，局所へ薬物を直接到達させる吸入療法が多用される。

また炎症性疾患以外でも神経・筋疾患に伴う音声障害に対して，原病への効果を期待して薬物投与が行われる場合がある。

❷ 外科的治療

音声障害に対する外科的手法を一般に音声外科（phonosurgery）と総称する。

その基本手技を，手術の目的，内容，適用の実際についてまとめると**表 1B-1** のようになる。

ⓒ 言語聴覚士が担当する訓練 ―音声治療

音声治療とは，発声の習慣や方法を変えさせて声の改善をはかるという，一種の行動（変容）療法である。臨床の現場では，手続き上，音声治療は医師の指示書ないし指示簿への記載に即して行われる。これは，健康保険点数の請求に必要な手続きであるといえる。

しかし，実際の音声治療の施行は，治療経過中に医師への報告や相談があるにしても，言語聴覚士に一任されるのが一般的である。その意味で言語聴覚士の存在はきわめて重要であり，またその責務は大きい。

音声治療（voice therapy）は，一般にそのアプローチの方法からいくつかに分類されるが，本書

表 1B-1　音声外科の基本手技

手術の目的	手術の内容	手術の適用の実際
過剰なものの除去	鉗除，切除，摘出，蒸散，squeezing	声帯ポリープ鉗除 声帯嚢胞の摘出など
不足しているものの補足（質量の増加）	注入，挿入	筋膜移植 脂肪注入など
声帯の位置や性状の改善	声門閉鎖助長 声帯緊張度の改善	甲状軟骨形成術Ⅰ型 甲状軟骨形成術Ⅲ型

では間接訓練と直接訓練に大別することとする。

❶ 間接訓練

訓練の内容は症例によって一律ではないが，基本的には発声のメカニズムについての説明，発声時にどのような点に気をつけるかの指導を中心として，患者自身が自分の発声について意識を高め，発声行動を含む行動を変容するように誘導する。

❷ 直接訓練

直接訓練の狙いは発声そのものの習慣，方法を変えさせ，患者が出せる最もよい声を出すような発声を導くことにある。その手法は，一般的に，さらに2つに分類される。

1つは，症状対処的訓練(symptomatic voice therapy)で，音声障害における個々の症状そのものを変容させようとするものである。もう1つは，包括的音声訓練(holistic voice therapy)で，これは発声障害の根本には，その症例の呼吸・発声・共鳴を統合するような全体的な機能の異常(機能低下)がある，という概念のもとにこれら3つの要素の全体的機能改善を図ろうとするものである。これらの具体的内容については後章で詳述される。

2 音声治療小史

音声治療の歴史はそれほど古いものではない。耳鼻咽喉科医に馴染みのある"発声訓練"として，声変り障害の治療に有効とされるKayser-Gutzmannの方法[1,2]があるが，1908年に報告されたこの方法は，今の考えでは音声治療の範疇に入れにくい。事実，現在の言語聴覚士はこの方法などに頼らず，簡単に声変わり障害を治療している。それでも，ドイツ音声医学の開祖ともいうべきGutzmannの名前は歴史に残しておきたい(図 1B-1)。

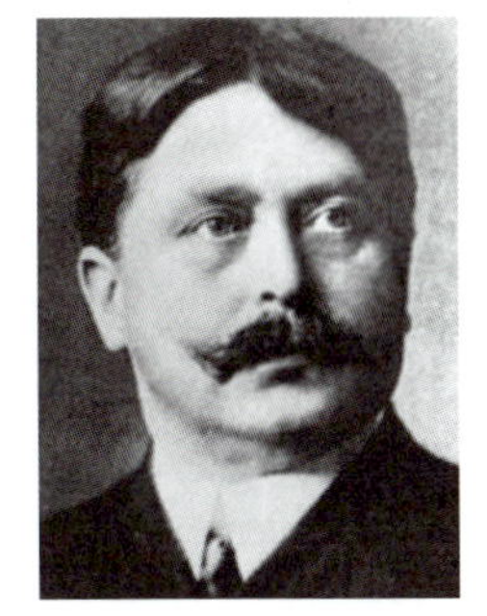

図 1B-1 Hermann Gutzmann (1865-1922)

筆者が若い頃，始めて知った音声治療法は，発声時の緊張をとって声をよくする，つまり今でいう過緊張発声の治療にあたるFröschelsのchewing methodであった。

Emil FröschelsはWienに生まれWien大学で医学を修めた。彼は当初は耳科学を専門とし学位を得たが，その後BerlinのGutzmannの下で音声言語医学を学び，帰国後1920年にWien大学耳鼻咽喉科に音声言語のコースを設立した。国際音声言語医学会(IALP)は1924年，彼によって創設されたもので，彼は初代会長を務めている。欧州全体にナチの嵐が吹く1934年，血筋がユダヤ系であった彼はWien大学の職を失って米国に移住した。当初はSt. LouisのWashington大学に籍をおいたが，後にNew YorkのMt.Sinai病院に音声言語診療部を創設し，さらに市内のいくつかの病院や大学で，長きにわたって指導を続けた(図 1B-2)。

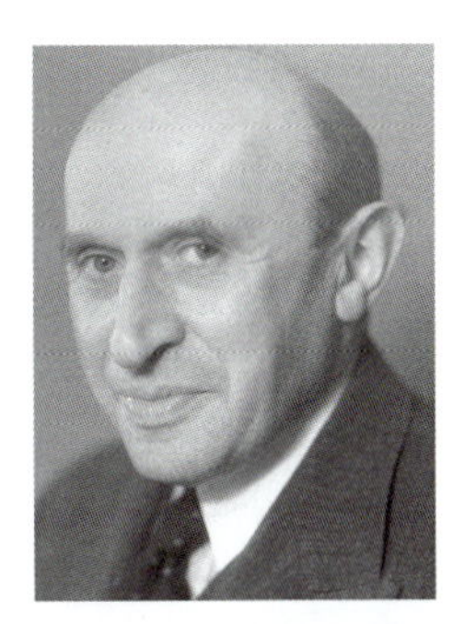

図 1B-2 Emil Fröschels (1884-1972)

(c)ÖNB Vienna：220. 647-B/C

Fröschelsがchewing methodについて学術誌に発表したのは渡米後の1952年[3]であるが，その構想はすでにWien時代から温めていたといわれる。当初は吃音矯正のために考案したものを過緊張性発声に適用したという。筆者がこのmethodを知ったのは，1964年，切替一郎教授監訳の下に東大耳鼻咽喉科音声グループで，Travisの著書を訳した時であった。この方法は，人間がものを噛んでいる時には発声・構音器官が自然とリラックスするという考えに基づいており，原法では薄いクラッカーのようなものを噛みながら発声させるというものである。噛み方は"野蛮人のように"行儀悪く，くちゃくちゃ噛む方がよく，チューインガムは不可であるという。慣れてくれば，口に何も入れず，"空気を噛む"つもりで声を出せばよい，という。こうした理屈はとにかく，自分でやってみれば判るが，何か噛みながら発声する，ということは意外に難しく，到底患者には使えそうになかった。これは米国の最近の教科書[4]にも名称は残っているが，今はほとんど使われていないという。

一方，欧州ではデンマークのSvend Smith(**図1B-3**)が1936年頃から新しいダイナミックな音声訓練法として，腹式呼吸のもとに抑揚(アクセント)のついたリズムにのって発声する方式を試みていた。後にアクセント法として広く知られるこの方法が，成書として発表されたのは1978年のことであるが[5]，それ以前にも，特に北欧では実際の臨床で応用されていたと考えられる。事実，CairoのNasser M Kotbyは1970年から3年間，北欧に留学し，特にスウェーデンでこの方法を学んで帰国している。後述するようにKotbyは，わが国にアクセント法を伝えた最初の人である(**図1B-4**)。

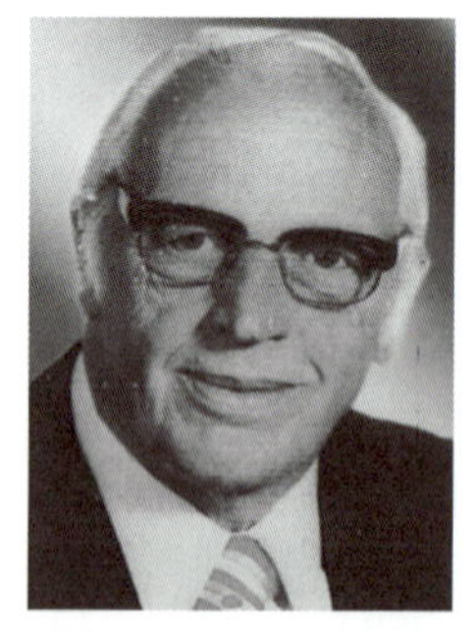

図1B-3　Svend Smith (1907-1986)

(Necrologium Svend Smith (1907-1986). Phonetica 1987；44：258-260, S. Karger AG, Baselより許可を得て転載)

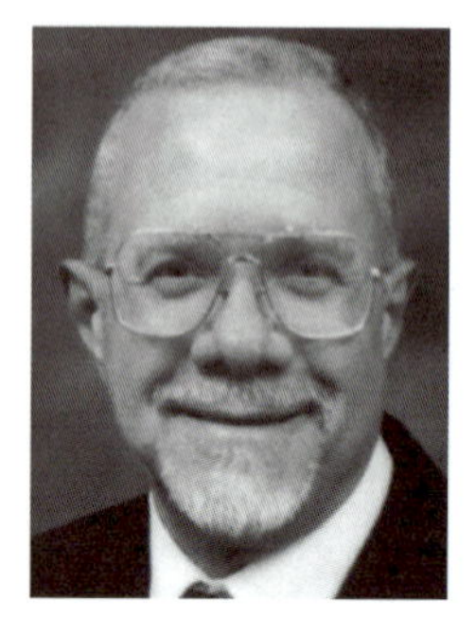

図1B-4　Nasser M Kotby

(World Voice Dayウェブサイトより許可を得て転載)

1971年，米国のDaniel Boone(**図1B-5**)はStephan C McFarlenとの共著で，当時米国で行われていた各種の音声治療法を解説する形で"Voice and Voice Therapy"[6]を刊行した。同書は現在の第9版に至るまで，米国における標準的かつ総括的な音声治療の教科書として広く読まれている。

Booneは1958年にCase Western Reserve大学でPh.Dの学位を取得した音声医学者で，同大学の教授を務めた後もいくつかの大学で教鞭をとり，2010年Arizona大学の名誉教授となって現在もその地にある。筆者は，後からふれるように"Voice and Voice Therapy"の邦訳に関係したが，

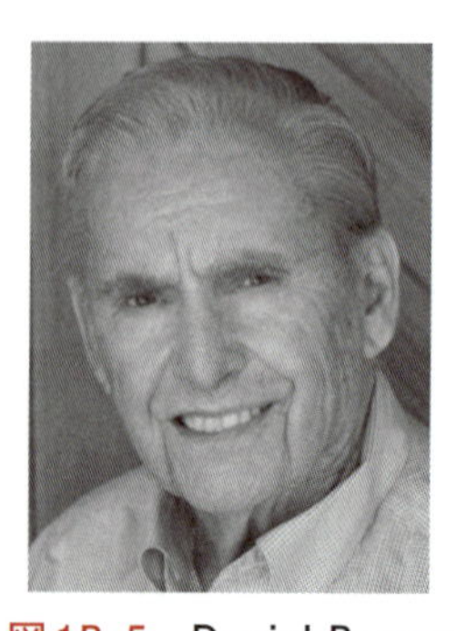

図1B-5　Daniel Boone

(http://www.drboone.com/より許可を得て転載)

この本では，音声治療の方式をいくつかの促通法(facilitating approach)として詳細に解説してあり，きわめて実用的で，現代の音声治療に大きな影響を与えている。なお，彼はアクセント法についてはふれていない。

ここから，わが国での動向についても述べていくが，日本で言語聴覚士法が成立し国家資格をもった言語聴覚士が誕生したのは1999年(平成11年)のことである。しかし，それ以前にも音声言語医学ないしコミュニケーション医学関連領域で活躍した人も多いので，ここではあえてこれらの人達をSTと呼ぶ。なお固有名詞については敬称略として記述する。

多少主題からずれるが，わが国でのST界のレジェンドが笹沼澄子(1929〜)であることは万人が認めるところであろう。笹沼は，まだ外国渡航があまり自由でない時期に機会を得て渡米し，Iowa大学でPh.Dを所得して1968年に帰国した。笹沼は鹿教湯温泉病院勤務などを経て，都立老人総合研究所の言語聴覚部門室長，さらに横浜国大，国際医療福祉大の教授を歴任した。1974年，日本聴能言語士協会を設立して会長を務めたが，この会は，後に解散に至っている。笹沼の研究・臨床・教育の主題は失語症を主とする高次脳機能障害と言語発達であり，直接音声障害あるいは音声治療に関与することはなかったが，わが国のSTのリーダーとして多くの後輩STに影響を与えている。

診療技術の進歩に関連した歴史としては，1965年，東京大学医学部に音声・言語医学研究施設(音声研)が設置され，1968年には喉頭ファイバースコープが開発された[7]。1970年代後半になると喉頭ファイバースコープの臨床応用が世界的に進み，わが国でも音声診療の現場で盛んに活用されるようになり，その発展に貢献した。

その他の機器の進歩としては，喉頭側視鏡の開発，ストロボスコープの電子化，音響分析器の実用化などに加え，発声機能検査装置，電子スコープ・システム，デジタル高速度撮影装置などの開発が音声診療を支えて現代に至っている。

音声言語診療では耳鼻咽喉科医とSTのコラボレーションが極めて重要であるが，わが国で耳鼻咽喉科医として，音声治療の発展の基礎作りに貢献したのは，当時の久留米大学耳鼻咽喉科教授，平野 実である。平野は国内外に広い人脈を持ち，1980年，国際音声言語医学会(IALP)総会がWashington D.C.で開催された際，これに参加した後，彼は教室のSTを伴って旧知のDiane M BlessがSTとして活躍しているWisconsin大学を訪れ，Blessの音声診療を見る機会を得た。ちなみにこの総会では，前述したSvend Smithが招待講演を担当している。

Diane M Bless(**図 1B-6**)は1971年Wisconsin大学でPh.Dを取得した後，同大学耳鼻咽喉科と連携して音声診療を担当した。1980年から1981年にかけて，Blessは久留米大学耳鼻咽喉科教室に，postdoctoral Fellowとして在籍し，耳鼻咽喉科手術見学などをするほか，同科の音声診療に参加した。同教室のSTはその際，Blessから米国で行われている音声治療の手技，たとえばプッシング法やあくび・ため息法などを学ぶ機会を得た。なおBlessは，その後1987年福岡市で開催された第32回日本音声言語医学会総会(会長：曽田豊二福岡大耳鼻咽喉科教授)にシンポジストとして参加した。Blessは現在も名誉教授としてWisconsin大学に在籍している。

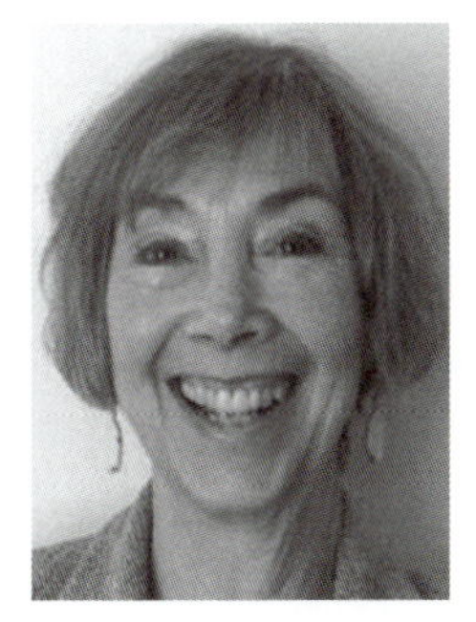

図 1B-6　Diane M Bless
(NIDCDウェブサイトwww.nidcd.nih.govより許可を得て転載)

1984年，平野はKotbyを久留米大学に招き，耳鼻咽喉科所属のSTに彼からアクセント法を学ぶ機会を与えた。さらに1986年にはスウェーデンの

Lund 大学でアクセント法による音声治療を活発に行っていたBibi Fexを招いて，彼女の手法を学ぶ機会を与えた。Bibi Fex(**図 1B-7**)は，その後頻回に日本を訪れており，彼女から直接アクセント法を学んだ ST は少なくない。

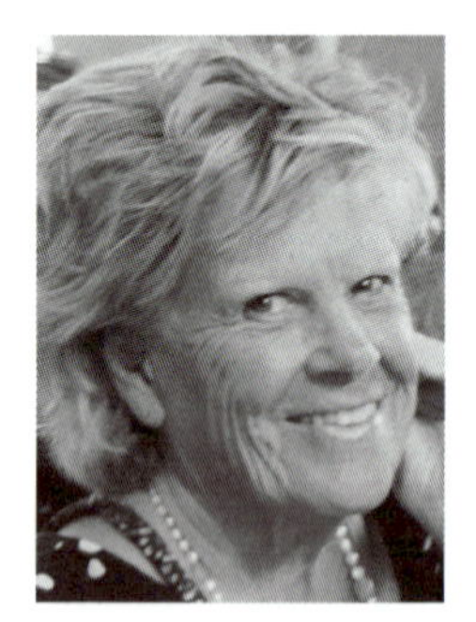

図 1B-7　Bibi Fex

国内の他の医療機関の動向としては，1970 年代に入って医師数の増加が望まれたことが背景となって，各地の大学に医学部が開設されるようになった。このうち，例えば新設された北里大学医学部耳鼻咽喉科では，当初から ST を雇用して音声言語外来を開設し，この外来では東大音声研の医師も参加して，無喉頭音声指導を含む音声診療が実施された。

しかし，1980 年代に入っても音声診療に際しての医師と ST との連携はまだ十分でなかった。治療面では，喉頭に器質性疾患を認めない症例への対応が特に困難であった。当時，耳鼻咽喉科領域では，局所に器質性疾患がない音声障害例を一括して“機能性音声障害”と括る傾向があった。特に現在は精神疾患(転換性障害)の 1 つと考えられている心因性失声症例を耳鼻咽喉科でいろいろ工夫して治そうという試みもあった。ただ，その病態の本質から，このような症例では声が出せるようになっても他の部位に身体表現性症状が出ることもあって，耳鼻咽喉科医のみでの診療には問題があったのも事実である。そうしたなかで，耳鼻咽喉科診療の中に精神医学的アプローチを加えて心因性障害に対処しようとした報告[8]もあったが，これはむしろ例外的であった。

米国では，1983 年 Colorado 大学 Boulder 校の准教授であった Lorraine O Ramig(**図 1B-8**)が，パーキンソン病の新しいリハビリテーション手法として，“強い”発声を主体とする音声治療(発声訓練法)を開発した。Ramig はこの方法の研究助成について New York の Wilbur Gould に相談したところ，彼の友人であった Mrs. Lee Silverman を紹介され，援助を受けることができた。1985 年，Ramig はこの方法を Lee Silverman 法として発表し，以来世界の各地でこの方法がパーキンソン病のリハビリテーションに応用されることとなった[9]。わが国でも，Lee Silverman 法(一般に LSVT と略称される)の講習会が各地で開かれるようになっている。この方法を実施するには講習会を修了しなくてはならないが，講習料はかなり高額である。

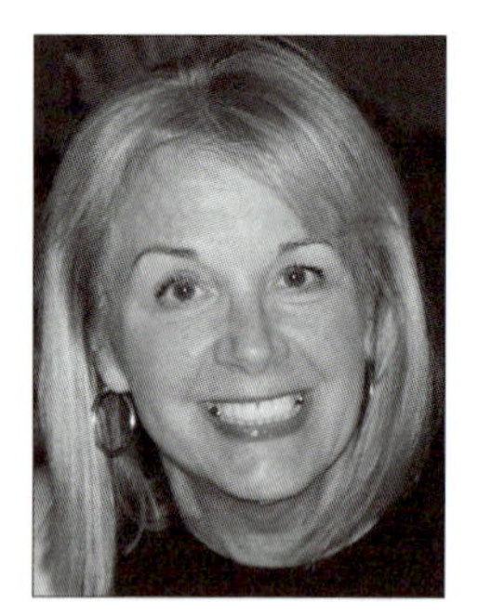

図 1B-8　Lorraine O Ramig

(LSVT Global, Inc.ウェブサイトより許可を得て転載)

1990 年代の初め，カナダの British Columbia 大学に留学中の藤生雅子(現姓：倉智)は，前述した Boone らの著書“Voice and Voice Therapy”に接して，その翻訳を企画し，筆者とともに 1992 年，医歯薬出版社から，「音声障害と音声治療」という題名で刊行した。翻訳書ではあるが，音声治療についての邦文の参考書としては最初のものとも言えよう。

わが国の耳鼻咽喉科医が音声治療の存在を意識し始めたのは 1990 年代始めのころと考えられる。この頃から音声治療に関連した文献もみられるようになり[10]，また音声診療にあたって“声の衛生”を中心とした音声治療，医師と ST のコラボレーションに関する報告もみられるようになった[11]。

この間，医療職としてのST養成の機運が高まり，まだSTに関する国家資格が成立する以前から多くの地域において養成校が誕生していった。結局，言語聴覚士という呼称をもつ国家資格が法的に成立したのは1998年であり，翌1999年に第1回言語聴覚士国家試験が施行され，初めて有資格者の誕生をみた。現在，言語聴覚士の各養成施設における必修教科は多岐にわたるが，そのなかに音声障害に関する科目が含まれているのはいうまでもない。

言語聴覚士の誕生以降，医師，特に耳鼻咽喉科医と言語聴覚士とのコラボレーションを軸とする診療形態は，徐々に各地に広がりをみせている。さらに，音声障害診療に特化した医療施設も開設されるようになった。

現在，国家資格をもつ言語聴覚士の数はすでに耳鼻咽喉科医全体の3倍に及ぶ状況にある。しかしそのなかで，音声診療に積極的に参加している言語聴覚士は多いとはいえない。今後耳鼻咽喉科医とのコラボレーションを保ちつつ音声障害の診療，特に音声治療に関与する言語聴覚士が増えていくことが期待される。

文献

1) Gutzmann H：Über die Persistierende Fistelstimme. Berl Klin Wochenschr, 1908
2) 廣瀬 肇：声変りとその障害．JOHNS 11：189-192, 1995
3) Fröschels M：Chewing method as therapy. Arch Otolaryngol 56(4)：427-434, 1952
4) Ferrand CT：Voice Disorders-Scope of Theory and Practice. Peason, Boston, 2012
5) Smith S, Thyme K：Accent Metoden. Herning, Special Paedagogisk Forlag, Denmark, 1978
6) Boone D, McFarlen SC：The Voice and Voice Therapy, Prentice-Hall, New Jersey, 1971
7) Sawashima M, Hirose, H：New laryngoscopic technique by use of fiber optics. J Acoust Soc Am 43：168, 1969
8) 矢野 純：心因性発声障害の治療について．日耳鼻 90：852-859, 1987
9) Ramig LO, Fox C, et al：Parkinson's disease：speech and voice disorders and their treatment with the Lee silverman Voice Treatment. Semin Speech Lang 25(2)：169-189, 2004
10) 平野 実：音声治療(Voice Therapy)概要．耳鼻臨床 85：847-849, 1992
11) 山口宏也：音声治療の適応と限界．耳鼻臨床 85：849-852, 1992

C 医学的治療

1 医学的治療方法の分類

音声障害例を対象とする医学的治療の方法は，他の疾患と同じように，保存的治療と外科的治療に大別される。保存的治療として重要なのは，言語聴覚士が担当する指導・訓練，すなわち行動学的治療としての音声治療であるが，これは1章D(➡ p.28)で詳述される。

また，基本的に悪性腫瘍を対象として施行される放射線治療も保存的治療に入れられるべきものであるが，音声障害の治療としては対象が限られるので，ここでは“その他の治療”に含めて，本項の最後に触れることとした。したがって，保存的治療は，次に述べる薬物療法に限ることとする。

なお，後章で詳細な分類を示すように，音声障害をきたす個々の疾患には多くのものがあるので，それぞれに対応した治療は3章であらためて述べる。

2 保存的治療—薬物療法

ⓐ 薬物療法の基礎—特に投与方式について

薬物療法は保存的治療の根幹をなすもので，独立に行われることもあるが，他の治療法と併用されることも少なくない。薬物療法は，注射を除けば基本的に非侵襲的であり，薬の実際の使用，特に服用は医師の指示のもとに患者自身の意思によって実施されるものである。したがって患者側のコンプライアンス(compliance：いかに正しく指示に従うか)に依存する性質をもっている。

薬物の投与方法は，注射(脈管内，皮内，皮下，筋内，その他：例えば脊髄腔内)，内服，吸入，塗付，舌下留置などに分けることができる。その他，滴下(点耳，点鼻など)もあるが，音声障害には通常用いられない。

このうち注射は，原則的に医師によって施行され，即効性に優れており，また小児や高齢者にも，特別な例外を除けば問題なく行うことができる。注射には，全身的効果ばかりでなく，局所選択性を期待することもできる(例えば声帯内注射など)。

内服は最も多用される方法で，薬剤成分は消化管から吸収され，門脈・大静脈系を経て心臓に達し，そこから動脈系を介して全身へ循環していく。現在では，処方の際の操作が容易であることから，錠剤あるいはカプセルの形での投与が主体であるが，粉末や液体(シロップ：特に小児の場合などに適している)で投与される場合もある。

錠剤やカプセルは十分な水(あるいは液状ゼリー)とともに内服するのが原則である。しかし，実際には水なしで服用している症例も散見され，錠剤のサイズがかなり大きい場合などに服用困難や咽頭残留を起こすおそれもあるので[1)]，水とともに飲むという指示の徹底，さらには患者側のコンプライアンスが重要である。また老人などでは，不用意に錠剤やカプセルをそのパックごと服用してしまい，食道異物となることがあるので注意が必要である(Side memo 6)。

吸入療法は，一般にエアロゾル(aerosol：エアゾルともいう。加圧式定量噴霧吸入のことで，**小型の噴霧装置**で薬剤を細かい霧として吸気とともに吸い込ませる：**図 1C-1a**)，ドライパウダー(dry powder：一定量の薬剤を，小型の装置で細粒化して吸入させる)，**ネブライザー**(大型の装置で薬液を数ミクロン程度の微粒子煙霧とし，これを吸入する：**図 1C-1b**)などに分けられる。

吸入療法は，もともと喘息治療などの目的で胸腔内の気道深部まで薬剤を届かせることを目指して発達してきた方法であるが，音声障害治療の一環としては，声帯レベルに薬剤を投与するために

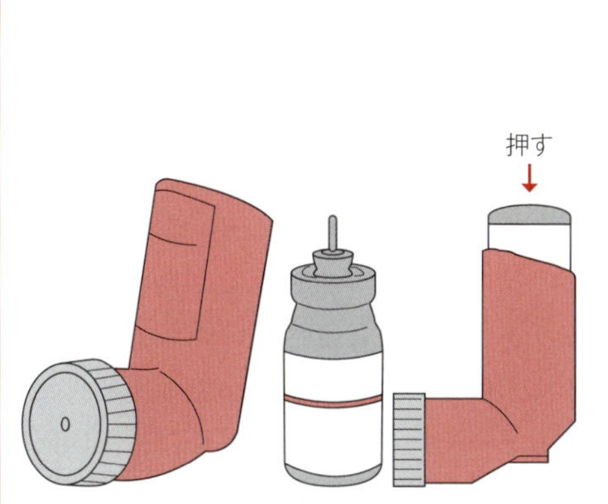

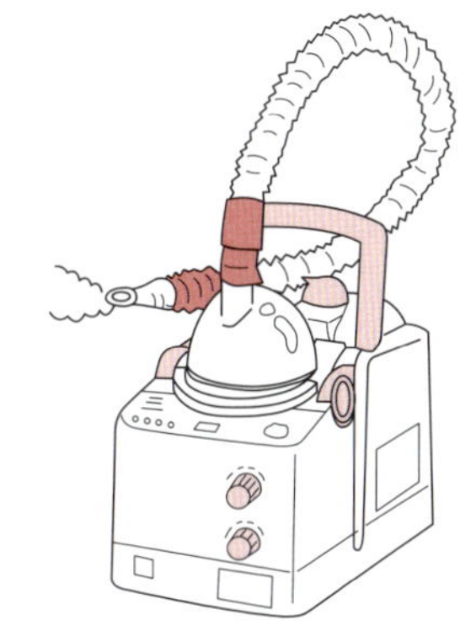

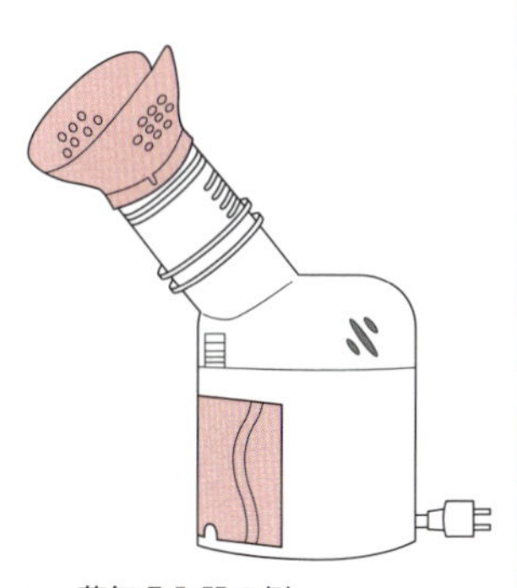

a 小型定量噴霧器の例
薬液の入った管の細管を下に向けて外筒に差し込み，蓋を外して上方から押すと一定量の薬液が噴霧される。

b ネブライザーの例
電池または交流電源で駆動。スイッチを入れると薬液が霧状となって出てくる。

c 蒸気吸入器の例
電池で駆動。スイッチを入れると薬液が蒸気と混ざって出てくる。

図 1C-1 吸入療法

> **Side Memo 6 PTP**
>
> 現在では，ほとんどの錠剤やカプセルがプラスチックのパックに入れられて処方される。このパック(press through pack：PTP)では，パックの山の部分を押すと，錠剤やカプセルが出てくる。これを1剤ずつ切り離して保管する患者もいるが，誤って飲み込むと食道異物(PTP異物)となり，切り離したカプセルの角で食道壁が傷つくことがあるので，絶対に切り離して保管してはならない。
>
> 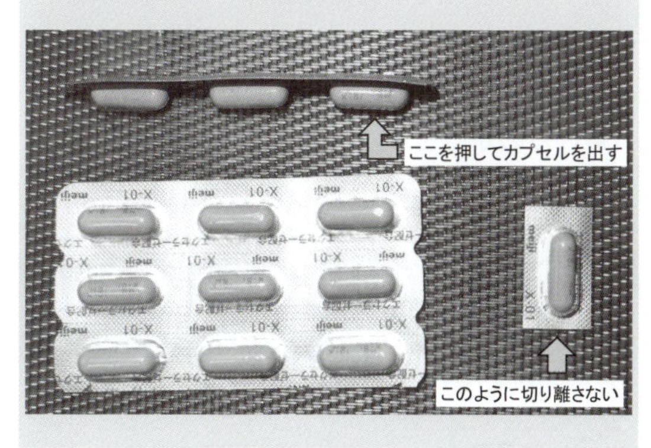
>

用いられることが多い。この他，最近ではやや廃れているが，**蒸気吸入**によって声帯を含む気道の浅い部分に薬剤を投与する方法もあり，そのための機器(図 1C-1c)が市販されている。

なお，吸入療法に続発する音声障害の存在が注目されているが，これについては後述する。

塗付が音声障害の治療の目的で施行されることは少ない。まれに局所麻酔あるいは喉頭粘膜への薬剤の直接投与の目的などで喉頭捲綿子を用いた薬剤塗付が行われる場合もある。

舌下留置は，狭心症に対するニトログリセリン投与が有名であるが，最近では花粉症の治療の目的で舌下療法として注目されており，音声障害に関連しては，将来喉頭アレルギー症例への応用も考慮される可能性がある。

いずれの投与方法をとるにせよ，薬剤の副作用の可能性を常に念頭におく必要がある。医療者の側では，処方に際して薬剤の添付文書を熟読する他，薬剤アレルギーの既往の有無を問診で確認すること，注射に先立って皮内反応検査などで異常な反応がないか確かめることなどが重要である。さらに，2剤以上使用する場合の相互作用についても注意する。また，妊婦については，**胎児への催奇性**の問題を含め，慎重な対応が求められる(Side memo 7)。

b 薬剤の種類(投与目的)別にみた薬物療法の分類

❶ 抗菌薬・抗真菌薬，抗ウイルス薬

上気道感染に伴う喉頭炎，特に声帯炎が音声障害の原因となることが少なくない。また副鼻腔炎に伴う後鼻漏が喉頭に流下し，二次的に喉頭炎を起こす場合もある。上気道炎は従来ウイルス性の

Side Memo 7　催奇性薬剤

催奇性薬剤とは，妊婦に投与された場合，産まれてくる子どもに奇形を生じる危険のある薬剤を指す。わが国で日常診療上使用される薬物のうち，疫学調査，症例報告，催奇形メカニズムの検討などにより，催奇形性を示す証拠が報告されている薬剤には多様なものがある。これらのうち音声障害に対して用いられるものは必ずしも多くないが，例えば下記の薬剤投与は避けるか，あるいは投与に際して慎重な考慮が必要である。
①非ステロイド性消炎鎮痛薬
②テトラサイクリン系抗菌薬
③催眠薬(フェノバルビタールなど)
サリドマイドは現在使われることはないと思われる。

ものが主体とされていたが，最近では細菌感染の比率がかなり高いという報告もある[2)]。

音声障害に対しては，吸入療法として，抗菌薬を溶解し後述するステロイド剤と混合して用いることが多いが，重症例あるいは遷延する感染例には内服あるいは注射でも投与される。薬剤の種類としては，ペニシリン系，セフェム系などのβラクタム系抗菌薬，マクロライド系抗菌薬，ニューキノロン系抗菌薬などが用いられる。耐性菌が生じやすいこと，下痢などの副作用の可能性があることなどを考慮して，必要以上に長く使用しない注意も必要である。

真菌感染によって音声障害をきたすことはまれであるが，長期にわたってステロイド剤が投与された例などで，口腔内の真菌感染，特にカンジダ感染に続発して真菌性声帯炎(声帯粘膜への白苔付着)を起こすことがある。このような場合は口腔の処置が先決であり，その目的でアゾール系の口腔内ゲル剤(例えばフロリードゲル)を用いると声帯炎にも有効である。

上気道感染はウイルス性のものが多いとされるが，インフルエンザを除けば，特別な抗ウイルス薬はない。インフルエンザ感染が抗体検査で確認された場合には，各種の抗インフルエンザ薬が，内服や吸入で投与される。

❷ ステロイド剤と非ステロイド性抗炎症薬

通常ステロイド剤と呼ばれるのは副腎皮質ステロイド剤で，強力な抗炎症作用と免疫抑制作用をもつ。声帯粘膜の炎症に対しても，副腎皮質ステロイド剤の投与によって炎症反応が抑制されたという報告がある[3)]。上気道感染に伴う音声障害例には，多くの場合，吸入を主とした局所的外用が中心となる。声帯出血を伴う急性期には，内服による全身投与も行われる。

ステロイド剤使用にあたって注意すべき点はその副作用についてである。代表的な副作用には消化性潰瘍，高血圧や糖尿病の悪化，易感染性などがあるが，吸入療法ではあまり重大な影響はないと考えられている。しかし，上述したように，吸入などの局所的使用の場合は，真菌感染に注意が必要である。

なお，喘息症例などで長期にわたって吸入療法を行った場合，嗄声を訴える例が少なからず発現する(Side memo 8)。音声障害例の問診にあたっては，**ステロイド剤吸入歴**をたずねることも忘れてはならない。

非ステロイド性抗炎症薬は，上気道感染に伴う発熱や咽頭痛などの炎症反応に対する症候的治療の目的でしばしば用いられる。消化管障害，血小板障害などの副作用の可能性もあり，長期の使用は避けるのが望ましい。

Side Memo 8　ステロイド剤吸入の副作用としての嗄声

喘息などの治療のため，かなり長期にわたってステロイド剤吸入を続けた例で，嗄声を訴えることがしばしば報告されている[4)]。嗄声発現までの使用期間は短ければ数週間，長い例では数年後に発症することもあるという[5)]。ステロイド剤吸入の影響としては，声帯粘膜の炎症性変化とみなされる，ストロボスコピー下の粘膜波動の減少を伴う発赤や浮腫を認める例もあり，さらに内喉頭筋に筋障害(steroid myopathy)をきたし声門閉鎖不全を生じる可能性も指摘されている[6)]。頻度は低いが，カンジダなどの真菌感染にも注意すべきである。

❸ その他の薬剤(抗アレルギー薬，去痰・鎮咳薬，止血薬など)

抗アレルギー薬，去痰・鎮咳薬などは，音声障害そのものに対してより，音声障害を惹起する上気道炎の対症療法の1つとして用いられる場合が多い。止血薬は粘膜出血例に投与される。

❹ 特殊な薬剤

痙攣性発声障害に対して内喉頭筋内にボツリヌス毒素(botulinum toxin：BT)を注射する方法の有効性が報告されている[7]。わが国では，これまで痙攣性発声障害に対する本剤の使用が法的には認められていなかった。しかし2018年8月現在，その使用が承認される見通しとなっている。

また，音声障害の基盤に精神医学的要因が考えられる例に対しては，精神科医との連携のもとに向神経薬の投与が考慮される場合もある。向神経薬には，種々の副作用があるので，漫然と投与を続けないように注意することが必要である。

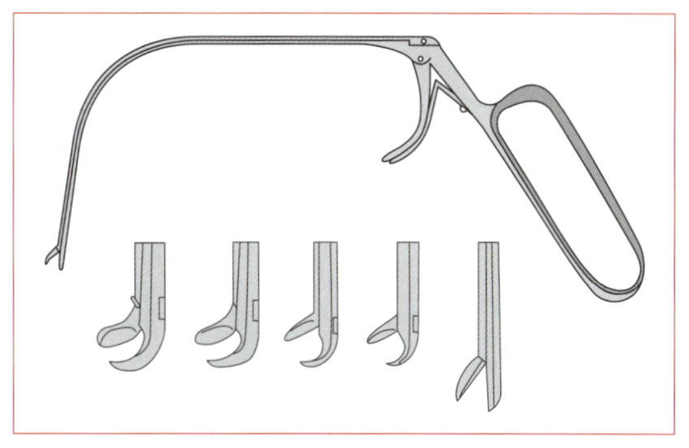

図 1C-2 経口的手術用鉗子

先端にいくつかの種類がある。この他，先端がメスとなっているものもある。

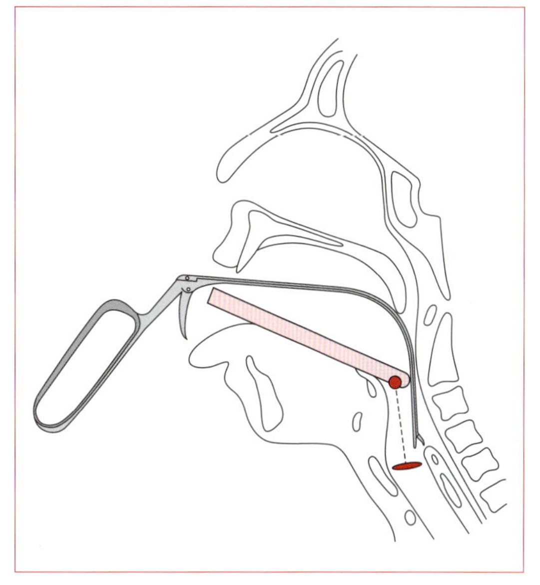

図 1C-3 側視鏡観察下の手術

側視鏡観察下にて，図 1C-2 に示した鉗子を使用した手術の模式図。

3 外科的治療—音声外科

ⓐ 音声外科とは

音声障害を改善させることを目的とした外科的手技を一般に音声外科と総称する[8]。

ⓑ 音声外科の基本的な手術手技

前述したように，音声外科の基本手技は**表 1B-1**(➡ p.14)に分類できる。これらの手技を行う主な手術ルートには，経口的アプローチと経皮的アプローチとがあり，さらに経鼻ファイバースコープを介して手術を行う方式もとられている。

経口的アプローチとして，かつては患者に坐位をとらせ，咽喉頭の局所麻酔(局麻)下に間接喉頭鏡で観察しながら，鉗子など(**図 1C-2**)を用いて手術操作を行うのが通例であった。しかし現在では内視鏡の発達により，坐位，局麻下の操作の場合も，硬性の**喉頭側視鏡**や軟性(可撓性)の経鼻ファイバースコープで観察しながら行われるようになった(**図 1C-3**)。

経口的アプローチの主体は全身麻酔(全麻)下に硬性喉頭直達鏡を用い，手術用顕微鏡で術野を拡大観察しながら操作を行う，いわゆる**喉頭微細手術**(laryngo-microsurgery または microlaryngeal surgery)である[9](**図 1C-4**)。この術式の施行には，各種の鉗子類，剪刀などが開発されており(**図 1C-5**)，また手術方法にも多くの工夫が行われている。特に声帯の良性腫瘤の摘出に際し，粘膜上皮層をいったん剥離して病変を摘出した後，上皮層を元に戻す**マイクロフラップ法**(**図 1C-6**)は術後の瘢痕形成を防ぐために有用であるとされている[10-13]。

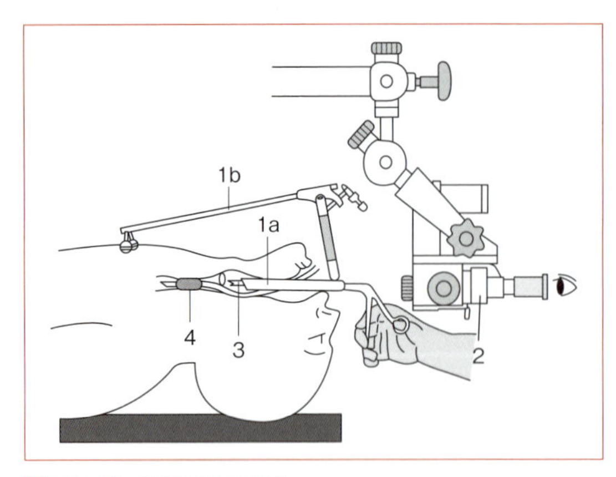

図 1C-4　喉頭微細手術

〔Becker による図〕
麻酔用のカフ付きチューブ(4)に沿って全麻下に直達喉頭鏡(1a)を挿入し，これを保持器(1b)で固定する。顕微鏡(2)で観察しながら，鉗子(3)で手術操作を行う。

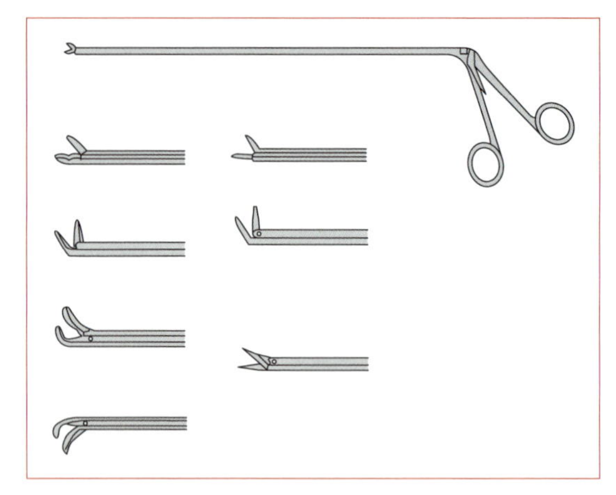

図 1C-5　喉頭微細手術用器具

先端部は各種の鉗子となっている。右列最下段は剪刀である。

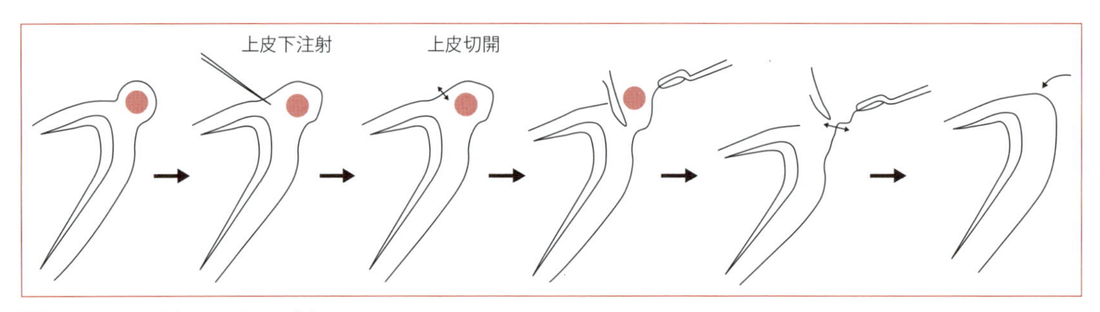

図 1C-6　マイクロフラップ法

〔平野 滋：音声障害を来す疾患の診断と治療．日耳鼻 117：836，2014〕
声帯上皮下に生理的食塩水を少量注入してから上皮を切開・剥離し，上皮を傷つけずに病変を摘出する。上皮の余剰部をトリミングしたのち，元に戻す。

このマイクロフラップ法に代表されるように，直接声帯粘膜に操作を加える音声外科の大原則は，局所の損傷を最小限に留めるということである。そのため，例えば鉗除や切除などの操作は1回で完了させ，同じ操作を繰り返さない。これは後述するように，手術侵襲を加えた部位には必然的に瘢痕化が起こるので，手術による組織の損傷を最小にすることで，瘢痕化の程度を可及的に軽減させようとするためにほかならない。

一方，経皮的アプローチは，皮膚切開の後，喉頭の枠組(喉頭軟骨)あるいは喉頭内腔に達して操作を行うものである。このうち，喉頭枠組手術は喉頭軟骨形成術ともいわれ，主に軟骨相互の位置関係を操作することによって，声帯の位置や緊張度などを変化させ，音声改善をはかる[14]。その具体的手技については，音声障害の病態や，手術適応にも関係するので，後の章で述べる。

この他，**処置用ファイバースコープ**を用い，スコープの側管に可撓性の小鉗子を挿入して，ファイバースコープ観察下に術者あるいは助手が操作を行う手術的アプローチもある(**図 1C-7**)。

c 術前・術後の問題点

音声外科の実施に先立って，「手術適応がある」と確実に診断が下されることが不可欠である。音声障害は直接患者の生死に関わることはないと考えられるので，あくまで症状の改善のための方法として，患者が手術的治療を希望し，かつ納得することが先決である。また，術前に局所の状態のみならず，全身状態を精査して手術が可能である

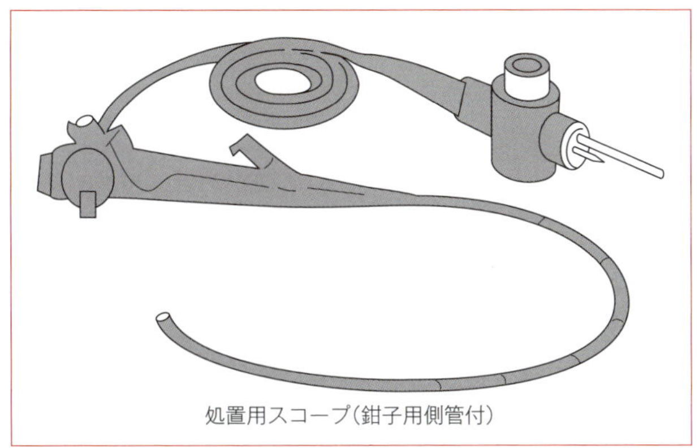
処置用スコープ(鉗子用側管付)

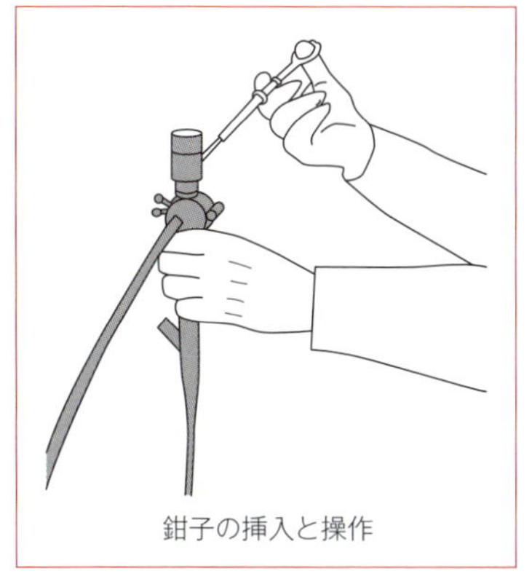
鉗子の挿入と操作

図 1C-7 処置用スコープの使用

ファイバースコープを挿入し，その鉗子用側管から可撓性の高い鉗子を挿入し，ファイバースコープ観察下にて手術操作を行う。

かをチェックする必要がある。音声障害以外にどのような既往歴があるかをよく聞き取って，全身疾患の有無，使用中の薬剤の内容などを把握しておくことが重要である。

❶ インフォームド・コンセント（informed consent）

術前に手術の適応と効果，手術の内容，術中術後に起こりうる損傷や後遺症などについて十分に説明し，手術施行について患者の納得と同意を得ることが必要である。通常，説明の後に手術同意書に署名・捺印を求めて保管するが，同意書の法的意味，特に手術事故の際などに医師の免責条件となりうるかについては否定的な意見が主流であることに注意すべきであろう。

❷ 全身管理

局麻，全麻を問わず，患者の全身状態の管理が不可欠である。このため術前に内科および麻酔科で検査を受けるように指示，手配する。術中には局麻の場合でも全身状態，いわゆるバイタルサイン(vital signs)に注意し，全麻例では麻酔医の同席を求める。使用中の薬剤がある場合には，手術に際して，いったん投与を中止すべきか，そのまま継続してよいのかなど，処方した主治医と連絡をとる必要がある。

術後はバイタルサインに注意し，経過に応じて運動，食事などについて指示を行い，日常生活への復帰を考慮する。

❸ 局所管理

音声障害例では，術前・術後の声の使用について判断を求められることが少なくない。術前に声の過度の使用があると局所の炎症を引き起こし，術後経過に支障をきたす可能性があるので，抑制することが望ましい。術後には，局所には細胞外マトリックスの炎症性変化が起こるので[15]，手術創部の安静をはかることが術後の組織反応，特に瘢痕形成の防止につながると考えられる。そのため，ある期間，声の使用を禁じることが一般に行われている。嚥下時に声門は強く閉鎖するので，沈黙状態でも声帯運動そのものは起こっていると考えられるが，沈黙によって声帯縁の速い運動を避ける意味があると考えられる。

沈黙期間については特に決まりはない。動物実験などから，声帯粘膜上皮層のみの障害では，組織の完全治癒までに14日，粘膜固有層に達する創では35日，筋層に達する創の場合はそれ以上の日数がかかるという[16]。しかし臨床的には，粘膜固有層に達する手術でも，数日後にはストロボスコピーで粘膜波動の回復を観察できる例が多いことから，完全な沈黙は3~7日程度とし，以後は局所の状態に応じて，小声発声から徐々に正常発声に導いていくのが通例であると考えられる。術後の発声機能の比較から，沈黙期間を3日に限るほうが7日間沈黙させた場合より有意によい結果が得られたとする報告もある[17]。なお，沈黙期間および発声を許した直後には，ささやき声による発声を行わないように指示する。

術後の過度の発声禁止は，かえって発声機能の回復を遅らせることがあるので注意が必要である。発声を許可した後の音声治療の施行を含め，術後の発声の管理全般に関しては言語聴覚士の積極的な介入が望ましい。

4 その他の治療法(レーザー照射，放射線治療など)

手術法の一種として，レーザー照射が行われることがある。レーザー光の種類にはCO_2レーザー，アルゴンレーザー，KTP レーザーなど数種が用いられ，基本的には組織の凝固，焼灼を行うものである(Side memo 9)。良性疾患，悪性疾患の両者に適応があり，出血を防止できるなどの長所もあるので，施設によっては，かなり多用されている。声帯病変に対するレーザー手術の詳細については成書を参照されたい。

また，最近は高周波焼灼(ないし凝固)装置，すなわち 4.0 Mz 程度の高周波(いわゆるラジオ波)のエネルギーを利用して細胞内の水分を瞬時に凝固するシステムを喉頭手術にも応用する傾向もある。これは鼻科領域の手術や扁桃手術などに使用されてきた装置(コブレーター，サージトロンなどの商品名で市販)を内視鏡下喉頭手術用に改良したものである。組織深達性が弱いので術後の瘢痕化の防止に有効と思われるところから，粘膜表面の限局的な手術への適用が今後拡大する可能性がある。

喉頭悪性腫瘍に伴う音声障害例においては，腫瘍の治療の目的で放射線治療が行われることがある。このような場合には，原疾患である腫瘍の治療が基本的な目的であるので，音声障害の予後は，腫瘍の治癒あるいは治療後の組織変化，特に瘢痕化などに伴って声帯振動の状態がどのように変化していくかにかかっている。

Side Memo 9 レーザーとは

レーザー(laser)は，発振器の中で電磁波(光)を発振(振動によって特定の周波数信号をえること)させ，増幅して放射するもので，レーザーという呼称は，Light Amplification by Stimulated Emission of Radiation(輻射の誘導放出による光増幅)の頭文字を並べて作られた。レーザー光は細いビームとして直進する性質をもつ。レーザー発振器中の媒体(誘導放出を起こす物質)には気体(炭酸ガスやアルゴン)や固体(YAG：イットリウム・アルミニウム・ガーネットの合剤)，半導体(KTP)などがあり，それぞれ特有の周波数ビームが得られる。レーザー光を生体組織に当てると強い熱エネルギーを生じ，出血することなく組織の焼灼，蒸散，凝固ができるため，レーザーメスとして使用される。

文献

1) 西山耕一郎，他：錠剤の残留症例の検討．嚥下医学 4(2)：204-211，2015
2) 鈴木賢二，他：第 5 回耳鼻咽喉科領域感染症臨床分離菌全国サーベイランス結果報告．耳鼻咽喉科感染症・エアロゾル 3(1)：5-19，2015
3) Ingle JW, et al：Role of steroids in acute phontrauma：A basic science investigation. Laryngoscope 124(4)：921-927, 2014
4) Roland NJ, et al：The local side effects of inhaled corticosteroids：current understanding and review of the literature. Chest 126(1)：213-219, 2004
5) Gallivan GJ, et al：Inhaled corticosteroids：hazardous effects on voice-an update. J Voice 21(1)：101-111, 2007
6) Ozbilen AG, et al：Evaluation of laryngeal findings in users of inhaled steroids. Eur Arch Otorhinolaryngol 267(6)：917-923, 2010
7) 熊田政信，他：ボツリヌストキシン注射―小林武夫グループの 16 年(1989～2004)．喉頭 16(2)：67-73，2004
8) 平野 実：音声外科の基礎と臨床．耳鼻 21：239-442，1975
9) 斎藤成司：音声外科―発声機構の基礎的研究および喉頭内腔への臨床的アプローチ―．耳鼻 23：171-384，1977
10) 平野 滋：声帯のマイクロフラップ手術．頭頸部外科 22(1)：19-21，2012
11) Ciurey MS, et al：Medial microflap for excision of benign vocal fold lesions. Laryngoscope 107(3)：340-344, 1997
12) 平野 滋：音声障害を来す疾患の診断と治療．日耳鼻 117(6)：834-837，2014
13) Kojima T, et al：Recovery of vibratory function after vocal fold microflap in a rabbit model. Laryngoscope 124(2)：481-486, 2014

14）梅野博仁，他：音声外科のすべて—過去から未来へ—喉頭枠組み手術．日耳鼻 118(11)：1289-1294，2015
15）Lim X, et al：Immediate inflammatory response and scar formation in wounded vocal folds. Ann Otol Rhinol Laryngol 115(11)：921-929, 2006
16）Imaizumi M, et al：Classification for animal vocal fold surgery：resection margins impact histological outcomes of vocal fold injury. Laryngoscope 124(11)：E437-444, 2014
17）Kaneko M, et al：Optimal duration for voice rest after vocal fold surgery：Randomized controlled clinical study. J Voice 31(1)：97-103, 2017

D 行動学的治療(音声治療)

1 行動学的治療

音声障害の治療は，耳鼻咽喉科医による**医学的治療**と言語聴覚士による(発声)行動そのものに介入する**行動学的治療**に大別できる。耳鼻咽喉科医による医学的治療は，さらに**外科的治療**と**薬物治療**に分類され，外科的治療は**音声外科**とも呼ばれる(**図 1D-1**)。

耳鼻咽喉科医が行う薬物治療と言語聴覚士が行う行動学的治療を合わせて，**保存的治療**と呼び，外科的治療と分けることもある。

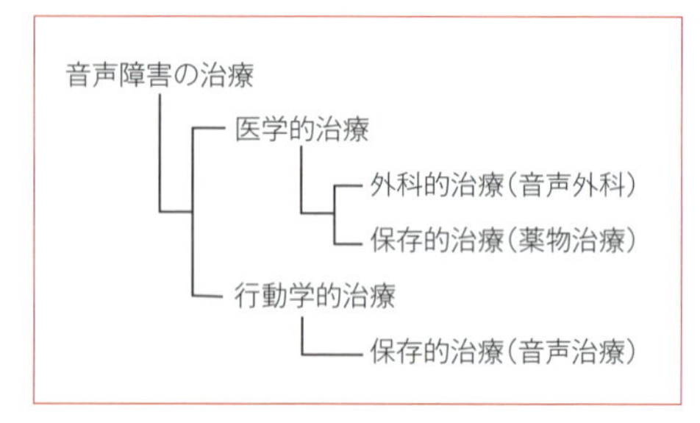

図 1D-1　音声障害の行動学的治療

2 音声障害の行動学的治療

近年，保健・医療の分野では，患者の習慣化してしまった望ましくない行動(例えば喫煙など)を望ましい行動(禁煙)に変えることを**行動変容**(behavior modification)と呼ぶようになった。1950年代から心理学，社会学，人類学，生物学などを学際的に応用し，健康問題にかかわる人間の行動変容過程を説明しようとする健康行動科学理論が米国を中心に広まった。例えばさまざまな生活習慣や緊張を強いられるような生活上の諸活動が複合して，それが継続すると，神経系や内分泌系などの機能異常から器質的病変を形成したり，あるいはその形成を防ぐことが困難となる。したがって，それらの生活上の諸活動に対処できる行動や効果的な治療法に対する遵守(アドヒアランス)などをその研究対象としている。

「行動変容」という用語は，もともとは行動主義心理学に基づく行動療法における“behavior modification”の訳語である。行動変容とは，一時的な行動の変化(change)や行為(action)を意味するのではなく，長期間にわたる行動の修正(modification)や維持(maintenance)と考えなければならない。ここでいう行動(behavior)とは，人間の無意識によるものも含めた活動全般を意味している。つまり，行動とは身体の変化を意味しており，身体で生じている変化には外部から観察可能な身体の変化だけでなく,「こころ」や「意識」といった外部から観察不可能な内的事象も含まれている。

この定義に従えば，発声(phonation)とは，いわゆる「発声行動」とも言い換えることができる。つまり，発声行動とは，「こころ」や「意識」といった観察不可能な意識レベルの事象を伴い，身体器官である肺からの呼気送出によって声帯振動を励起し，さらに共鳴腔を使って日常会話に必要な音声を作り出すこととも定義できる。

したがって，音声治療とは「何らかの働きかけ(音声治療)によって，望ましい発声行動に修正され，その状態が一定期間にわたり維持される行動変容法」とも定義できる。すなわち，音声障害の行動学的治療とは，「習慣化した望ましくない発声行動を，望ましい発声行動に継続的に変えることを目的とした，言語聴覚士が実施する音声治療」と言い換えることができる。つまり，音声治療は，健康行動科学理論を背景とした行動変容法に基づいているとも言える。

3 行動変容の基礎となる健康行動科学理論

健康行動科学理論では，人間の健康行動へのアプローチとして，①問題行動の分析，②行動分析の3方向(行動の前後と行動そのもの)分析，③弁別訓練，④治療・訓練という4段階があるとしている。さらに観察できる患者の全言動を正確に分析することを重視している。これを音声障害患者の発声行動にあてはめると以下のようになる。

①**問題行動の分析**：問題となる発声行動の詳細な分析を行う。その際，観察・測定可能なもの(喉頭所見，聴覚心理的評価，発声機能検査，音響分析など)を重視する。患者にも発声行動の記録をさせる。
②**問題行動の3方向分析(問題行動の前後と問題行動そのもの)**：問題となる発声行動についてさらに細分類する。つまり，発声行動に先行する刺激，そして問題となる発声行動そのもの，さらに問題となる発声行動に対する周囲の反応とその反応によって患者に何が起こるかを分析する。
③**弁別訓練**：不適切な発声行動をしていることや，していない時はどんな時か，患者自身が弁別できるように援助する。
④**治療・訓練**：さまざまな理論的背景に基づく音声治療技法を教示し，最終的にセルフ・コントロールができるようにする。

音声治療では，特に③，④が中心となる。つまり，具体的な音声治療の過程にあてはめると，次のようになる。

A. **音声障害患者の全人的把握**〔①，②〕
- 詳細な問診 ┐
- ラポート形成 ┘― 支持・説明・保証
- 必要な検査(診療含む)

B. **音声障害の病態の診断的把握**〔①，②〕

C. **治療的アプローチ**〔③，④〕
- 病態について患者が納得できる説明
- 患者の自主的な姿勢の確立(訓練意欲の形成)
- 患者の発声行動の修正
  - 望ましい発声行動の形成(shaping)
  - 望ましい発声行動のモデリング(modeling)
  - 望ましい発声行動の持続的な成立(fading)
  - 望ましい発声行動の強化(feedback)

4 行動変容のための健康行動科学理論モデル

望ましくない行動の変容(音声治療)は，前述の4つの過程から実行される。これらのどの過程に力点をおくかによって適用される理論やモデルはさまざまである。ここでは，現在，一般に広く用いられているものを紹介する。

a 動機づけ理論モデル

行動には，刺激によって機械的に引き起こされる**誘発行動**(respondent 行動)と生体の環境への能動的な働きかけによって引き起こされた**自発行動**(operant 行動)の2種類があるとされている。さらに，その行動を起こす動機は，**外発的動機づけ**と**内発的動機づけ**に分類される。行動変容では，このうち内発的動機づけが重要であるとされている。例えば音声治療の際，言語聴覚士の「説明・指示」に対して患者の「選択と同意」には，内発的動機づけが重要な役割を果たす。

1 計画的行動理論

Fishbein と Ajzen が提唱した**合理的行動理論**では，「ある行動をするうえで，行動意志こそ，最も重要な決定要因である」とされている。さらに，この行動意志は，行動に対する「態度」とその行動に関連する「主観的規範」によって決定されるとしている。Ajzen はこれを**計画的行動理論**としてさらに発展させた。つまり，ある行動が起きるためには，近い将来にその行動をしようとする行動意志(やる気)が必要である。さらに行動意志に影響する要素として，その行動に対してどう思うのか(行動に対する態度)と，周りからの期待に対してどう思うのか(主観的規範)だけでなく，その行動をとることの難しさをどう考えているのか(行動コントロール感)という概念を加えて計画的行動理論として発展させた(**図 1D-2**)。

計画的行動理論では，行動意志(やる気)がポジ

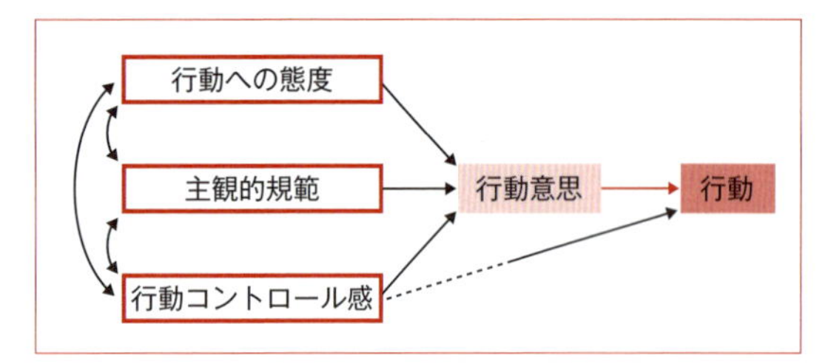

図 1D-2　計画的行動理論

ティブになるためには，①その行動をすることがある結果を招くと強く信じること，②その結果に対して患者本人が高い価値をおくことが必要条件となる。

どちらか一方が欠けても，ポジティブな行動意志は生まれない。また，周りの期待に応えるためには，①自分にとって重要な人(家族や友人，医療従事者など)がその行動をすべきだと強く考えていると感じること，②その人々の気持ちに従おうと強く思うことが必要である。そして，本人自らがその行動を起こすのに必要な技術や資源をもっていると信じ，それらによって行動が簡単になると強く思うことが大切である。

例えば音声障害患者に，声の衛生指導として水分摂取を指導するには，水分摂取は声帯粘膜組織の保護に寄与すると患者自身が強く信じ，かつそれが自身の声を守ることになると強く念じて，声帯を守ることに高い価値を見出すことが重要である。また，家族や言語聴覚士が「声を守るために患者にはぜひ実行してもらいたい」と強く心配していることを感じとって，「そこまで家族や言語聴覚士が心配してくれるならやってみよう」と患者本人が強く思うことも大切である。さらに，自宅に蒸気吸入器があれば，少なくとも朝晩2回は吸入することがそれほど難しくなく，簡単にできると患者本人が感じることが行動を起こすきっかけとなる(**図 1D-3**)。

❷ 動機づけ面接法

動機づけ面接法は，変化への動機づけを患者自身のなかから引き出し，強化するためのカウンセリング・スタイルで，クライエント中心カウンセリング技法のなかの**「聞き返し」技法**を用いる。

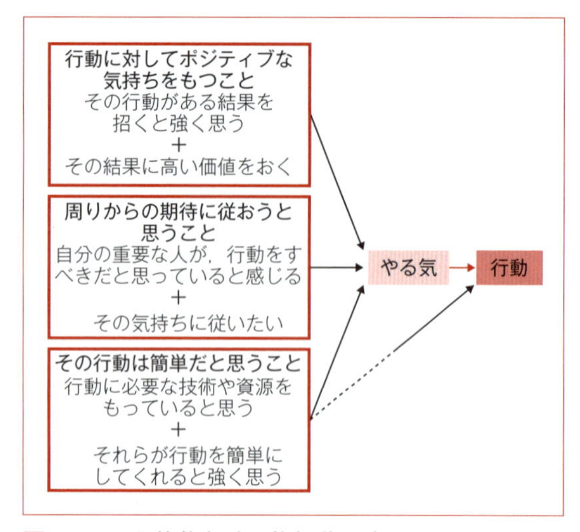

図 1D-3　具体的な計画的行動理論

これは，患者への共感と同時に行動変容への戦略的機能をもたせる面接技法とされ，Miller と Rollnick によって開発された。彼らは，「変わらねばならないとか変わりたいという動機がもてない患者が，変わろうとせずにそこに停滞する理由は，担当カウンセラーが患者のそこでとどまろうとする発言をさらに引き出しているからである」と理由づけしている。つまり，動機づけ面接法では，カウンセラーの共感的態度や協働性こそが，患者の行動変容へと向かう動機づけを強化すると考えられている。逆に専門家として権威を振りかざすほど患者の動機づけは遠のくとしている。具体的には，カウンセラーが以下のような自分の思い込みを押し付けないことが大切であるとされている。

①この人は変わるべきであるという思い込み
②この人は変わりたいと思っているという思い込み
③患者の健康が何よりも大きな動機づけ要因であるという思い込み
④患者が行動を変えようと決心しなければ，カウンセリングは失敗だという思い込み
⑤患者は行動を変えようという動機づけがされているかいないかのどちらかだという思い込み
⑥行動を変えようとするなら今がその時であるという思い込み
⑦厳しいアプローチがいつでもよいという思い込み

⑧私は専門家なのだから患者は私のアドバイスに従わなければならないという思い込み
⑨交渉に基づくアプローチが最良であるという思い込み

こうした思い込みを押し付けなければ，患者は率直に行動を変えるとされている。すなわち，カウンセラーには「協働，受容，共感，喚起」の態度が必要なのである。動機づけ面接法では，「あなたの考えていることはこういうことですね」と確認を続けていきながら，患者のことばの背景にある考えなどを想像し，さらに詳しく聴き，その内容を確認し，どのように変わりたいのか具体的に患者が整理していく過程を支援する。その際，患者が自ら変わろうとする，「変わりたい」といういわゆるチェンジトークの出現頻度やそれについて語る時間を増やすことによって，行動変容が起こると考えられている。具体的には，**RULE の原則**（**表 1D-1**）に従う。

実際に，言語聴覚士による動機づけ面接法が適切に行われているかは，以下の７つのポイントで判断するとよい。

①言語聴覚士はゆっくり話しているか
②言語聴覚士よりも患者が話すほうが多いか
③患者が自らの行動変容について積極的に話しているか
④言語聴覚士は非常に注意深く患者の話を聞き，適切なタイミングで面接の流れを優しく指示しているか
⑤患者は傍からみて「一生懸命やっている」ようであり，患者自ら初めて発見することが多いか
⑥患者は積極的に情報やアドバイスを求めているか
⑦言語聴覚士はキャンバスをもち，患者がそこに絵を描いており，ところどころで言語聴覚士が色を選んだり，ある時は患者自身が色を選ぶことができているか

b 価値-期待モデル

行動のメカニズムを社会心理的側面から説明しようとするモデルも1970年代に提唱された。社会心理的側面というのは，当事者本人の主観的価値と期待に基づいて行動するか否か決定するという考え方である。代表的なものとしては，Rosenstock らの**健康信念モデル（ヘルス・ビリーフ・モデル）**と Bandura の**社会的認知理論**がある。健康信念モデルは，疾病の罹患しやすさとその深刻さを自覚できる患者が，もし健康行動の有効性を知ると，どんな問題があっても行動するという信念モデルである。社会的認知理論は，健康行動の有効性に関して，観察学習や行動を通して自分を改善できるという自己効力感が上昇すれば，行動が強化されるという理論である。

表 1D-1　RULE の法則

Resist（気持ちに逆らって正したい反応を抑制すること）	患者は自分自身のことばを聴いて，それを信じる傾向があるので，変わることの不利益をことばにしてしまうほど，より強く現状維持に固執する。例えば禁煙が必要な患者は，自分が喫煙によって問題を抱えていることは十分認識しており，禁煙はわかっているけどやめられないという等価的な状態にあると考える。このとき，禁煙を指示すると患者は止められない理由を述べて，逆に喫煙に固執する結果となる。したがって，仮に矯正したい行動が正しいとしても，言語聴覚士側の「矯正したい」という指示は抑える。
Understand（患者の動機を理解する）	行動を変える契機となる可能性が最も高いのは，言語聴覚士側の理由ではなく，変化を支持する患者自身の理由である。したがって，患者にどうすべきか告げるよりもなぜ変わりたいのか，さらにどのようにして変わりたいのか尋ねる。
Listen（傾聴）	もし言語聴覚士が声の衛生についての情報を患者に与えたら，与えた分だけ患者のことばを傾聴する必要がある。患者は専門知識を求めて言語聴覚士のところへ来るが，自身の行動を変えることについては，患者自身のなかにすでに答えがあり，それを一緒に探すことが言語聴覚士の役目でもあり，傾聴の目的でもある。
Empower（患者を励まし，勇気づける）	面接で，積極的に自分を変える理由や方法を具体的にことばにする患者は，その後から自分で言ったことを実行する可能性が高いとされている。したがって，患者自身が自分の発声行動に積極的な関心をもち，自分が果たすべき役割を果たせるように援助する。

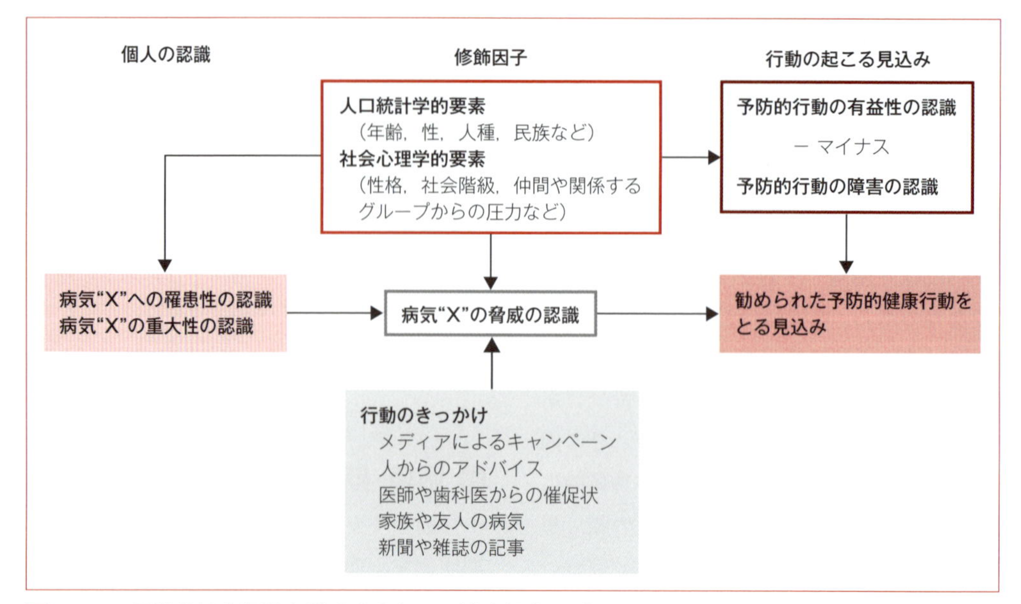

図 1D-4　予防的健康行動を説明するための健康信念モデル

〔松本千明：医療・保健スタッフのための健康行動理論(実践編)ー生活習慣病の予防と治療のために．医歯薬出版，2002
Becker MH, et al：Medical Care 13(1)：10-24, 1975〕

❶ 健康信念モデル(ヘルス・ビリーフ・モデル)

健康信念モデルは，1950 年代に米国の公衆衛生局に所属した社会心理学者グループが開発し，Rosenstock らがさらに発展させた。人が健康によい行動をとるには，①病気を回避し健康(価値)を手にしたいという願いをもち，②個人で実行できる具体的な健康行動が病気を予防できる(予知)という信念の形成が必要である。その結果，その健康行動によってもたらされる利益が，健康行動をとることで被ると想定される障害や損失を上回ると信じられれば，病気を回避し健康状態を管理するための健康行動をとるとされている。これが健康信念モデルである。**図 1D-4** は Rosenstock らの健康信念モデルを図式化したものである。

すなわち，個人の認識としては，このままではまずいという「脅威」を感じることがまず必要であり，この脅威を感じるためには，このままでは病気や合併症になる可能性が高いという「罹患性」と，病気や合併症になるとその結果が重大であるという「重大性」の 2 つを患者自身が感じなければならない。さらに，ある程度の脅威を感じたうえで，その行動をとることにより本当に脅威を減らすことができるという行動の「有益性」が「障害」よりも大きいと感じることが必要である。また，脅威に影響する他の要因(修飾因子)として，病状を実感したり，周りからの勧めやメディアからの情報，家族や友人が実際に疾患に罹患するなどの「行動のきっかけ」がある。

音声障害の場合，患者への働きかけは，①ある程度の「脅威」を感じてもらうこと，②行動の「有益性」を強く感じてもらうこと，③患者本人にとっての行動の「障害」をできるだけ減らすようにすること，④「行動のきっかけ」についても留意すること，としてまとめられる。具体的には，音声障害患者に，①このままでは声が出なくなるかもしれない，あるいはガラガラ声になって仕事に影響するかもしれないと不安を感じてもらい，②音声治療が自分の音声障害に非常に有効であり，手術しなくてもすむと強く信じてもらう。さらに，③音声治療は難しいとか，本当に改善するかわからないなどの否定的な印象をできるだけ減らし，④耳鼻咽喉科医や家族，友人らからの正しい情報をもとに，とにかく音声治療をやってみようというきっかけを作ることが大切である(**図 1D-5**)。

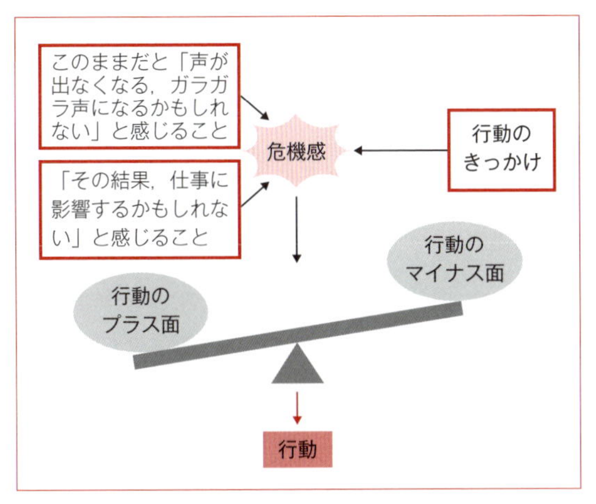

図 1D-5　健康信念モデル

❷ 社会的認知理論

人はその行動をとると自分にとって好ましい結果につながると期待し（結果期待），その行動をうまくやることができるという自信（自己効力感）があると，その行動をとる可能性が高くなるとも言われている。これが，Bandura の社会的認知理論における自己効力感である。Bandura によると，①過去に同じかまたは似たような行動をうまくやることができた自己の成功経験，②たとえ自分はその行動をやった経験はなくとも，他人がその行動をうまくやるのを見て自分でもやれそうだと思う代理経験，③自分はその行動をうまくやる自信はそれほどなくとも他人から「あなたならできる」と言われる言語的説得，④その行動をすることで生理的状態や感情面で変化が起きる生理的・情動的状態，があれば自己効力感は生まれるとされている。

したがって音声治療の場面では，新しい発声法を学習することで，患者にとって望ましい結果（歌唱時に高い音程が出るようになるなど）につながると期待してもらうこと（結果期待）が必要である。そのためには自己効力感を高める上述の 4 つの働きかけが重要である。例えば，自分と同じような音声障害患者が音声治療で改善した事実を当人から聞く，他の患者が訓練を受けているビデオを観て自分でもやれそうだと思う，音声治療をやってみて実際に発声のしやすさを感じる，言語聴覚士に「あなたなら上手にやれる」などと支持

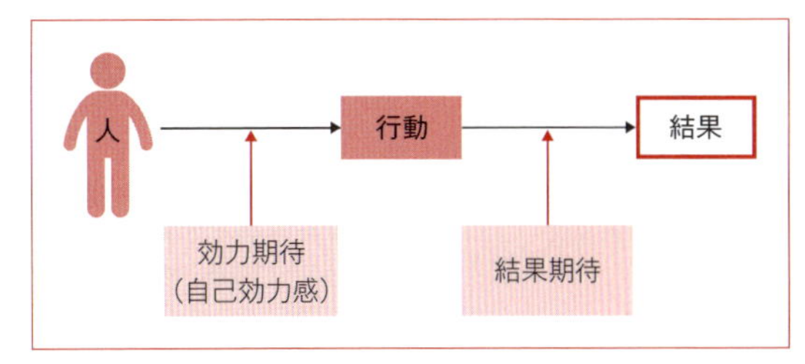

図 1D-6　社会的認知理論モデル

されることなどが挙げられる（図 1D-6）。

ⓒ 段階的変化モデル

Prochaska らの段階的変化モデル（変化のステージモデル）では，行動の変化を，無関心期・関心期・準備期・行動期・維持期の 5 つの段階に分類し，各段階に合わせて健康指導を行う方法が提示されている。一般的には，これらの段階で失敗と成功を繰り返しながら，行動変容は達成されるとされている。治療者は当人の心理的プロセスに応じて，段階ごとの意識高揚，環境・行動の再評価，支援・強化マネジメントなどの対応をすることの必要性が強調されている。

段階的変化モデルは，transtheoretical model とも呼ばれ，300 以上の理論に断片化された心理療法や行動変容に関する有力な理論を Prochaska らが系統的に統合したモデルでもある。当初は，10 段階の変容ステージモデルが示されたが，最終的には以下のように時間経過に伴う 5 段階モデルに集約された。

①無関心期：6 か月以内に行動を変える気がない時期
②関心期：6 か月以内に行動を変える気がある時期
③準備期：1 か月以内に行動を変える気がある時期
④行動期：行動を変えて 6 か月未満の時期
⑤維持期：行動を変えて 6 か月以上の時期

つまり，人が行動変容を起こす際には，図 1D-7 のように無関心期から段階的に各ステージに移行し維持期に至ると考えられ，患者がどのステージにいるかによって患者への有効な働きかけの方法も異なると考えられている。この過程はいつも順調に一方向に進むものではなく，場合によって

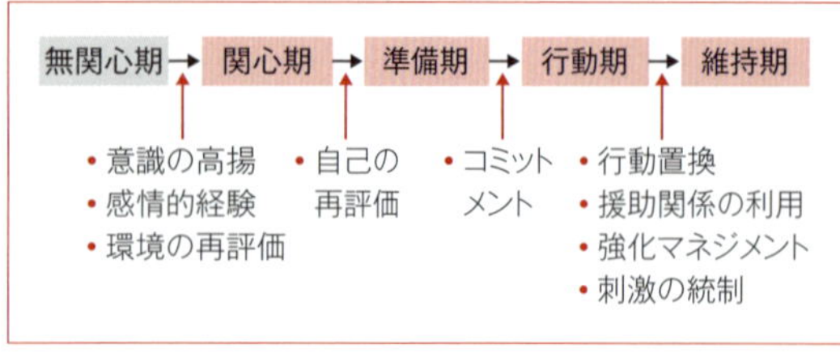

図 1D-7　段階的変化モデル

〔松本千明：医療・保健スタッフのための健康行動理論(実践編)－生活習慣病の予防と治療のために．医歯薬出版，2002
Ajzen I：Attitudes, personality, and behavior. Chicago, IL：The Dorsey Press, 112-145, 1988〕

は元のステージに戻ることもあるとされている。

患者のステージが少しでも維持期へ向かい，それを維持するための方法として，以下の10の方法が挙げられている。

❶ 患者の考えへの働きかけに関するもの

(1) 意識の高揚(意識を高める)：健康問題に関する情報を集め，それを理解すること
(2) 感情的体験：行動変容しないことによる健康への脅威に関して，感情的な面から経験すること
(3) 環境の再評価：不健康な行動を続けることや健康のための行動変容をすることが周囲の環境に与える影響を再評価すること
(4) 自己の再評価：不健康な行動を続けることや健康行動をとることが自分にとってどういう影響を及ぼすのかを再評価すること
(5) 社会的解放(社会の変化を知ること)：健康生活を送ることに影響する社会や環境の変化を知ること

❷ 患者の行動への働きかけに関するもの

(1) コミットメント(自己の解放)：行動変容することを決意し，それを表明することや自身の行動変容する能力を信じきること
(2) 行動置換(代替行動の学習)：問題行動の代わりとなる健康的な考え方や行動を取り入れること
(3) 補助関係の利用：健康行動へのソーシャル・サポートを求めて使うこと
(4) 強化マネジメント(報酬)：行動変容に対して自身で報酬を与えることや他人から報酬をもらうこと
(5) 刺激の統制：問題行動のきっかけになる刺激を避け，健康行動をとるきっかけになる刺激を増やすこと

ステージごとに働きかけの仕方をまとめると，早いステージでは「考えへの働きかけ」を行い，後のステージになれば「行動への働きかけ」が中心になる。具体的に音声障害の例で示すと以下のとおりである。

❸ 音声障害患者の場合

(1) 無関心期(行動変容の必要性を自覚させる)：喉頭疾患や声の健康行動に関する患者の知識を増やし，自身の発声行動を変容することの利点やしないことのリスクを患者に十分説明する。患者の病気や健康行動に対する考えや気持ちを率直に表現させることが重要である。
(2) 関心期(動機づけと行動変容に対する自信を持たせる)：発声に関する行動を変えることに対して，何が障害となっているかしっかり話し合う。発声行動の変容に対する情報を提供し続ける。
(3) 準備期(患者に行動計画を立てさせる)：行動変容の決意(音声治療の実施)を固めさせ，話し合いのうえで，患者にとって具体的で達成可能な行動計画を患者に立てさせる。
(4) 行動期(患者の行動変容の決意が揺るがないようにフォローする)：個々の患者に適した音声治療を実施し，具体的な成果を得る。
(5) 維持期(再発予防のための問題解決を考えさせる)：問題解決の技術(望ましい発声法)と社会的，環境的支援，セルフモニタリングやソーシャル・サポート(ネットを利用した電話相談など)の利用を促す。

5 音声治療のアドヒアランスに関する行動学的視点

これまで述べてきたように，健康行動科学分野では，患者の治療への動機づけやアドヒアランス

の問題に対して，さまざまな検証に基づいて上述のようないくつかのモデルが提唱されてきた。一方，音声治療についても，治療効果の報告が増えるにしたがって，音声治療のアドヒアランスに関する報告も徐々に増えつつある。大きな理由の1つは，音声治療の終了予定を待たずに途中でドロップアウトする患者が多いことである。終了を待たずにドロップアウトした率は，高いもので65%に達すると報告されている。**図 1D-8** は，いくつかの報告をまとめてグラフ化したものである。これらの報告をみると，音声治療開始6週以内ではドロップアウト率は20%以内でも，治療期間が長くなるほどドロップアウト率は高くなる傾向にあると考えられる。ダイエットや薬物中毒の治療や心理療法でもドロップアウト率は30〜60%と同様の報告があり，決して音声治療のドロップアウト率だけが高いわけではない。

さらに，音声治療のドロップアウトに関する研究レビューをみると，4セッション目がターニングポイントであり，3セッション目までに音声治療のゴールが患者に明確に示されて，患者が何らかの治療効果を実感できないとドロップアウト率は上昇するとされている。また，予約の仕方によっても変動するようである。すなわち，耳鼻咽喉科医から言語聴覚士への処方が出てから言語聴覚士の初回評価までに時間がかかる，あるいは，言語聴覚士の予約から初回セッションまでの時間がかかると，患者は「それほど問題じゃない」と自己判断する傾向にあり，ドロップアウト率が上昇する。つまり，「待ち時間」が長いことがドロップアウトにつながると考えられる。

また，自覚的評価 VHI(voice handicap index)の得点が高い(音声障害の自覚度が高い)，聴覚心理的評価の重症度が高い，声を多用する職業への就業率が高い，退職者，就業環境における毒性物質の曝露がある，喫煙者，服薬の種類が多いなどの条件が重なるとドロップアウトしやすいとも報告されている。したがって，初診時にこれらの条件を早めにチェックし，ドロップアウト率をできるだけ減らす工夫が必要である。

さらに，その後の研究では，音声障害患者の自

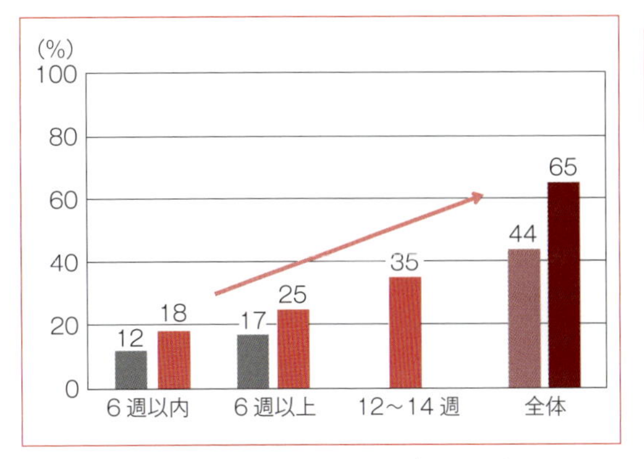

図 1D-8　音声障害患者のドロップアウト率

己効力感がドロップアウト率に関与していることが示されている。すなわち，患者の自己効力感が低いとドロップアウトにつながる可能性が高いとされている。

例えば，音声障害患者は，音声治療に対して「音声治療って難しい」「担当の言語聴覚士との相性があまりよくない」「とりあえず，音声治療を試してみよう」という印象を一般的にもっていると言われている。その内容を詳細に検討してみると，「音声治療って難しい」とは，文字通りに新しく学んだ声の出し方そのものが難しいというだけではなく，人前で声を出す練習をする，人前で声を出すこと自体が恥ずかしい，練習する場所や時間を確保することさえも難しい，また言語聴覚士に指示された通りに声を出すこともそれを維持することも難しく，つい練習を忘れてしまうなど，否定的な意味合いであり，患者の自己効力感は低い。

「担当の言語聴覚士との相性があまりよくない」とは，実際に行われる音声治療の内容が合わない，言語聴覚士のフィードバックが重要なのに必要とするフィードバックが得られない，あまり支持的でないなど否定的な意味合いで，患者の自己効力感を低くする。

「とりあえず，音声治療を試してみよう」では，音声治療の必要性は十分理解しているし，自分でも指示された練習をやってみることができるし，いつでもどこでも練習はできるのでとにかくやってみるという肯定的な意味合いが強く，患者の自己効力感は高いと考えられる。したがって，患者

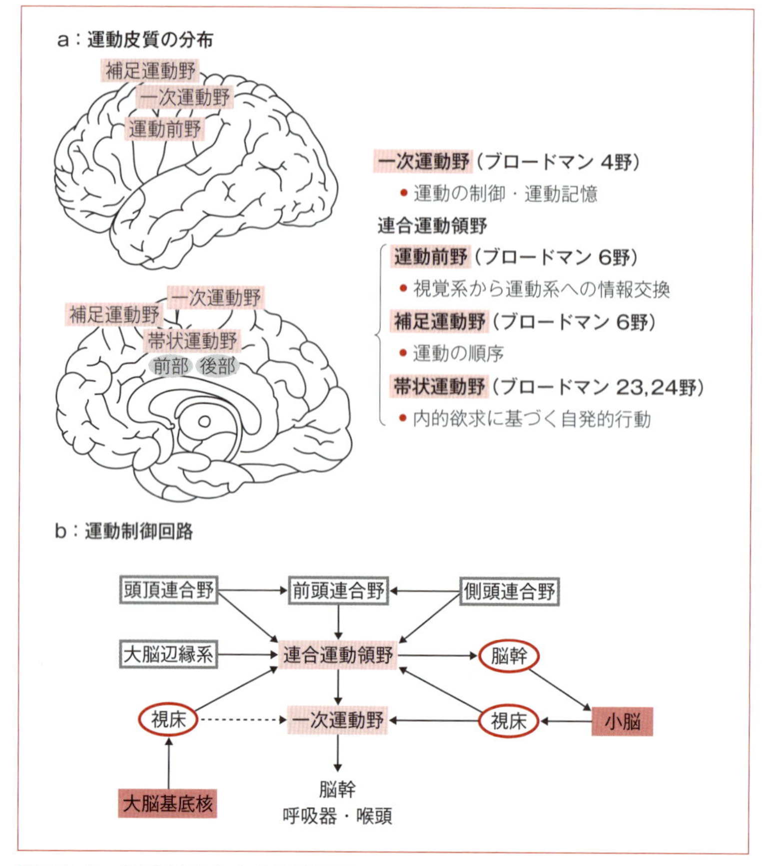

図 1D-9　運動学習を支える脳回路

〔a：長谷公隆：運動学習を支える神経機構．長谷公隆(編)：運動学習理論に基づくリハビリテーションの実践第2版．医歯薬出版．2016 から改変
b：丹治 順：脳と運動——アクションを実行させる脳．共立出版．1999〕

が「とりあえず，音声治療を試してみよう」と考えている，患者が初期の段階で訓練効果を実感することにより，さらに自己効力感を強化・上昇させられる。

6 発声行動の運動学習を支える脳機能

発声の運動スキルの習得過程には，患者自身が発声の運動手順や規則などに関する情報を知らずに反復しながら発声パフォーマンスを習得する**潜在学習**過程と，発声の手順や規則などを学習課題とし，意識して何度も反復しながら発声スキルを習得する**顕在学習**過程がある。つまり，「訓練室の外でも無意識にやっている発声」と「訓練室においてのみ意識すればできる発声」である。いずれの場合も発声という課題を通して，発声運動のエラーを検出し，発声に関する脳の運動指令を書き換える必要がある。

したがって，音声治療の効果を高めるには，発声に関する運動制御と学習に重要な役割を果たしている大脳皮質-皮質下回路についての神経学的知識も不可欠である。つまり，順序や運動の組合せを制御する基底核回路と，運動皮質からの情報と運動に関する末梢からの感覚情報を統合し運動を適正化する小脳回路の2つの回路があり，各回路が発声の運動制御や学習に重要な役割を果たしていることを理解することが重要である(**図 1D-9**)。

ⓐ 大脳皮質

一次運動野には，顔面や喉頭などの各部位に対応した領域があり，錐体路を介した随意運動を制御している。さらに，一次運動野の他に連合運動領野と呼ばれる運動皮質があり，ここには運動前野，補足運動野，帯状運動野が含まれている(**図1D-9**)。この連合運動領野は，外界の状況や自分のパフォーマンスに関する情報を統合し，一次運動領野へ伝えるインターフェースとしての役割を果たしていると考えられている。補足運動野は，出力すべき運動順序を統合するとされ，脳内に収められている運動順序に関する時間的なテンプレートを作成し，大脳基底核と密接に関連しているとされる。一方，運動前野は運動とは関係ない感覚入力に対して特定の運動を関係づける連想学習と模倣に基づく観察学習に関連しているとされている。つまり，視覚情報から運動へと情報交換を行うとされている。

発声の運動学習では，目的とする発声運動スキルを習得することで得られる成果を認知(**動機づけ**)し，感覚フィードバックに基づいた発声運動の**反復による初期学習**を経て，最終的に無意識下でも目的とする発声運動を正確に遂行できる，いわゆる**自動化**によって完結する過程が必要である。

発声の運動学習は，発声スキルを学習することで得られる成果への期待によって動機づけされる。さらに，動機づけは情動との関連が深く，辺縁系を含んだ前帯状回ループ回路が重要な役割を果たしていると言われている。このなかで前部帯状皮質は，長期的な報酬期待に関与していると考えられている。帯状回情動領域と密接な関連をもつ眼窩前頭皮質は，過去の経験に基づいて不適切な応答を排除する意思決定に関与しているとされている。

顕在学習では，教示内容は海馬を含む側頭葉知覚連合野において知識として記憶され，その顕在知識を基に前頭前野でプログラム化された発声運動が前補足運動野において時間的統合あるいは分節化される。さらにこうした発声に関する運動順序のテンプレートが補足運動野で統合される。一方，**潜在学習**と呼ばれる運動学習もある。つまり，ある発声運動課題を繰り返すうちに，その発声に関する運動の時系列や分節化によるまとまりが意識化され，最終的に前頭前野においてその運動順序がテンプレートとして顕在化するのである。しかし，発声に関する運動学習では，顕在学習と潜在学習が同時に進むことが多く，学習が進むうちに両者がオーバーラップしてくることもあると考えられる。

発声の運動学習では，運動の修正に自らの発声パフォーマンスを監視し，そこから得られる感覚情報と目標とする課題との差をエラーとして検出しなければならない。例えば，声に関する聴覚情報の場合，聴覚野から運動前野への背側神経路が下頭頂小葉を介して，音声知覚の情報処理を行い状況に即した運動のプログラミングに貢献している。一方，腹側神経路は聴覚野から側頭葉前方域を介した下前頭回への投射において，背側神経路で準備された運動の候補をその場の状況に則した形で取捨選択するとされている。つまり，背側神経路は動きに関する情報(how)を，腹側神経路は対象認知(what)や情動に関する情報を伝達していると考えられる。

発声の運動手順を記憶しながら行われる順序学習や，発声パフォーマンスを監視しながら運動修正を加えていくような発声運動スキル学習には，情報を保持しながらも同時並列的に処理する機能が不可欠と考えられる。そのため，記憶すべき情報を一時的に書き留めておく前頭前野は，頭頂葉や側頭葉，帯状回皮質や辺縁系，さらに大脳基底核，小脳を含む脳全体と関与しながらワーキングメモリを形成していると言われている。ワーキングメモリに入力された感覚情報は，情報処理が終了すれば消失するが，他者からのフィードバックやエラーとしての感覚情報は，短期記憶として貯蔵される。これには前頭頭頂葉皮質と帯状回皮質が関与しているとされる。こうして，発声の運動指令の書き換えと発声運動の反復により，発声の運動記憶は形成され，言語表現することができない潜在記憶(手続き記憶)として小脳，基底核，運動皮質などに貯蔵されると考えられている。

b 大脳基底核

大脳基底核は，皮質全域と神経回路を形成し，大脳皮質から出力されるさまざまな指令を整理し，さらに必要な発声運動を機能的に選択する役割を担っていると言われている。すなわち，大脳皮質で計画された発声の運動プログラムに基づいて必要な発声運動を促通しながらも，その一方で発声に不必要な運動の抑制を行っていると考えられる。発声に関する筋活動の速度や力などの運動学的パラメータの設定ではなく，学習された発声運動の順序の自動化や運動プログラムの抽出・切り替えを実行し，外界の手がかりに応じた適切な発声運動を，経験を通じて選択する**条件付運動学習**に関与していると言われている。

大脳基底核には複数の運動ループ回路があり，それらは運動関連情報を並列処理していると考えられている。実際には，感覚運動領野を介するループ回路，連合領野を介するループ回路，辺縁領野を介するループ回路があるとされている。感覚運動領野を介するループ回路は，一定の行動様式の自動化と運動技能の潜在記憶学習に関与しているとされている。連合領野を介するループ回路は，新しい指示や報酬に関する情報の記憶，課題解決，運動の選択に関与しているとされている。辺縁領野を介するループ回路は，情動や恐怖に関する情報に基づいた動機づけや報酬刺激に対する運動パターンの学習に関与しているとされている。

ⓒ 小脳

小脳は，機能的に脊髄小脳と皮質小脳および前庭小脳に分けられ，さまざまな感覚情報に基づいた無意識下での運動の円滑・適正化(潜在学習)が行われている。つまり，小脳は，目的とする発声パフォーマンスを実現するためにフィードバックされた感覚情報と実際の運動との誤差を，課題を反復する間に検出し，その誤差を減少させる**誤差学習**を行っているとされている。したがって，運動皮質からの運動指令が錐体路を介して出力されると同時に，皮質橋小脳路を介して運動指令が小脳半球にコピーされる。このコピーされた運動指令が実行されることで得られるはずの感覚情報が小脳核から下オリーブ核に送られる。

一方，実際に出力された運動の感覚情報は，脊髄オリーブ小脳路によって下オリーブ核に伝達される。ここで意図した運動と実行した運動に関する感覚情報が照合され，その誤差信号が登上線維を介して，小脳にフィードバックされると，コピーされた運動指令が書き換えられる。さらに，それは視床を介して運動皮質にもフィードバックされ，赤核脊髄路を介して運動出力に関与する。

ⓓ 発声時の脳機能画像研究

図 1D-10 は，発声時の脳神経システムのモデルを示している。**a** が健常者の発声時，**b** が機能性発声障害患者の発声時を表している。辺縁系の帯状回(ACC)と中脳水道周囲灰白質(PAQ)からなる経路は情動的発声に関与している。通常の歌唱や発声は，大脳皮質の下前頭回で発声が企画され，そして一次運動野の喉頭領域から皮質延髄路を経由して発声される。さらに発声された音声は体性感覚野と聴覚野を通して，上側頭回へとフィードバックされ，必要に応じて発声の修正を行う。

ところが，fMRIによる最近の研究では，機能性発声障害患者は，健常者と比較して，呼息時には，両群で脳の賦活部位に有意差は認められなかったものの，発声時には，中心前回，上中下前頭回，舌状回，島皮質，小脳，中脳，脳幹の過剰な脳賦活が認められたが，帯状回や中側頭回，下頭頂小葉においては健常者と比較して脳賦活の低下が認められたと報告されている。すなわち，中側頭回や下頭頂小葉は，聴覚や体性感覚に関連した部位であることから，機能性発声障害患者では，発声時に過剰な脳賦活が示すような喉頭の過活動が起こっていても，聴覚や体性感覚からのフィードバックの減弱によって喉頭の過活動に起因する過緊張な発声状態を修正することが困難になっていると推察される。何らかの機能的要因が考えられる音声障害患者には，これと同様の現象が起こっている可能性が考えられる。

さらに，発話運動における脳の可塑性の可能性については，動物実験や脳損傷患者のリハビリテーションの報告から，次の10の原理が提唱されている。

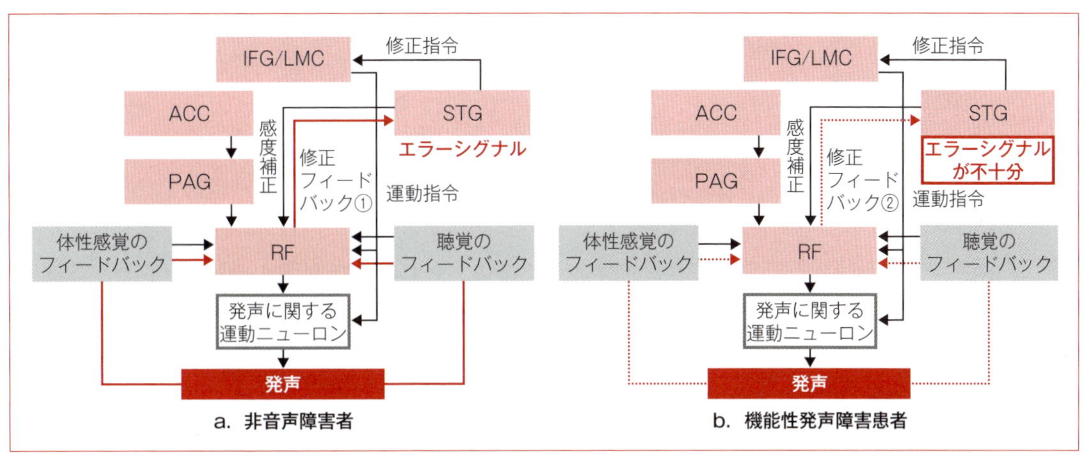

図 1D-10 非音声障害と機能性発声障害患者の比較

〔Kryshtopava M, et al：An fMRI Study. J Voice31(6)：675-690, 2017〕
IFG：下前頭回，LMC：一次運動野(喉頭)，ACC：帯状回，STG：上側頭回，PAG：中脳水道周囲灰白質，RF：網様体
a：通常，歌唱や発話などの発声行動は喉頭の運動皮質や下前頭回の刺激によって起こり，その際，網様体への聴覚および体性感覚のフィードバック信号(⟶)によって上側頭回へ修正フィードバック①が起こり，修正指令が運動皮質や下前頭回へ指示される。(ただし，泣き声などの情動的な発声は，喉頭の運動皮質や下前頭回を経由せずに運動前皮質や中脳水道周囲灰白質を経由して発声される)。
b：機能性発声障害患者では，発声時に聴覚や体性感覚のフィードバック信号が抑制され(┈┈▸)，上側頭回への修正フィードバック②が充分でないために，喉頭の運動皮質や下前頭回の活動が過活動となる。

①Use it or Lose it：使わなければ機能が低下する
②Use it and Improve it：使わなければ改善しない
③Specificity：訓練課題特異性
④Repetition Matters：訓練回数は多いほうがよい
⑤Intensity Matters：訓練強度は高いほうがよい
⑥Time Matters：異なる訓練時間帯の効果
⑦Salience Matters：条件づけ
⑧Age Matters：年齢による訓練への影響
⑨Transference：訓練効果の他の行動への般化
⑩Interference：訓練効果が他の行動を抑制する

7 発声の運動学習理論

近年，数々の神経生理学的研究によって脳機能解明が進み，運動学習における中枢神経の役割と，前述のような学習モデルが示されるようになってきた。

しかしながら，音声治療の場合には，運動学習理論の神経学的基盤に基づいていると言っても，適応となる個々の患者の状態に応じた課題設定が必要である。つまり，患者の音声障害の程度に起因する発声能力の差が著しいので，患者の発声機能や学習能力の詳細な分析に基づいた個別のゴール設定とそれを達成するための発声課題設定が要求される。音声治療で展開される運動学習は，①音声障害患者が発声運動スキルを習得する過程，②言語聴覚士によって教示されるフィードバック，③運動学習理論に基づいた発声課題の設定，の3つの要素から成り立っている。

ⓐ 発声運動スキルの習得過程

一般的に，運動学習では，**図 1D-11** に示したように学習すべき課題を認知する認知段階，運動スキルを磨く連合段階，意識することなく運動スキルを再現する自動化段階を必ずたどるとされている。発声に関する運動学習における基本的な動機づけは，標的とする発声動作を必ず習得できるという患者の期待から成り立たねばならない。したがって，健康行動理論を背景とした動機づけが重要な役割を果たす。

さらに，音声障害患者は，顕在化された発声運動の課題に対し，さまざまなフィードバックを処

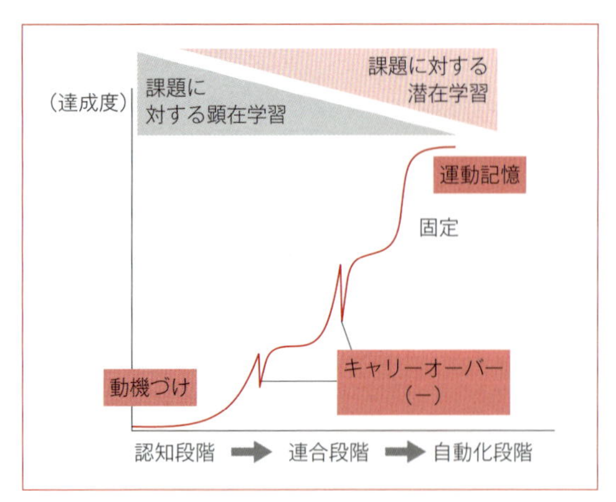

図 1D-11　運動学習における学習段階

〔長谷公隆：運動学習を支える神経機構．長谷公隆(編)：運動学習理論に基づくリハビリテーションの実践第2版，医歯薬出版，2016 より改変〕

理しながら発声運動スキルの統合を図り，それと同時に，発声運動の課題達成に必要なさまざまな発声運動スキルの潜在学習を行う。発声に関する運動学習を積み重ねると学習効果がもち越される**キャリーオーバー**が起こり，その結果，次のステップへと進むとされている。発声運動課題の難易度が高ければ，キャリーオーバーは起こりにくく，再学習が必要となる。しかし，このキャリーオーバーが得られにくい場面こそ，実は発声の運動学習にとっては重要な学習場面でもあるとも言える。なぜなら，何らかの発声運動課題に対する**フィードバック**があれば，音声障害患者はそれを認知し，**エラーの修正**を試み，その発声運動課題をクリアするという運動学習の原則を繰り返すからである。その意味で，フィードバックは，運動学習そのものを促進する役割も果たしている。したがって，キャリーオーバーが得られにくい段階でこそ，適切なフィードバックが不可欠である。もちろん，それぞれの習得過程で，音声障害患者の態度(動機づけ)や発声運動スキルのレベルに応じた適切なフィードバックが求められるのは言うまでもない。

b フィードバック

発声の運動指令に基づいて運動が構成され，その発声運動スキルはさまざまな環境下で駆使される。その結果を**パフォーマンス**と呼ぶ。フィードバックとは，音声障害患者が発声パフォーマンス(望ましい発声)をする際に，発声運動スキル習得のために必要な内部感覚情報そのものである。フィードバックには，発声運動遂行時の運動スキルに関する情報が患者自身の深部感覚などを通して入力される**内在的フィードバック**と，課題のパフォーマンスやその結果が外部から教示される**外在的フィードバック**がある(図 1D-12)。

内在的フィードバックは，患者が発声運動課題を実行するうえで自身の発声運動スキルをどのように感じたかによって，報酬にもエラーにもなる性質をもっている。その微妙な差異の管理は，言語聴覚士が設定する発声運動課題とフィードバックに依存している。したがって，個々の患者の発声能力に適した発声課題の設定がきわめて重要である。患者が内在的フィードバックのなかで，自身のエラーを検出できれば，発声の運動指令は患者自身によって書き換えられる。

一方，外在的フィードバックは，患者に外部から人為的に与えられ，運動学習の対象を焦点化することで，発声運動課題から得られる内在的フィードバックや発声の運動指令そのものを書き換えることができるとされている。外在的フィードバックは，発声運動の試行中に与えられるか，終了後に与えられるかで発声の運動学習の影響が異なるとされている。発声運動の最中に人為的に与えられる**同時フィードバック**は，筋電気的信号，力学的信号，運動学的信号などに大別される。同時フィードバックによって発声の運動学習目標を提示して行う運動学習では，その結果として実現できた発声運動スキルに基づく内在的フィードバックがさらにその運動学習を促進する。したがって，同時フィードバックによって与えられる，これらの外在的フィードバックは，発声の運動学習目標を明確にする方法の1つとも言える。

言語聴覚士は，望ましい発声という学習目標に基づいて評価する際，言語的フィードバックを一般的に行っている。そして，発声運動の目標を**焦点化**することに傾注している。焦点化には，発声運動における注意を学習者自身の身体の一部(喉

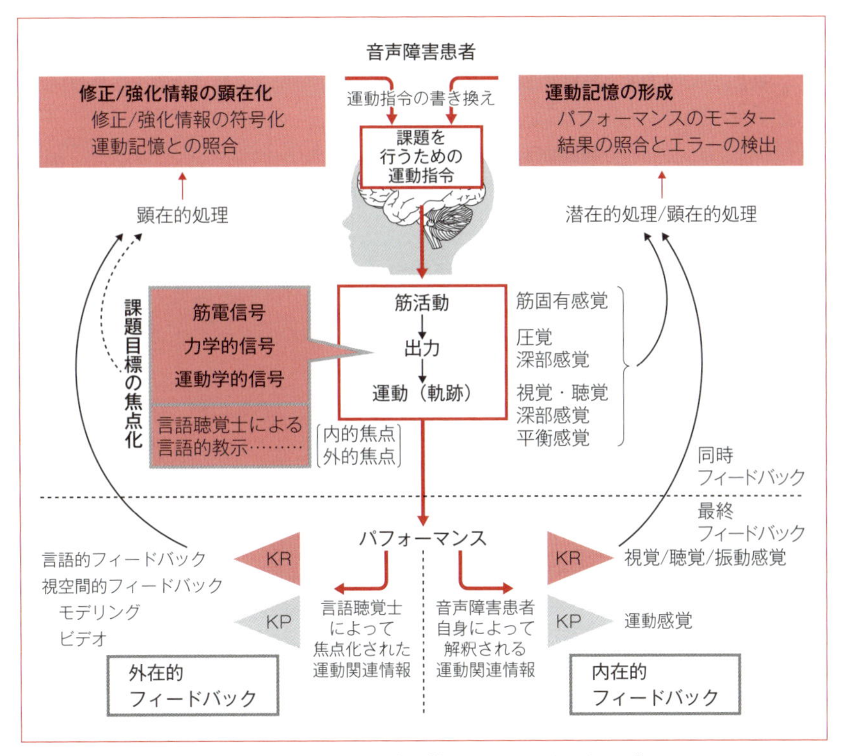

図 1D-12 内在的フィードバックと外在的フィードバックの差異

KR：結果の知識，KP：パフォーマンスの知識
〔長谷公隆：運動学習を支える神経機構．長谷公隆(編)：運動学習理論に基づくリハビリテーションの実践第2版，医歯薬出版．2016 より改変〕

頭や共鳴器官)に置く**内的焦点**と，何らかの外部目標に置く**外的焦点**(発声された声そのものや呼気流)がある。自動化した連続的な発声運動の場合には，注意の焦点を特定の身体部位に向かせる内的焦点化を行わせると，それ以外の運動の協調が失われ，発声運動全体の流暢性を妨げることもある。したがって，この場合，外的焦点の利用によって，患者自身が行う発声運動を妨げないフィードバックの提示が推奨される。また，喉頭マッサージのように患者の喉頭に外部から直接触る場合は，外部から発声運動課題遂行中に人為的に与えられる同時フィードバックともなり，喉頭マッサージによって誘導された運動出力に関する内在的フィードバックを介した潜在学習ともなりうる(**図 1D-12**)。

発声運動の試行後に与えられる最終フィードバックは，患者が発声課題を実行したことによって得られた感覚情報の記憶を顕在化する。さらに，最終フィードバックの内容によって，「**結果の知識(KR)**」と「**パフォーマンスの知識(KP)**」に分けられる。「結果の知識」とは，発声課題を行った結果がどのようなものであったかで，「パフォーマンスの知識」とは実行されたパフォーマンス(発声)にどのような特徴があったかである。それぞれ意味する内容が異なる。これらは，言語聴覚士が修正・強化したい発声運動スキルを焦点化し，患者の発声に関する運動記憶を顕在化し，患者の発声運動指令を修正・強化する働きをもっていると考えられている(**図 1D-13**)。

言語聴覚士は最終フィードバックの効果を高めるために，①フィードバックを与える前に標的となっている発声運動スキルに関する運動記憶の符号化処理を促進すること，②発声の運動指令の適正な書き換えを促進するフィードバックを呈示すること，③発声の運動指令を書き換えるための情報処理・リハーサルを誘導することが必要である。
①**発声運動記憶の符号化**：修正したい発声運動スキルに関する内在的フィードバックを焦点化し，

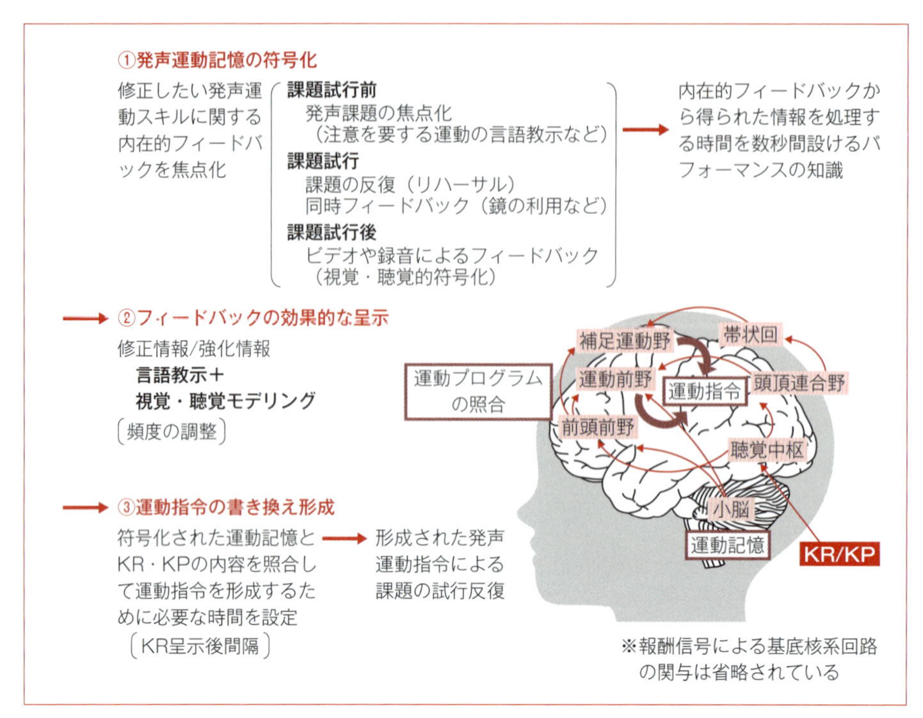

図 1D-13　発声運動の指令の書き換えに必要な KR と KP

〔長谷公隆：運動学習を支える神経機構．長谷公隆（編）：運動学習理論に基づくリハビリテーションの実践第2版，医歯薬出版．2016 より改変〕

発声課題を反復させるリハーサルと課題終了後に内在的フィードバックから得られた情報を処理する時間を数秒間設けるパフォーマンスの知識（KP）の遅延間隔が必要とされている。

②**フィードバックの効果的な呈示**：最終フィードバックのみでは発声課題の目標を達成できない場合，例えば言語教示のみでは伝えにくい発声運動スキルの場合に，その模範を視覚的・聴覚的に呈示しモデリングするなどの方法がある。一方で，最終フィードバックが頻繁に与えられると，患者がフィードバックに依存してしまい，発声運動スキル習得の妨げとなることもある。特に自動化段階では，この点に留意しなくてはならない。最終フィードバックは，あくまで発声のパフォーマンスを正しい方向へ導くガイドの役割を果たすべきものでなければならない。言語聴覚士によって顕在化された情報をもとに発声の運動指令を書き換えるのは患者自身である。したがって，言語聴覚士は発声に関するエラー情報を患者自身に推定させるような具体的な発声の行動目標を呈示しなければならない。そして，患者が自らその推定に必要な内在的フィードバックを検索し，発声の運動記憶を符号化し，最終的に発声の運動指令を書き換えなければならない。

③**発声運動指令の書き換え形成**：言語的・視覚的に呈示された結果の知識（KR）やパフォーマンスの知識（KP）の内容を，直前の発声運動スキルに関する運動記憶と照合する。これは連合運動領野において行われる。したがって発声に関する運動記憶の符号化と同様に，患者が目標とする発声に最適な発声の運動指令を形成するために十分な時間をとってから発声課題の試行・反復へ移ることが推奨されている。

8 運動スキルの各習得過程におけるフィードバックの与え方

運動学習において，運動学習の効果を高めるためには，認知・連合・自動化の各段階に適合した学習目標の設定とフィードバックの与え方の工夫が必要とされている。

ⓐ 認知段階

自らの経験と内的および外的環境に関する情報を処理し，その課題を実行する価値があるのか，課題の難易度はどの程度か，どのような運動スキルが必要かなどを意識・言語化する段階である。この段階では，宣言的記憶やワーキングメモリが，発声運動課題の情報収集や処理に用いられる。①動機づけと②フィードバック法の選定が重要となる。

❶ 動機づけ

基底核・辺縁系を含む神経回路が，報酬の期待や興味などの情動を処理しながら動機づけも行っている。これらの回路が正常に働けば，次の学習段階へ進めるための強化因子となる。したがって，この段階では成功体験を増やすという，いわゆる**正の動機づけ**が重要である。その一方で，音声治療場面において，留意しなくてはならないのは，負の動機づけである。例えば，患者の音声障害の自己受容過程における否認や混乱への対応，咽喉頭痛や咽喉頭異常感の管理，発声課題目標を阻害する要因の解決(難易度の調整)などの，負の動機づけとなるものも，発声運動学習の展開のなかに適度に盛り込み，動機づけを強化する必要がある。

❷ フィードバック法の選択

患者は，発声運動課題の反復を通じて，フィードバックを処理しなくてはならない。フィードバックは，どのような発声課題が設定されたかによって決定される。それらの感覚情報(フィードバック)をもとに自らの発声パフォーマンスを観察し，目標とすべき発声運動課題と照らし合わせて，修正すべきエラーを検出するために，頭頂葉，吻側帯状領域，運動前野ならびに小脳の機能が必要となる。さらに検出された情報をワーキングメモリによって一時的に保持し，運動プログラムを書き換えるために前頭前野背外側部が機能する。一般的に，感覚-運動統合の過程に問題を抱えているとされる音声障害患者に対する音声治療では，言語聴覚士は，標的となる患者の発声動作がどのようなパフォーマンスで行われているかを十分に観察したうえで，目標とすべき発声運動課題を絞り込み，効果的に課題達成へと導くようなフィードバックを選定しなければならない。

ⓑ 連合段階

連合段階では，患者の注意は発声課題の内容ではなく，自らの発声パフォーマンスに向けられるようになる。すなわち，発声運動における身体の各部位間(呼吸器-喉頭-共鳴器)の協調，タイミングの調節や力の制御によって，発声運動に修正を加えながら，正確性やスピードを向上させる段階であり，さまざまな運動関連情報を統合して，発声運動スキルを最適化していく過程である。ここで重要な役割を担うのが，発声運動課題の反復によって得られる内在的フィードバックに基づいた潜在学習である。言語聴覚士は，患者の発声運動スキルの達成度に応じて発声課題の難易度を調整し，KR や KP を付与しながら発声運動スキルの再構築を援助しなければならない。すなわち，発声運動学習の終了後に，一定期間をあけてその課題の達成度(保持)を評価したり，他の類似課題の達成度(転移)を評価することによって，発声運動スキルの自動化に向けた運動学習の基盤形成を行うのである。

この段階では，言語聴覚士は，**図 1D-14** に示したように①基準となる発声運動課題の実現に必要な運動の方向や力量，リズム，手順を一定の条件下で繰り返す恒常練習，②習得した発声運動スキルをさまざまな条件下で出力できるようにするための多様練習から構成された，発声に関する運動学習の適正な手順を踏まなければならない。

❶ 恒常練習

恒常練習では，基本的な発声運動スキルを習得させ，標的とする発声動作を再現できるようにすることで，望ましい発声という課題特異的な効果を得る基盤を作る。この時，言語聴覚士は患者の発声運動スキルに応じて発声運動課題の難易度を適切に設定し，外在的フィードバックによって修正するべきエラーを管理しなければならない。

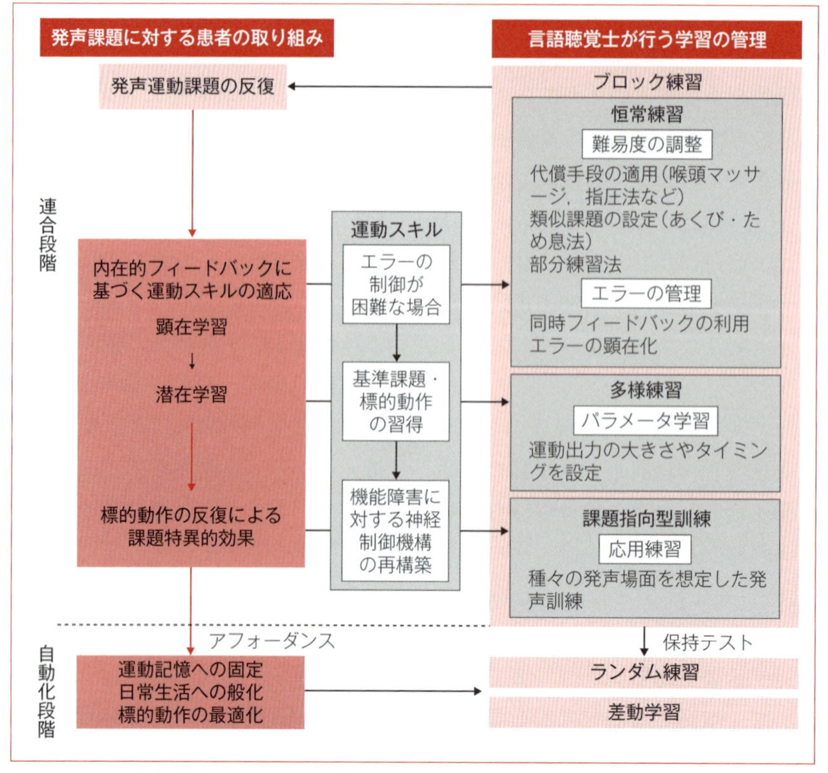

図 1D-14　連合段階から自動化段階における発声運動スキルの習得過程

〔長谷公隆：運動学習を支える神経機構．長谷公隆(編)：運動学習理論に基づくリハビリテーションの実践第２版，医歯薬出版，2016 より改変〕

発声の目標課題を認知した患者が，発声パフォーマンスの修正を試みているにもかかわらず，どうしても制御できない場合には，喉頭マッサージや指圧法などを併用した課題や難易度を調節した類似課題を設定し，それを再現しやすい運動条件のもとで集中的に繰り返す恒常練習を実施する。標的とする発声動作が複数の運動スキルの組み合わせ(系列スキル)で構成されていれば，その発声動作の分析に基づいて極端に拙劣な発声運動スキルや正確性を要する発声運動スキルを抽出し，その部分的な運動課題を反復する部分練習法を実施するとよい。一方，修正するべき発声運動スキルが連続した運動(連続スキル：呼吸–発声–共鳴)のなかで管理されている場合には，その発声パフォーマンスのみで修正を試みても，発声におけるその他の運動(呼吸など)が影響されてしまうこともある。したがって，その場合には患者が制御しなくてはならない自由度を減らすことで(仰臥位姿勢や頭位変換による発声など)，標的とする発声動作の最適化に必要な運動スキルの再現を可能とすることもできる。

患者に自身の発声運動のエラーを検出する能力があり，発声運動課題からの内在的フィードバックをもとに，エラーを修正しようと試みている場合には，それを促すように外在的フィードバックを与える。その際，患者がフィードバックに依存することがないようにその頻度やタイミングにも配慮する。一方，患者がエラーの修正を試みようとしても容易に達成できない場合には，内在的フィードバックをも管理しなくてはならない。例えば，患者がエラーとして感じていないような感覚情報は，外在フィードバックを与えてエラーとして明確にし，学習すべき発声運動を焦点化させる。その際，患者が適用している発声運動スキルにエラーがあることを認知させるために，①鏡や喉頭ファイバービデオを用いた視覚フィードバック，②喉頭マッサージや指圧法などによる学習すべき発声運動スキルの再現と反復，③現在，適用している発声運動スキルが引き起こすエラーの顕在化(**ネガティブ練習**)，などの方法を用いることができる。発声動作手順の学習が困難な場合には，言語教示やモデリングを用いて関連する動作を連結することによって，発声動作の一連の流れをあるかたまりとして記憶させることで，情報処理容量を増やすこともできる。

❷ 多様練習

基準となる発声運動課題あるいは標的とする発声動作の再現が可能になったら，発声の運動出力のパラメータを変化させた発声課題を設定する。すなわち，日常生活での恒常練習によって形成される運動指令に適応能力を付加するために，通常とは異なる力量やタイミングで運動を出力した場合における感覚情報(スピード感などの同時フィードバック)や運動の成果の差異を“経験”させ，運動出力の大きさやタイミングなどのパラメータを変えて実施した運動から得られる感覚情報に基づいて，運動出力のパラメータと運動結果との関数関係を確立させる。この過程を**パラメータ学習**とも呼ぶ。最終的に，発声運動の出力と結果の関係を学習する多様練習によって，実生活で要求されるさまざまな条件下でのパラメータ学習を行っていることになる。

以上の手順によって，習得すべき発声運動スキルの自動化に向けた基盤形成を行うのである。

❸ 課題指向型訓練

恒常練習や多様練習によって習得した発声スキルで可能な種々の発声課題を用いながら，神経制御機構の再構築をはかる。いわゆる応用訓練である。

Ⓒ 自動化段階

発声運動学習によって習得した発声運動スキルは，実際の生活環境においてそれを自動的に適用できるようになってはじめて実用的となる。つまり，顕在学習によって習得した発声運動スキルは，キャリーオーバーが得られ，パフォーマンス変化が学習場面で認められても，その発声運動スキルが意識的に用いられている間は，運動記憶として小脳，基底核，運動皮質に固定されるとは限らない。日常生活に必要な運動スキルの自動化には，標的とする発声動作を何も考えずにむしろその発声動作を行いながら別のことが処理できるような自動性が求められる。したがって，発声運動スキルの実用化の手続きでは，さまざまな状況下で必要な発声パフォーマンスが楽に再現できるように生活場面の設定(騒音下，職場，公共交通機関など)などの検討も必要である(**図 1D-14**)。

❶ 自動化におけるアフォーダンス

日常生活において，学習したはずの発声運動スキルが適用されず，期待とは異なる発声パフォーマンスが誘導されてしまう場合がある。その原因の1つが**アフォーダンス**と呼ばれるものである。アフォーダンスとは，環境と動作の相補性を表す概念とされている。つまり，環境は非常に強力な情報を保有し，こちらの意図とは異なる動作を誘導するような情報を人に提供している。例えば，音声治療では柔らかい声を出すようにできるようになっても，離れたところにいる家族を呼ぶ際に大声で呼びかけようとする。裏を返せば，アフォーダンスを利用することによって，好ましい運動スキルの自動化を誘導することも可能であるとも言える。例えば，何らかの心理的要因で大きな声を出せない患者に離れたところから話しかけることによって，患者に意識させずに大声を出させることができる。したがって，これらの環境要因については，動機づけの認知段階，運動スキルの統合の連合段階においても十分に考慮しなくてはならない。

❷ 運動記憶の固定化

運動記憶は，運動を用いて目的を達成するために構造化された運動スキルを保持・再生する役割を果たしている。脳には，さまざまな発声に関する運動スキルが分割されて記憶されており，日常生活においては，それらを再生する環境や状況に応じて，個々の発声運動スキルの方向や力量などのパラメータや，目的達成に必要な運動スキルの順序・組合せを臨機応変に出力していると考えられる。したがって，習得した発声運動スキルを日常生活のなかに般化する段階では，発声の運動学習の成果を発揮する場面を想定し，運動のパラメータを変える**多様練習**に加えて，異なる発声運動課題をバラバラに混ぜて実施させる**ランダム練習**を取り入れながら，標的とする発声動作を再現するための運動記憶を定着させなければならない。

運動学習の成果は，保持や転移の評価(保持テスト)によって時間的・空間的にその達成度が判定される。すなわち，音声治療の成果は，学習した発声運動スキルが患者の日常生活においてどのように利用されているかで評価される。例えば日常動作(掃除など)をしながら学習した発声パフォーマンスを再現できるかどうかによって，発声運動スキルの自動化を確認するのも1つの方法である。発声運動スキルの自動化は，実生活場面のなかで推し進められるべきである。さらに，患者が自身の発声パフォーマンスから好ましい発声運動スキルの定着に有用なKR・KPを得ることができるか否かによって，言語聴覚士はそのための手続きを随時変えなければならない。

❸ 標的動作の最適化

目標とする発声動作を身につけるためには，模範となる発声動作を恒常練習にて習得し，さらにその発声動作をどのように利用するかを方略として学習する顕在学習からスタートする場合が多い。そこでは，習得しなくてはならない発声動作の力やタイミングの学習に集中できるように，余分な感覚ノイズをできる限り減らして，一定の発声動作を誤りなく反復させる。つまり，認知段階においては，練習中のパフォーマンスのなかでエラーを引き起こしうる外乱を意図的に制限する。その後，連合段階になると，パラメータ学習を促すために，多様練習のなかで運動のスピードや出力などをさまざまに変えて試行を実施する。したがって，発声パフォーマンスにおける感覚ノイズの量は増加する。さらに，類似性の低い発声運動課題を不規則な順序でランダムに実施することで，練習中の発声パフォーマンスは同一発声運動課題の反復時よりも劣るが，発声運動スキルの保持や文脈干渉効果が認められ運動記憶の保持は良好となる。このように，運動学習を進めるうえで，感覚ノイズの量は重要であり，言語聴覚士は，意識的に増減しながら課題を設定しなければならない。これが標的動作の最適化ということである。標的動作の最適化のためには，目標とする発声運動に変動要因をランダムに付加して，最適な発声運動スキルを患者自身に模索させる練習が必要であり，これが**差動学習**と呼ばれる学習法である。

(a) 差動学習

標的となる発声動作を獲得させるための訓練では，通常，目標となる発声運動様式が存在し，パフォーマンスがその目標へ近づくように練習を反復する。これに対して差動学習に基づく運動学習では，手本となる運動様式を設定しない。したがって，同じ運動様式での試行の反復によってではなく，多様な運動様式での試行を繰り返すことで，その課題における目標を達成するのに適したパフォーマンスを患者自身が探索するのである。すなわち，多様な運動の反復によって，課題達成に必要な運動様式を自己組織化させる運動学習なのである。差動学習は，どのように動くかを教示するのではなく，どのように動いたらよいかを患者自身に探索させるように個体・課題・環境の各制約因子を調整して行う。そのために必要な手続きは，運動速度や正確性など，発声運動課題における目標を課したうえで，患者が適用している発声運動様式が成立しないような条件を設定する。

成人の運動学習に比して，小児はさまざまな運動を試みながら，利用できる運動スキルを課題に適応することができる。したがって，小児は，特定のパフォーマンスについては大きな感覚ノイズを処理していることになり，洗練されたパフォーマンスへ至るには時間がかかるが，外乱に影響されにくい運動スキルを構築することができるとも言える。

9 運動生理学からみた音声治療

発声の際には，まず声帯を外転させ吸息してから，発声に伴って声帯を内転させ，さらに発声に必要な声帯の緊張を調節しなければならない。この声帯の運動には，5つの内喉頭筋(甲状披裂筋，後輪状披裂筋，披裂間筋，外側輪状披裂筋，輪状甲状筋)がそれぞれ働いている。これらの内喉頭筋は，骨格筋である。

骨格筋は，筋原線維-筋線維束-筋という構造からなり，筋原線維は，蛋白質を主体とした細いアクチンフィラメントと太いミオシンフィラメントからなっている。さらに筋線維内では，網目状に筋原線維を取り囲む筋小胞体が発達し，筋収縮を引き起こすのに必要なCa^{2+}を貯蔵したり放出したりしている。つまり，神経からの刺激は，まず筋線維を包む筋線維膜に達して，筋原線維を取り囲む筋小胞体に達する。この興奮が筋小胞体のCa^{2+}チャネルを開口させ，貯蔵Ca^{2+}を放出させる。すると，放出されたCa^{2+}がアクチンフィラメント上にあるトロポニンと結合する。これが引き金となってアクチンフィラメントがミオシンフィラメントに手繰り寄せられ，全体として筋は収縮する。筋収縮は，機能的に2つに大別される。すなわち，筋肉の両端を固定して筋肉が収縮しても筋が短くなることができないような等尺性収縮と，筋肉に一定の荷重をかけて短縮する等張性収縮の2つである。

筋線維は，その色の違いから，収縮が遅く疲労しにくい赤筋と，収縮が速く疲労が起こりやすい白筋に分けられ，それぞれ遅筋と速筋とも呼ばれてきた。速く収縮し収縮持続時間が短い速筋と，それよりも遅く収縮し収縮持続時間が長い遅筋である。

人間の筋線維は，組織化学的に3つのタイプに大別される。タイプⅠ線維は，豊富な毛細血管に接しており，酸化酵素の活性が高いために，筋収縮のエネルギー源であるATPは血流によってもたらされるグルコースと酸素から絶え間なく再生産され，疲労は起こりにくい。タイプⅡB線維では，筋収縮のエネルギーを主として筋内に貯蔵されているグリコーゲンの無酸素的な分解によって得ているために多量のエネルギー源を速やかに供給できるが，エネルギー源の筋線維内のグリコーゲンの枯渇によって，発生する筋の張力は短時間に減少する。タイプⅡA線維は，有酸素，無酸素両様のエネルギー供給が可能である。すなわち，速筋は，さらにその性質からⅡA，ⅡBの2タイプに分けられ，ⅡB型はもっとも収縮が速く易疲労性が高いのに対し，ⅡA型は遅筋と速筋ⅡB型の中間に位置すると考えられる。

甲状披裂筋は，遅筋と速筋の割合がそれぞれ44.16%と55.84%で，後輪状披裂筋は66.15%と33.85%と報告されている。しかも，後輪状披裂筋の多くを占める遅筋のタイプはⅡA型であった。筋線維組成は先天的に遺伝要因で決まると考えられてきたが，最近の報告では，高強度の筋力トレーニングにより，TypeⅡB線維がTypeⅡA線維を経てTypeⅠ線維に，筋線維組成を変化させる可能性も示唆されている。一方，筋線維数の増加については，人間を対象とした報告がきわめて少なく，動物実験ではトレーニングによる筋線維数の増加率はわずか数%とされ，もともとの筋線維数が大きく増加することはないと考えられている。つまり，たゆまぬ発声トレーニングを続けている声楽の専門家や歌手などは，トレーニングを受けていない健常者に比して，加齢変化による声域の下降が小さいとされていることからも，音声治療の強度や期間によっては，喉頭筋の筋線維組成が変化する可能性も考えられる。

運動生理学の観点から，トレーニングには三大原理と五大原則が提唱されている。音声治療にも運動生理学的観点を踏まえたプログラムの作成を考えなければならない。

ⓐ トレーニングの三大原理

❶ 過負荷の原理

日常生活での身体活動よりも強い負荷をかけなければ生理学的効果は得られず，最大筋力の向上には，最大筋力の60%以上の負荷強度が最低限必要とされている。それ未満の負荷強度で多くの回数を行っても最大筋力の改善にはつながらない。これを過負荷の原理と呼んでいる。

❷ 特異性の原理

トレーニングの効果は，トレーニングを行った部位や動作に一致して効果が発現すると言われている。つまり，トレーニングを行えば，あらゆる効果が望めるわけではなく，与えられた運動刺激に対応した体力要素にのみ効果が生じる。これを特異性の原理と呼んでいる。

❸ 可逆性の原理

トレーニングの効果は不変的なものではなく，トレーニングを中止すれば得られた効果は消失する。例えば，短期間のトレーニング効果は，トレーニングを中止してしまうと短期間ですぐに元の状態に戻りやすく，逆に長い期間をかけて得られた効果は長期間維持されやすいが，いずれはトレーニング前の状態に戻る。これを可逆性の原理と呼ぶ。

ⓑ トレーニングの五大原則

❶ 全面性の原則

トレーニングの種類や部位が偏ることは避けなければならない。トレーニングは全身をバランスよくトレーニングし，すべての体力要素を総合的に高める必要がある。

❷ 漸進性の原則

トレーニングを継続すると，トレーニングでの運動負荷量に次第に慣れが生じる。そのままの運動負荷量でトレーニングを継続しても効果は得られない。さらにトレーニング効果を得るためには，トレーニングの量と質を徐々に増加させる必要がある。負荷強度は低値から徐々に高値に，難易度は低い技術から高い技術へ内容を変更していかねばならない。

❸ 意識性の原則

トレーニングを受ける者が，トレーニングの理論や目的，方法，効果を意識して実施すると，得られる効果に大きな差が生じる。

❹ 反復性の原則

トレーニングは数回行えば，すぐに効果が得られるものではなく，定期的な頻度で繰り返しが必要である。必要な反復回数は，機能や技量によって異なる。

❺ 個別性の原則

性別や年齢，健康状態，生活環境，性格など，個人の特性により必要なトレーニングの内容や量は異なる。トレーニングの効果を最大限に引き出すためには，各個人に適したトレーニング内容を提供しなくてはならない。また，各個人によって生理機能は異なっているので，トレーニング内容が同じであっても効果や安全性は異なると考えなければならない。

ⓒ 適切な運動処方

運動処方のガイドラインによれば，1回のトレーニングは，5～10分の準備運動，20～60分の主運動，5～10分の整理運動から構成するのが望ましいとされている。準備運動や整理運動では，ストレッチングや低強度の運動を行う。主運動では，どのようなトレーニングであっても，実施する運動の頻度(Frequency)，強度(Intensity)，持続時間(Time，duration)，種類(Type，mode)つまりFITTを考えて行う必要がある。例えば，筋力増強が目的である場合，頻度は週2～3回，同じ筋群について少なくとも48時間以上間隔を空ける必要がある。1回に持ち上げられる最大重量あるいは最大反復回数の60～80%に相当する運動強度が筋力や筋量，または筋持久力をある程度増大させることができる。

1つの筋群について1セットあたりの反復回数は8～12回の運動を2～4セット，セット間の休息は2～3分間とする。高齢者では，中等度の強度(60～70%)で，反復回数10～15回の運動を1セット以上行う。運動種類は，複数の筋群を鍛える多関節運動で，主働筋と拮抗筋を鍛える筋力トレーニングが推奨されている。一方，持久力増強が目的である場合，頻度は中等度の運動を少なくとも週5日，または高強度の運動を少なくとも週3日行う。中等度と高強度の運動を組み合わせる場合には，週3〜5日が推奨されている。中等度の運動が，健康増進や体力を改善させるための最低限の運動強度であり，改善・維持のためには中等度と高強度の組合せが望ましい。中等度の運動を1日30分間以上，週5日以上(週合計150分以上)，または高強度の運動を20〜25分間以上，週3日以上(週合計75分以上)行う。もしくは両者を組み合わせて，20〜30分間，週3〜5日行うことが推奨されている。運動の種類としては，中等度の有酸素運動で大きな筋群をリズミカルに使う特別な熟練を要しない運動が望ましい。筋力トレーニングの目的と負荷設定として**表1D-2**が推奨されている。

音声治療では，最大筋力に相当するのは，最長発声や最も大きな声や高い声での発声であろう。筋持久力に相当するのは，長時間にわたる発声であろう。

表1D-2　筋力トレーニングの目的と運動負荷

目的	負荷強度	反復回数	セット数
最大筋力増加	最大反復回数90〜100%	1〜3回	3〜5セット
筋肥大・筋力増加	最大反復回数75〜85%	6〜12回	3〜5セット
筋持久力増加	最大反復回数30〜60%	20〜50回	2〜3セット

10 音声治療への運動学習理論の応用

ここまで，行動変容を支える健康行動科学理論や運動学習理論とそれを支える神経学的基盤，運動生理学について述べてきた。さて，現実の音声治療への応用は，これらの理論を踏まえたうえで具体的にどうするのかという問題が残っている。

そこで，これまでの音声治療の介入時期や介入回数などの関する先行研究をまとめてみる。

a 介入時期

声帯の良性腫瘤性病変に対する喉頭微細手術の場合，術前に声の衛生と術後の声の回復などについて平均3セッション程度のカウンセリングを実施し，さらに術後も平均4セッション程度の音声訓練を追加すると患者の自覚的評価は有意に改善すると報告されている。一方，術前の声の衛生指導のみや術後の音声訓練のみでは，有意な改善は認められないとされている。

また，術後の声の安静については，従来は1週間程度とされていたが，3日間の声の安静後，適切な音声治療を実施すれば，有意に発声機能や自覚的評価が改善することも報告されている。したがって，喉頭微細手術の適応患者でも，術前・術後を合わせての一体的な音声治療が有効であり，術後も3日間の声の安静後に早期に音声治療を開始することが望ましいと言える。

喉頭微細手術を行わない機能性発声障害患者でも，耳鼻咽喉科医師の診断後，できるだけ早期に言語聴覚士による音声評価および音声治療を実施することが望ましい。診察から音声治療のセッションまでの期間が空くと，ドロップアウトを増やす要因となりうる。

b 音声治療のセッション頻度と期間

音声治療に関するレビューでは，平均すると10.9セッション(7.3〜15セッション)で9.3週(6.6〜10.1週)であった。つまり，1週間に1〜2セッションでほぼ2か月半弱というのが一般的であると報告されている。1セッションあたりの時間は，30分か60分が最も多く，言語聴覚士と患者が1対1で顔を合わせている時間は平均して8.2時間(6.1〜12.2時間)であった。このレビューでは，喉頭疾患の種類や重症度，実施された音声治療の内容については，特に言及されていない。したがって，喉頭疾患の種類，例えば，神経疾患や機能性疾患では上記の数値が変わる可能性はあると推測される。また，包括的音声治療であるか症状対処的音声治療であるかなどによっても変動する可能性があると言える。

ⓒ 音声治療におけるフィードバック

これまで運動学習理論を言語聴覚療法に適応した研究は，主として発語失行やパーキンソン病などの神経疾患を基礎疾患とする発話障害に対しての報告であった。近年，音声障害患者や健常者を対象とした研究も報告されるようになり，機器を用いたリアルタイムフィードバックは20〜25%程度(5試行に1回程度)のフィードバックが，キャリーオーバーや維持につながることが報告されている。さらに要約フィードバックと呼ばれる数試行分をまとめてフィードバックする方法が，試行ごとにフィードバックするよりも効果が高いことも報告されている。つまり，言語教示や機器による外的フィードバックは，当初の発声行動を修正する際には役に立つが，頻回に行うと依存が強くなり，維持にはつながらないと考えられる。したがって，訓練が進むに従ってフィードバックの頻度やタイミングを減らしたり，遅くする必要がある。

ⓓ 音声治療の内容

一般的に訓練する課題としては，無声子音(破裂音，摩擦音，鼻音)のように声門抵抗の低い単音からはじめ母音，単語，短文，文章音読，会話のように進めていく(**図 1D-15**)。しかし，決まりきった定型文や単語では，認知的負荷が少なく，現実社会で使うコミュニケーションへの般化にはあまり役立たないとも言われている。近年では，こうしたことを踏まえて，段階的に進めるのではなく，最初から会話のなかで修正しながら使う，いわゆる“on the job training”のような訓練も提唱されている。

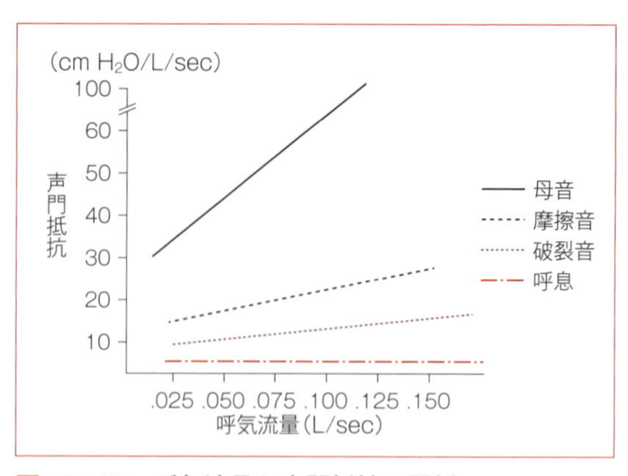

図 1D-15　呼気流量と声門抵抗の関係
〔Dalston RM, et al : Cleft Palate J 27(4) : 393-399, 1990〕

11 音声訓練の計画立案

目的をもった運動を行うために後天的に形成される運動スキルの学習は，スポーツや音楽などのスキル学習とも類似している。すなわち，音声治療では，患者の発声行動を達成させたい発声行動(望ましい発声)に最適化することで，患者のパフォーマンス(発声)の際に外部からも観察可能な望ましい発声に改善しなければならない。そのため，臨床場面では，設定した発声の行動課題に対して患者がどのように適応していくかを見定めながら，発声課題の難易度と最適化の方法を調整し，望ましいとされる発声行動を誘導していかねばならない。したがって，言語聴覚士は**表 1D-3**に挙げたような声の可変項目を考慮しながら音声障害患者の行動学的治療を運動学習的視点から行わねばならない。

表 1D-3　声の可変メカニズム

声の可変項目	生理的メカニズム	実際に使用する筋
声の高さ(高-低)	声帯粘膜のスティフネス	輪状甲状筋・甲状披裂筋
声の大きさ(大-小)	肺内圧	呼吸筋
声区(うら声-フライ)	声帯下唇部の内転	甲状披裂筋
声の響き(暗-明)	喉頭入口部	輪状咽頭筋
声質：声の緊張度(気息性-喉詰め)	声帯上唇部の内転	外側輪状披裂筋・後輪状披裂筋・甲状披裂筋・披裂間筋
声質：粗糙性(滑-粗)	弱いカップリング	内喉頭筋の不均衡な活動

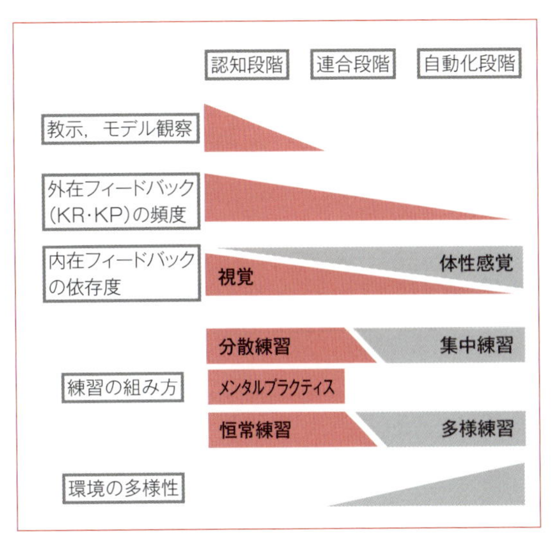

図 1D-16　運動学習段階とそれに応じた介入の方法

まず，言語聴覚士は，患者自身が自らの内的環境変化（心理的要因，器質的要因など）に対して，どのような発声行動（不適切な発声）をしているのか把握しなければならない。

そのうえで，上述したような運動学習的視点から，フィードバックの頻度や学習内容，訓練頻度などを考慮してプログラムを立てることが重要である（**図 1D-16**）。

文献

1）松本千明：医療・保健スタッフのための健康行動理論（実践編）—生活習慣病の予防と治療のために．1-28, 2014
2）松本千明：医療・保健スタッフのための健康行動理論の基礎—生活習慣病を中心に．医歯薬出版，2002
3）Behrman A：Facilitating behavioral change in voice therapy：the relevance of motivational interviewing. Am J Speech Lang Pathol 15(3)：215-225, 2006
4）Hapner E, et al：A study of voice therapy dropout. J Voice 23(3)：337-340, 2009
5）Portone C, et al：A review of patient adherence to the recommendation for voice therapy. J Voice 22(2)：192-196, 2008
6）Portone-Maira C, et al：Differences in temporal variables between voice therapy completers and dropouts. J Voice 25(1)：62-66, 2011
7）Smith BE, et al：Patient factors related to voice therapy attendance and outcomes. J Voice 24(6)：694-701, 2010
8）van Leer E, et al：Patient perceptions of voice therapy adherence. J Voice 24(4)：458-469, 2010
9）Ruotsalainen JH, et al：Interventions for treating functional dysphonia in adults(Review). The Cochrane Library(1)：1-29, 2009
10）Kryshtopava M, et al：Brain Activity During Phonation in Women With Muscle Tension Dysphonia：An fMRI Study. J Voice 31(6)：675-690, 2017
11）Stepp CE, et al：Evidence for Auditory-Motor Impairment in Individuals With Hyperfunctional Voice Disorders. J Speech Lang Hear Res 60(6)：1545-1550, 2017
12）De Bodt M, et al：Temporal Variables in Voice Therapy. J Voice 29(5)：611-617, 2015
13）Tang SS, et al：Timing of Voice Therapy：A Primary Investigation of Voice Outcomes for Surgical Benign Vocal Fold Lesion Patients. J Voice 31(1)：129e1-129e7, 2016
14）Van Stan JH, et al：A taxonomy of voice therapy. Am J Speech Lang Pathol 24(2)：101-125, 2015
15）長谷公隆：運動学習を支える神経機構．長谷公隆（編）：運動学習理論に基づくリハビリテーションの実践第2版，13-30，32-50，医歯薬出版．2016
16）有薗信一，三川浩太郎：トレーニングの効果．玉木彰（監）：リハビリテーション運動生理学，186-199，メジカルビュー社，2016
17）Sandage MJ, et al：Muscle Bioenergetic Considerations for Intrinsic Laryngeal Skeletal Muscle Physiology. J Speech Lang Hear Res 60(5)：1254-1263, 2017
18）Dalston RM, et al：The aerodynamic characteristics of speech produced by normal speakers and cleft palate speakers with adequate velopharyngeal function. Cleft Palate J 27(4)：393-399, 1990

2章

音声障害の評価から診断・治療への流れ

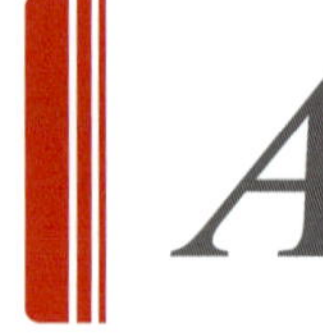

A 検査・情報の収集

1 はじめに

検査は，“最終的な治療の基となる診断”を導くための手段である。正しい診断を導くためには，的確な検査が必要であり，さらにその検査結果を正しく読み取る能力が要求される。

本章では，まず検査にはどのようなものがあるかを挙げ，それぞれについてその基本的事項について述べる。本書は治療学が主題であって全般的な音声障害学の教科書ではないので，検査の実際のやり方などについては詳述しない。むしろ，例えば機器を使った検査の項などでは，主に測定の原理や，そもそも何を測定しているかについて解説する。これらの点を理解することが，検査結果をどうみるかにつながっていくものと考える。

2 検査の種別

検査を項目別に列挙すると次のようになる。問診を別とすれば各検査を行う順序は必ずしも一定していない。

- 問診
- 喉頭の視診(一部は機器を使った検査と重複)
- その他の身体所見の把握
- 機器を使った検査
- 音声所見の評価(声の聴覚印象的検査を中心に)
- 症例の音声に関する自己評価
- 検査全般についての注意事項

本章では，まず問診，発声器官としての喉頭の視診，その他の身体所見の把握，機器を使った検査について医師の立場から述べる。その後，言語聴覚士の立場から上記の各検査について補足するとともに，音声所見の検査(主として聴覚印象的検査)，自己評価，症例のコミュニケーション態度の評価などについて述べることとする。

3 主な検査について

ⓐ 問診

問診は情報収集の第一歩である。1章でも述べたように，音声治療はこの段階から開始されているとも言える。問診は，患者と初めて向き合う機会であり，医療者と患者との間の信頼関係を築く基本ともなるので，他人の話を正確に聞く，親身になって聞くという基本的能力と態度が絶対に必要である。なお，問診に先だって，診察室に患者が入ってくる際の態度，姿勢，歩行状態(車椅子やストレッチャーでも)などの観察から検査・診断が始まるので，この点にも留意する。

問診の要点を箇条書きにすると次のようになる。

①「患者がどういうことに困っているのか？　何を求めているか？　どういうことが訊きたい，または知りたいのか？」を探るのが，問診の基本的な目的である。したがって，他の疾患の場合と同様に，“どうしましたか？”，“何にお困りですか？”などという問いかけから始めることが多い。

②親身になって聴く態度が必要である。ただし，必要以上に感情移入することがないように注意し，あくまで客観的に，話の内容をつかむ。

③音声障害診療の特徴として，問診は，患者の声を聴いて，その声の聴覚印象的評価を行う絶好の機会であることを認識する必要がある。しかし，その声だけから診断について先入観をもつことがないように注意する。

④患者が話した内容に基づいて，主訴を記載する。その際，できるだけ患者の表現をそのまま記載する。例えば“嗄声”などという主訴は通

常ありえないので，"声が出にくい"，"声がかすれた"，"高い声が出ない"，"以前歌えていた歌が歌えなくなった"，あるいは"声を出すと喉が痛い"，"がんではないか心配だ" など，具体的に記載する。

⑤問診の内容としては，受診の動機となった症状の発現に，何か直接的な"きっかけ"(例：声の濫用)があったかを訊く必要がある。さらに症状が一定か，進行しているか，また，症状の出かたに日差(例：週末に悪化)や時間差(例：夕方に悪化)があるかなどを訊いていく。参考として，患者の声に対する周囲の人の評価についても訊く。声の症状以外に，構音，嚥下，呼吸などに異常を感じていないか訊くこともきわめて重要である。現病歴の他，既往歴，家族歴，職業歴(声を使う職場か？　職場環境は？)，喫煙歴などについても訊いていく。これらの多くは，他の疾患に対する問診と共通した，原則的なものである。

なお，音声治療の適応のある症例では，治療を担当する言語聴覚士が，指導や訓練の開始に先立って，面接の形であらためて情報収集を行うのが通常であり，そのような場面での問診については，別項を参照されたい。

b 喉頭の視診

喉頭の視診は，いわば耳鼻咽喉科医の"お家芸"であるが，音声診療に従事するためには，視診による喉頭所見の把握・記述に習熟することが肝要である。それには喉頭の静的所見と動的所見の両方を的確に診ていかなくてはならない。このうち動的所見の把握には，後から述べるストロボスコピーや，特殊な場合には高速度撮影などが有用であるが，その前段階として発声，呼吸，嚥下に際しての基本的な運動性についての視診がきわめて重要である。

現在では多くの施設で経鼻ファイバースコープによる喉頭視診が主流となっており，喉頭の自然な状態を診るにはこの方法が優れている。ただ，注意すべき点は，ファイバースコープの画像の解像度には限界があることで，局所に病変を認めた場合には，喉頭側視鏡などの解像度に優れた検査法を併用することが望ましい。

喉頭の静的所見の記載では，1章Aの**図1A-3a，b**(➡ p.5)で示した喉頭の各部位に，見かけ上の変化・異常がないかに注目する。新生物の存在，粘膜の腫脹や色調変化，白苔のような付着物の有無はもちろん，発声と直接関係のないような部分(梨状陥凹，喉頭蓋など)の状態にも注意して記載する。

動態の検査では，発声–呼吸の変換時の声帯運動の観察が基本である。声帯運動制限の有無と声門閉鎖の程度の観察が最も重要であるが，異常運動の存在，声門上部の状態(例：過緊張)，喉頭反射の状態，嚥下時の喉頭全体の動きなどを把握する。

こうした視診から，検査対象とした症例が，1章A(➡ p.12)で述べられた3つのタイプ，すなわち"形"の異常(声帯の器質性変化)がある，声帯運動に異常がある，声帯に見かけ上の変化がない，のどれに相当するかについて医師としての臨床的判定を下し，その後の検査に進む。

ここで注意しておきたいのは，喉頭に所見を認めても，それが必ずしも音声障害患者の症状を説明するものでない場合があるということである。一般に声帯に何か所見を認めると，それが音声障害の原因であると即断しがちであるが，さらに検査を進めた結果，全身的な疾患が音声症状の主原因であり，声帯所見は偶発的な合併症に過ぎない例もある。具体的な例として中年女性に声帯の浮腫を認め，それが声の低音化の原因であると考えていたところ，実は男性化作用のある薬剤投与の副作用として生じた低音化であった，という場合がある。また，一側声帯麻痺例における音声症状が，単に声門閉鎖不全に基づくものだけではなく，代償的な過度な発声努力の結果生じた努力性発声(喉詰め発声)を主体とする場合もある。音声障害の臨床において，喉頭所見はあくまで臨床症状の1つであることを認識し，患者の病態を全体像として捉えていく態度が必要である。

c その他の身体所見の把握

声は全身的疾患の影響を受けることが少なくない。その意味で全身的な所見の把握は重要であるが，音声診療を担当する外来で全身検査を行うのは必ずしも容易ではない。したがって，問診の際に注意深く既往歴を聴取することで情報を得ることが重要である。またこれに関連して，これまで投与を受けたことのある薬剤について訊くことも大切である。特に他科からの紹介例であれば，その科での検査結果などを参照して全身状態の把握に努める。また，喉頭所見をとる際に，顔面，口腔・咽頭，頸部などの診察を併せて行うのは耳鼻咽喉科医として当然のことである。

声の異常に関連して甲状腺機能低下などの内分泌疾患の存在や，パーキンソン病，筋萎縮性側索硬化症などの神経系の疾患が音声診療の場で初めて発見される例もあり，広い視野での診療を進めることが望ましい。なお最近では高齢化に伴い，発声器官の老化，特に声帯萎縮などが音声障害の主因とみなされる場合があるので，注意が必要である。

声帯麻痺の原因は多様であるが，迷走神経，反回神経の走行路には多くの臓器があり，そのいずれかの部位の病変によって麻痺が起こることがまれではない。麻痺例については，画像診断を中心とする神経走行路の精査が重要である。

これらの身体所見の検査にあたっては，必要に応じて他科との連携をとり，専門領域の医師に紹介して，意見を求めることが大切である。

d 機器を使った検査 —その理論的背景と正常値

ここでは，機器を用いる主な検査について，特にその理論的背景と正常値について述べる。検査法そのものの詳細については，これまで刊行されている多くの成書[1-8]を参照されたい。なお，検査者の聴覚印象評価に基づく検査(GRBAS法による検査)，および患者自身の主観的評価(VHI検査など)は機器を用いるものではないので，この項では割愛する。

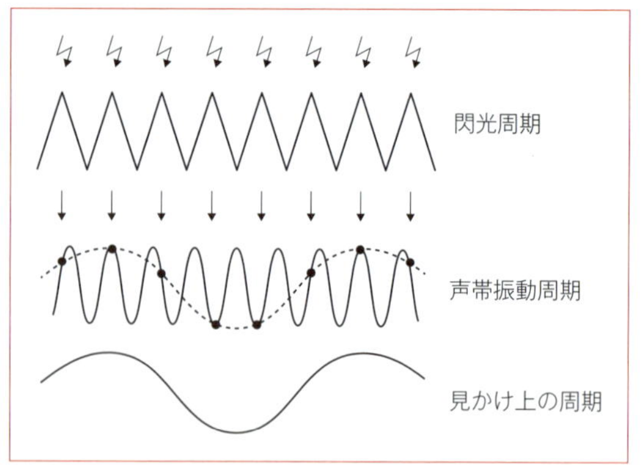

図 2A-1 ストロボスコピーの原理
〔廣瀬 肇：音声障害の臨床．16(図3-1)，インテルナ出版，1998〕

❶ 音声検査に特化した喉頭観察法

(a) ストロボスコピー

ストロボスコピーは，ストロボスコープを用いて準周期的に振動している声帯の，肉眼では把握できない速い運動を，見かけ上，ゆっくりした運動として捉え，その振動状態を詳しく観察しようとするものである。その原理は，断続して発光する光源を用いて声帯振動を観察することにある。この場合，もし声帯の基本振動数と正確に一致した回数，位相で光源が発光すれば，声帯はその振動のある特定の位相点に固定して停止して見える。しかし，発光回数を基本振動数からややずらすか，あるいは同一回数で発光させながら，その発光時点の位相を少しずつ移動させるかすると，眼の残像のために声帯はゆっくり振動しているように見える(**図 2A-1**)。

ストロボスコープの原型は機械的に光源の発光を断続するものであったが，現在では電子回路を用いて閃光管あるいはLED光源を断続的に発光させるシステムとなっている。発光周期は，マイクロホンを前頸部皮膚にあて，音声の基本周波数を抽出してこれに同期して発光する様式となっている。

ストロボスコピーの観察結果は基本的には視診による主観的評価として記述されるが，その場合の観察項目として広く採用されているものは次の通りである。なお，基本周波数は機器の指示窓で数値(Hz)として観察できる。

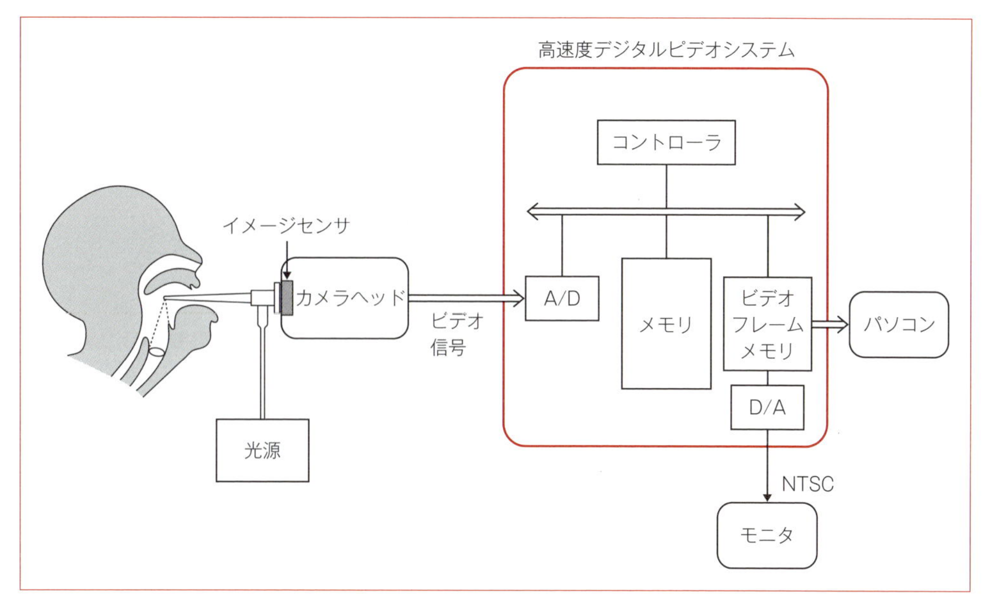

図 2A-2　高速度デジタル撮像システム

〔廣瀬 肇：音声障害の臨床．26(図 3-10)，インテルナ出版，1998〕

- 基本周波数
- 振動の左右対称性
- 振動の規則性
- 声門閉鎖状態
- 粘膜波動とその左右差
- 不動な部分の同定

なお，ストロボスコピーで観察しているのは，上述のようにあくまで眼の残像をもとにした疑似的動画であって，その画像を得る前提として基本周波数の抽出が不可欠となる。したがって，ある程度安定した定常発声が得られる症例にしか適応できないという限界があることを理解しておく必要がある。

(b) 高速度デジタル撮影

上述のストロボスコピーでは，準定常的な声帯振動の観察しかでできないため，不規則な振動パターンを示す声帯振動の解析や，一見準定常的であってもさらに詳細な振動パターンの解析が不可能であった。このような欠点を克服するために開発されたのが高速度デジタル撮影システムである。

その原理は，喉頭内視鏡で得られた画像を，カメラ内のイメージセンサを介してビデオ信号としてデジタル処理システム(すなわち高速度デジタル撮影装置の本体)に送り，解析，記録，分析を行うものである(**図 2A-2**)。このシステムでは，現在，イメージセンサの改良によって画素数，すなわち画像の解像度と撮影速度(毎秒の撮影コマ数)が増しつつあり，臨床への応用も徐々に進みつつある[9]。また，解析手法を拡大すれば単に上方から見た2次元情報の他，時間情報を加味したデータ解析も可能となる[10]。

この方式は，同側声帯の前後の振動パターンの違いの解析や，左右声帯の振動の位相ずれの詳細な分析も可能とした。このシステムはまだ高価であること，また解析が複雑であるためソフトの開発や運用が医師のみではなかなか困難であること，さらには大量のデータが得られるため解析に時間がかかることなどの理由から，臨床的に普及するまでにはさらに相当の時間を要すると考えられるが，今後の発展，普及が期待される。

❷ 声の高さと強さの検査

(a) 声の高さの測定

声の高さの測定は声帯の基本振動数の測定であり，一般には，楽器音と対比させて検査者が聴覚的に判定している。その検査項目としては，話声位の測定，声域および声区転換点の測定などが主

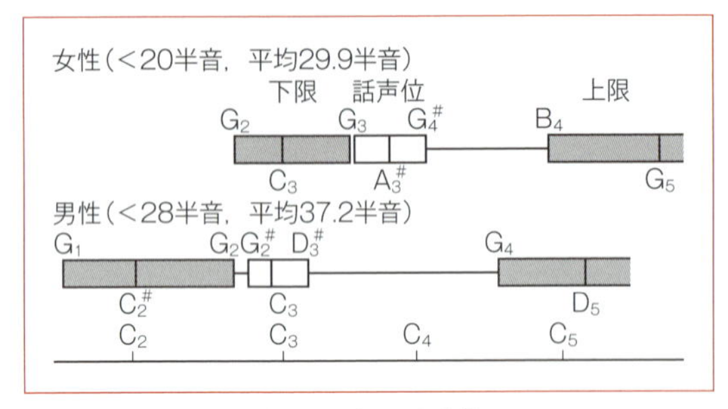

図 2A-3　成人男女の声域と話声位

〔廣瀬 肇：音声障害の臨床．(図 3-22)，インテルナ出版，東京，1998〕
周波数表示を参照すると，成人男性の話声位は 100～150 Hz，声域上限は G_4(約 390 Hz)より低く，声域下限は G_1(約 50 Hz)より高い。成人女性の話声位は 200～280 Hz，声域上限は G_4(約 470 Hz)より低く，声域下限は G_2(約 100 Hz)より高い。

である。これらの数値的な表現，すなわち Hz 表示については，電子回路を用いた測定装置(いわゆるピッチメータや，その他後述する発声機能検査装置あるいは音響分析器)を用いて行うことができる。参考として正常成人の声域および話声位の正常値とその棄却限界を図示する(**図 2A-3**)。

(b) 声の強さの測定

声の強さの測定は，声の音圧の測定であり，これは測定器と音源との距離や，音の放射などによって変化しうるので，測定基準を定めなければならない。具体的には後述する発声機能検査装置による測定の一部として，口径を一定にするためマウスピースをくわえた状態で発声させ，口唇開口部から通常 20 cm の場所に置いたマイクロホンを介して測定する。表示はデシベル(dB)表示とする。

❸ 声の音響分析

声の音としての性質を表示する際，上述した声の高さ，強さの表示の他，声の音質の測定がきわめて重要であり，これが臨床的に嗄声の評価に直結するものと考えられている。臨床的に音質の評価としては，主として言語聴覚士によって行われる聴覚印象評価が不可欠であるが，現在では各種の音響分析機器が用いられている。

そのうち現在国内で最も広く普及していると思われるのが CSL(computer speech labo)システム

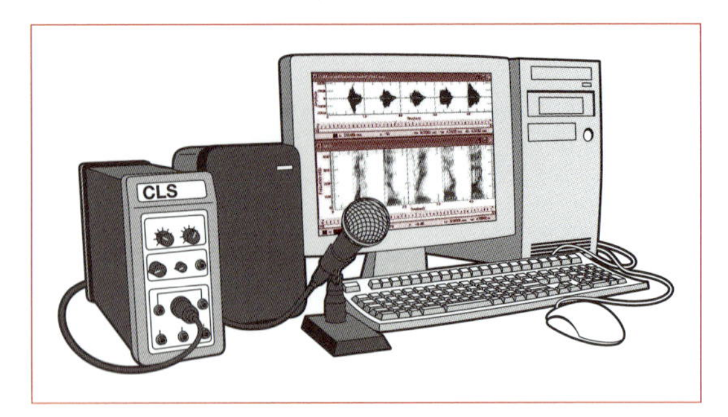

図 2A-4　CLS システムの外観(Pentax 社)

(Pentax 社)である(**図 2A-4**)[11]。この装置は，音声信号のさまざまな要素を内蔵された分析ソフトによって短時間に分析し，各種の音響パラメータを数値あるいは画像上のパターンとして表示するものである。特に分析手法のうち MDVP(multidimensional voice program)と呼ばれるものは，声の周波数のゆらぎ，音声波形の振幅のゆらぎ，声の雑音成分の程度，その他(例えば振戦の程度や無音区間の割合)を数値，あるいはレーダチャート方式で提示することができる。レーダチャート上では，個々のパラメータ値を機器に内蔵されている既存の正常値と対比させ，正常範囲にとどまるのか，あるいはどのパラメータがどの程度正常から逸脱しているのかを容易に判定できるようになっている(**図 2A-5**)。

現在では，代表的なパラメータとして声の周波数のゆらぎを表す PPQ(pitch perturbation quotient)，振幅のゆらぎを表す APQ(amplitude perturbation quotient)，および雑音の程度を表す調波成分と雑音成分の音響エネルギー比 HNR(harmonic-to-noise ratio)などが広く採用されている。ちなみに，これまで報告されているこれらのパラメータの正常値は，PPQ が 0.13～1.00%，APQ が 0.75～3.37% で値が大きいほうが異常の程度が高い。HNR の正常値は 7.0～17.0 dB で，嗄声の程度が強いほど値が小さくなる[12]。

個々の分析パラメータの意味づけの詳細はここでは述べないが，これらの値を聴覚印象による評価値と対応させながら診療にあたることが重要であると考える。

このシステムを活用するにあたって，いくつか

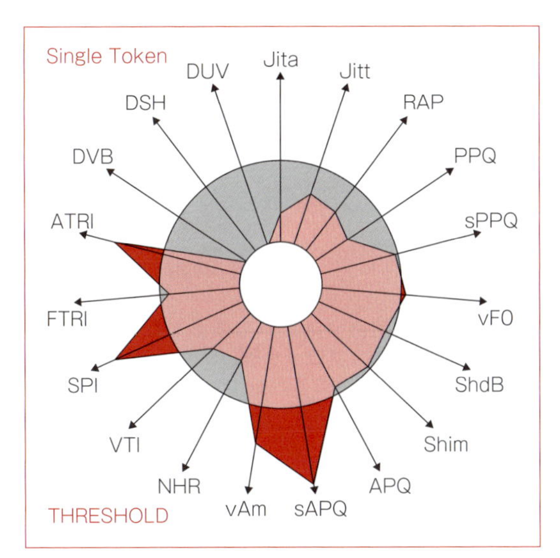

図 2A-5 MVDP を用いた分析結果の 1 例

19個のパラメータについての分析結果。図の12時方向(Jita)を起点として時計周りに6番目(vF0)までが声の周波数のゆらぎ成分，ShdBからvAmまでが声の波形の振幅のゆらぎ成分。NHRからSPIまでが雑音成分の程度，以下FTRIは振戦の程度(周波数)，ATRIは振戦の程度(振幅)，DVBは無音区間，DSHは平均周波数に対する倍音の比，DUVは無声区間の割合を表す。図の灰色■の円が正常範囲であり，桃色■部分が実測値で，各パラメータのうち正常範囲から逸脱した項目とその値が赤色■で表示されている。

注意すべきことがある。まず，分析にあたっては対象とする音声サンプルがある程度の周期性(ストロボ観察において検査が成立するために必要であった準周期性に相当する)を保っている必要があることから，対象とする症例の音声が分析に耐える程度であるか否か，あらかじめ検討しておく必要があるという点である。実際には，高度の嗄声で周期性の抽出が困難なため，正確な分析ができないような音声サンプルでも，数値(すなわち偽の値)が得られる場合がある点を理解し，得られた結果が信用できるものであるか十分に注意することが肝要である。

また，このシステムは，もともと米国で開発されたため内蔵された正常値は健常米国人のデータに基づくものであるので，日本人を対象とした場合と，正常性の判定上ある程度のズレがありうることを理解しておかなければならない。

このシステム以外でも現在多くの分析ソフトが公表されており，そのうちのいくつかは無料で入手することが可能である(Praat：http://www.praat.org など)。それぞれのシステムないしソフトが，何をどのように解析しようとしているかを理解しながら活用することが，音声所見，特に嗄声を中心とする声の"音質"の客観的評価にあたって重要であると考えられる。

❹ 空気力学的検査

声帯振動が成立するためには，声帯の内転時に肺からの呼気が送られることが必要である。つまり発声においては，呼気の流れという運動エネルギーが，声という音響エネルギーに変換されるわけで，この時の空気力学的(aerodynamic)な条件を計測することは発声機能の検査として重要な意味をもつ。

エネルギー変換という観点からすれば，喉頭の発声機能を正しく知るためには，どのように効率的な変換が行われているか，つまり音響パワー(Wa)と呼気パワー(Wg)の比，Wa/Wg を求めればよいわけで，これを喉頭効率(efficiency)と呼ぶ。

この場合，口唇から r cm 離れた所での音響パワーは，その位置での音の強さ(I watt/cm^2)に口唇からの音の放射を考えた値(これは顔の前方への拡がりを考えて，半径 r の球の表面積の 1/2 とみなす)を掛け合わせた値，すなわち $I \times 2\pi r^2$ watt となる。一方，呼気パワーは，定常発声であれば，流れの位相などの問題を単純化して，平均呼気流率(U cm^3/sec)と平均声門下圧(Ps cmH_2O または Ps dyn./cm^2)を掛け合わせた値(結果的に単位は watt)となる。したがって両者は watt 表示となり，両者の比は，単位のない値となって，従来の研究から，喉頭効率は，大体 10^{-4}から 10^{-5}程度とされている[13]。

声門下圧の正確な計測のためには声門下に圧センサを置かなければならず，そのためには声門下に経皮的に針を刺してセンサを挿入するか，あるいは細い管の先にセンサを付けたものを声門上部から挿入する必要があるが，いずれもかなり侵襲性が高く，臨床の現場で施行するのは困難である。したがって，厳密な喉頭効率の算定を検査項目として採用することは，まず行われていない。

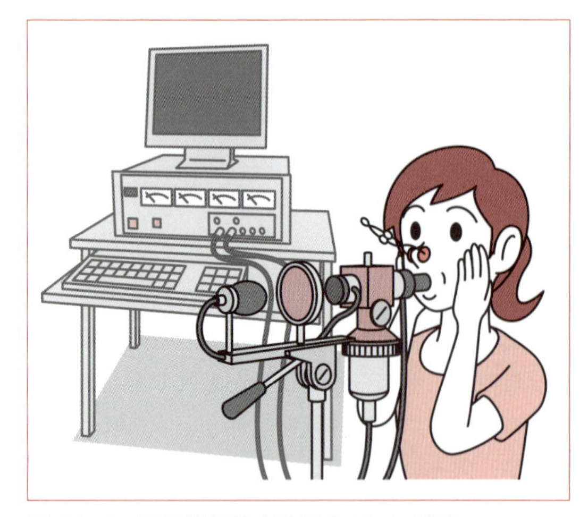

図 2A-6　発声機能検査装置を用いた検査

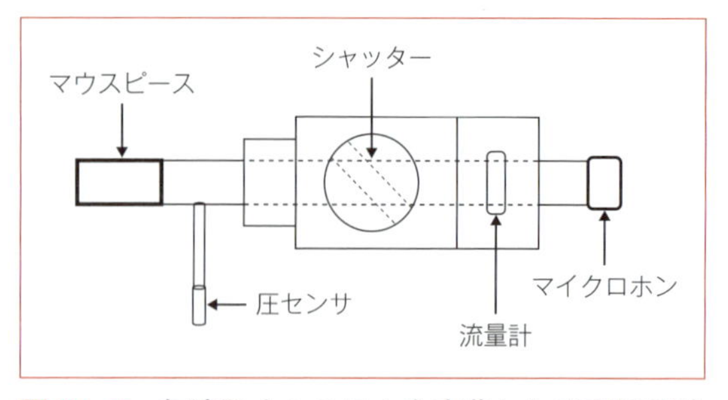

図 2A-7　気流阻止システムを内蔵した発声機能検査装置のブロック図

そのような観点から，臨床的には比較的簡便な検査として，(a)最長発声持続時間の測定，(b)呼気流率の測定，(c)呼気圧の測定，(d)声の能率指数(いわゆる AC/DC 比)の測定などが施行されている。以下にその概要について述べる。

(a) 最長発声持続時間の測定

深吸気に引き続いて，できるだけ長く発声させる検査で，ほとんどの症例に可能である。3 回施行して最大値を計測値(秒)として記載する。この値は肺活量にも影響されるが，主として声門閉鎖の状態に左右され，いかに息漏れなく発声できるか，すなわち，どの程度呼気が声として有効に使われているかの簡便な指標となる。成人では男性で 14 秒以下，女性で 9 秒以下を異常とみなすのが一般的である[14]。

(b) 呼気流率の測定

発声中の呼気流率(毎秒あたりの呼気量)を流量計(多くの場合，熱線流量計)によって計測する。実際には市販の発声機能検査装置(**図 2A-6**：流量計が内蔵されている)を用い，マウスピースをくわえた状態で発声させて，その時の呼気流率を計測する。声の高さ，大きさを変えて数回の計測を行うのが通例で，男性の平均値は 101 mL/sec(棄却限界，すなわち，これより大きすぎても，小さすぎても異常な範囲は 46～222 mL/sec)，女性の平均値は 92 mL/sec(棄却限界 43～197 mL)とされている[15]。

(c) 呼気圧の測定

上述のように声門下圧の計測は臨床的に困難であるので，発声中の声門下呼気圧を間接的に計測する方法が考案されてきた。その 1 例が気流阻止法である。市販の発声機能検査装置には，この方式が組み込まれているタイプがあり，これを用いて計測する(**図 2A-7**)。その原理は，発声中に呼気流を口腔内で一瞬止めれば，その瞬間には声門下呼気圧と口腔内圧が等しくなる，という考えに基づいている。具体的には安定した持続発声中に装置内のシャッターを 400 msec という短時間閉じて，すぐ開放する。するとシャッターが閉じている間は声門上下圧が等しくなると考えられるので口腔内圧を測り，それを呼気圧として記録するものである。計測値を表示する単位は，このシステム開発当時には mmH_2O であったが，最近では dPa(デシパスカル)表示が用いられている。正常値としては，男性で 30.0～107.0 mmH_2O(29.4～105.0 dPa)，女性で 19.0～77.0 mmH_2O(18.6～75.5 dPa)程度とされている[16]。

(d) AC/DC 比の測定

この値は声の能率指数と呼ばれる。声の能率指数とは，どれだけの気流を用いて，どれだけの強さの声を出したかを表すもので，体積速度平均値で体積速度の振幅(すなわち声の交流成分の実効値)を割ったものである。声門閉鎖が不良で声門閉鎖期が短くなると絶えず気流が流れてしまい，体積速度の振幅は小さくなる。AC/DC 値が 0.5 以下であれば，声門閉鎖不全の存在が予測される。声の大きさなどによってもこの値は変動するので，実際には正常値は 0.4～0.5 とされている[13]。

計測には市販の機器が用いられ，やはりマウスピースをくわえて発声し，声の高さ，強さ，呼気流率などと同時に計測される。

❺ その他の検査

臨床的に用いられる喉頭機能検査として筋電図検査がある。しかし，この検査は侵襲性が高く，声帯麻痺以外の症例にはあまり施行されない。さらに麻痺例においても，診断ならびに予後判定に関する筋電図検査の有用性には現在のところいまだ検討の余地がある。したがってこれ以上の記述は成書に譲ることとする。

ⓔ 音声所見の検査―声の聴覚印象的評価を中心に

❶ GRBAS 法

患者の問診はその患者の話し声を聞く最初の機会であり，話の内容を聞くばかりでなく，声そのものについての印象をつかむ機会でもある。

人間の耳は高度な音響分析器であるということができ，音声診療に関与する医療者，特に言語聴覚士は，患者の声を聞いただけで，かなり正確にその性質を判定することが可能である。しかし，その評価を医学的にデータとして記録することは必ずしも容易でなく，特に数値化することは一般に困難である。この点を解決する方策として，わが国に考案されたのが，GRBAS 法である。この方法についての詳細な記載は他書[1-3]にくわしいので参照されたいが，基本的には，持続発声母音について，次の5項目それぞれの程度を聴覚印象に基づいて採点(尺度評価)するものである。

5項目とは，嗄声度(G：grade of hoarseness)，粗糙性(R：rough)，気息性(B：breathy)，無力性(A：asthenic)，努力性(S：strained)で，G については，対象とした声の総合的な嗄声度，R は粗糙すなわちガラガラした印象，B は息漏れの印象，A は弱々しい印象，S は気張って絞り出す印象であり，その程度を，それぞれ 0〜3 の 4 段階(0 は正常すなわちその要素なし，3 はきわめて強度に存在，1・2 はその中間)で数字的表記を行う。この方法は，わが国以外でも注目され実施される傾向にある[17]。

こうした印象評価本来の弱点としては，同一個人でも評価値の再現性に欠けたり，熟練者と未経験者で評価が異なったりすることが挙げられる。これらの弱点を克服するためには，日本音声言語医学会で制作した基準データを繰り返し聞いて練習することなどが推奨されている。持続母音と普通の会話音声では印象が異なることも少なくないが，標準検査としては持続母音を資料として用いる必要がある。なお，この方式には，例えば音声振戦の程度などは評価しにくいという弱点もある。

❷ その他の聴覚的評価

GRBAS 法以外の聴覚印象評価法としては CAPE-V(Consensus Auditory Perceptual Evaluation-Voice)法[18]があり，GRBAS 法との整合性があるとされているが，わが国では使用されることがほとんどない。

また，特殊な方式ではあるが，内転型痙攣性発声障害の評価法として，ある決まった文章を音読させ，その文を構成する全モーラ中，いくつ位のモーラで“ことばの詰り”が起こるかを数える方法(モーラ法[19])が臨床的に用いられている。

ⓕ 症例の音声に関する自己評価

音声障害を訴える患者自身が自分の声ないし自らの障害をどのように感じているか，という自己評価の程度を患者の音声評価法の 1 つとしようとするもので，1997 年に VHI(Voice Handicap Index)として初めて報告された[20]。さらにその後自分の声と QOL を対応させて評価する方式(V-RQOL[21])も報告されてきた。これらの方式はその後わが国にも導入され活用されており，VHI についてはその短縮版(VHI-10)も試作されてきた。このような流れの中で，日本音声言語医学会では，学会としての統一的見解を樹立する必要があると考え，委員会を作って基準案を作成した[22-24]。

表 2A-1 は日本音声言語医学会による VHI の推奨版であり，項目 1，3，10，14，16，17，19，22，23，25 のみを抜き出したものがその短縮版(VHI-10)である。また**表 2A-2** は V-RQOL の推

表 2A-1　日本音声言語医学会推奨版 VHI

声に関する質問紙（VHI）

声の問題であなたの日頃の生活がどのように影響を受けているかについて教えて下さい。この質問紙には声に関して起こりうる問題が記載してあります。この２週間のあなたの声の状態について以下の質問に答えて下さい。以下の説明を参考に該当する数字に○をつけて下さい。

0＝全く当てはまらない，問題なし
1＝少しある
2＝ときどきある
3＝よくある
4＝いつもある

1.	私の声は聞き取りにくいと思います。	0 1 2 3 4
2.	話していると息が切れます。	0 1 2 3 4
3.	騒々しい部屋では，私の声が聞き取りにくいようです。	0 1 2 3 4
4.	１日を通して声が安定しません。	0 1 2 3 4
5.	家の中で家族を呼んでも，聞こえにくいようです。	0 1 2 3 4
6.	声のせいで，電話を避けてしまいます。	0 1 2 3 4
7.	声のせいで，人と話すとき緊張します。	0 1 2 3 4
8.	声のせいで，何人かで集まって話すことを避けてしまいます。	0 1 2 3 4
9.	私の声のせいで，他の人がイライラしているように感じます。	0 1 2 3 4
10.	「あなたの声どうしたの？」と聞かれます。	0 1 2 3 4
11.	声のせいで，友達，近所の人，親戚と話すことが減りました。	0 1 2 3 4
12.	面と向かって話していても，聞き返されます。	0 1 2 3 4
13.	私の声はカサカサした耳障りな声です。	0 1 2 3 4
14.	力を入れないと声が出ません。	0 1 2 3 4
15.	誰も私の声の問題をわかってくれません。	0 1 2 3 4
16.	声のせいで，日常生活や社会生活が制限されています。	0 1 2 3 4
17.	声を出してみるまで，どのような声が出るかわかりません。	0 1 2 3 4
18.	声を変えて出すようにしています。	0 1 2 3 4
19.	声のせいで，会話から取り残されていると感じます。	0 1 2 3 4
20.	話をするとき，頑張って声を出しています。	0 1 2 3 4
21.	夕方になると声の調子が悪くなります。	0 1 2 3 4
22.	声のせいで，収入が減ったと感じます。	0 1 2 3 4
23.	声のせいで，気持ちが落ち着きません。	0 1 2 3 4
24.	声のせいで，人づきあいが減っています。	0 1 2 3 4
25.	声のせいで，不利に感じます。	0 1 2 3 4
26.	話している途中で，声が出なくなります。	0 1 2 3 4
27.	人に聞き返されるとイライラします。	0 1 2 3 4
28.	人に聞き返されると恥ずかしくなります。	0 1 2 3 4
29.	声のせいで，無力感を感じます。	0 1 2 3 4
30.	自分の声を恥ずかしいと思います。	0 1 2 3 4

〔日本音声言語医学会，日本喉頭科学会（編）：音声障害診療ガイドライン 2018 年版．金原出版，2018 より引用〕

奨版で，いずれについても患者に各項目５段階の該当点に○をつけさせて，その点数を合計して評価点を求める。

これらの方式は患者の自己評価を数値化してみるという意味では画期的なもので，治療経過に伴ってその推移をみていくことは臨床的にも有用であると考えられる。ただしこれらの評価は，患者が自覚している自分自身についての不満点ないしネガティブな面のみを捉えるという点に限界があるとも言える。またその他の検査で，客観的な改善が得られていても，それ必ずしも自己評価の結果と対応しないことも経験されている。これらの限界を理解したうえでこれらの方式を採用していくのが望ましい。

患者による自己評価法としては，その他，自分の現在の声が最もよかった時を 100 点としてどの

表 2A-2 日本音声言語医学会推奨版 V-RQOL

声に関する質問紙(V-RQOL)

声の問題であなたの日頃の生活がどのように影響を受けているかについて教えて下さい。
この質問紙には声に関して起こりうる問題が記載してあます。この２週間のあなたの声の状態について以下の質問に答えてください。以下の説明を参考に，該当する数字に○をつけてください。

1＝全く当てはまらない，問題なし
2＝少しある
3＝ときどきある
4＝よくある
5＝これ以上ないぐらい悪い

1.	さわがしい所では，聞き返されたり，大きな声で話さなければならなかったりと大変です。	1 2 3 4 5
2.	話していると息が切れて何度も息継ぎしなければなりません。	1 2 3 4 5
3.	話し始めた時に，どんな声が出るのかわかりません。	1 2 3 4 5
4.	声のせいで，不安になったりイライラしたりします。	1 2 3 4 5
5.	声のせいで，落ち込むことがあります。	1 2 3 4 5
6.	声のせいで，電話で話すときに困ります。	1 2 3 4 5
7.	声のせいで，仕事(家事・学業)に支障をきたしています。	1 2 3 4 5
8.	声のせいで，外でのつきあいは避けています。	1 2 3 4 5
9.	自分の言うことをわかってもらうまで何度も繰り返して言わなければなりません。	1 2 3 4 5
10.	声のせいで，前ほど活発ではなくなりました。	1 2 3 4 5

〔日本音声言語医学会，日本喉頭科学会(編)：音声障害診療ガイドライン 2018 年版．金原出版，2018 より引用〕

位であるか，を数字(何点か)や，ビジュアル・アナログスケール(VAS)方式で示させる方式なども用いられる。

g 検査全般についての注意事項

検査は基準に従った正しい方法で行うべきであり，また得られた結果の信頼性が担保されていることが肝要である。例えば，先にも述べたように，現在広く行われている MDVP による音響分析では，周期性が保たれていない音声サンプルは分析の対象として不適当である。この点に注意しないで検査を行った結果，誤った数値が得られてもそれに気づかないことがある。また，気流阻止法による呼気圧では，シャッターを閉じた瞬間に口腔内圧が高まる際に頬が膨らんでしまうと正しい結果が得られない。そのような場合には，被験者に両手で頬を押さえるように指示することで誤りを防ぐことができる。

正しい方法に沿って施行された検査・評価の結果を読み解くことは，それに続く診断，治療の前提となるもので，検査につい理解を深め，経験を重ねていくことが求められる。

■ 文献

1) 日本音声言語医学会(編)：声の検査法(基礎編)第2版．医歯薬出版，1994
2) 日本音声言語医学会(編)：声の検査法(臨床編)第2版．医歯薬出版，1994
3) 日本音声言語医学会(編)：新編 声の検査法．医歯薬出版，2009
4) 廣瀬 肇：音声障害の臨床．インテルナ出版，1998
5) 廣瀬 肇(監)：ST のための音声障害診療マニュアル．インテルナ出版，2008
6) Ferrand CT：Voice Disorders：Scope of Theory and Practice. Pearson, Boston, 2012
7) 大森孝一(編著)：言語聴覚士のための音声障害学．医歯薬出版，2015
8) 苅安 誠，他(編著)：改訂 音声障害．建帛社，2001
9) Hirose H, et al：Clinical application of high-speed digital imaging of vocal fold vibration. In：Gauffin J, Hammarberg eds. Vocal Fold Physiology. Singular Publishing Group, 213-216, 1991
10) 山内彰人，他：高速度デジタル撮像の評価法標準化にむけた取り組み．喉頭 28(2)：47-52，2016
11) 生井友紀子：検査─情報の収集．廣瀬肇(監)：ST のための音声障害診療マニュアル．13-32，インテルナ出版，2008
12) 兵頭政光：音声障害の診断と治療．日耳鼻 113(10)：818-821，2010
13) 一色信彦：喉頭の機能外科─とくに経皮的アプローチ─．112-172，京都大学耳鼻咽喉科同窓会，1977
14) 澤島政行：発声持続時間の測定．音声言語医学 7(1)：23-28，1966
15) Hirano M, et al：Maximum phonation time and air usage during phonation. Clinical study. Folia Phoni-

atr(Basel)20(4)：185-201, 1968
16) 澤島政行，他：気流阻止法を利用した，発声時の空気力学的検査法．音声言語医学 28(4)：257-264，1987
17) De Bodt MS, et al：Test-retest study of the GRBAS scale：influence of experience and professional background on perceptual rating of voice quality. J Voice 11(1)：74-80, 1997
18) Nemr K, et al：GRBAS and Cape-V scales：high reliability and consensus when applied at different times. J Voice 26(6)：e17-22, 2012
19) 熊田政信，他：痙攣性発声障害の新しい評価法：モーラ法．音声言語医学 38(2)：176-181，1997
20) Jacobson BH, et al：The Voice Handicap Index (VHI)-Development and Validation. Amer Jour Speech-Language Path 6：66-70, 1997
21) Hogikyan ND, et al：Longitudinal effects of botulinum toxin injections on voice-related quality of life(V-RQOL)for patients with adductory spasmodic dysphonia. J Voice 15(4)：576-586, 2001
22) 折舘伸彦，他：推奨版 VHI および V-RQO 作成と質問紙のアンケート調査—多施設共同研究—．音声言語医学 55(4)：284-290，2014
23) 城本 修，他：推奨版 VHI および VHI-10 の信頼性と妥当性の検討—多施設共同研究—．音声言語医学 55(4)：291-298，2014
24) 田口亜紀，他：推奨版 V-RQOL の信頼性と妥当性の検討—多施設共同研究—．音声言語医学 55(4)：299-304，2014

B 検査から診断へ

臨床の場においては，これまで述べたような詳細な情報収集と，各種の検査の結果に基づいて各症例について診断が下される。その診断名(疾患名：病名)については各施設に共通なものであることが望まれる。そこで日本音声言語医学会・日本喉頭科学会では，「音声障害診療ガイドライン2018」を作製し，音声障害をどのように分類するか，すなわち疾患名としてどのようなものがあるかについてまとめた。本書においても，その分類に従うのが妥当であると考え，**表 2B-1** にその分類を示した。3 章以降で，音声障害の治療の各論を述べる際には，基本的にこの分類を参照する。

表 2B-1　音声障害分類表

大分類	中分類		小分類	
1000	喉頭の組織異常			
	1100	喉頭の腫瘍性病変・異形成[1]	1110	異形成(白板症を含む)
			1120	喉頭悪性腫瘍(上皮内癌を含む)
			1130	喉頭乳頭腫[1]
			1140	その他の腫瘍
	1200	声帯粘膜の異常	1210	声帯結節
			1220	声帯ポリープ
			1230	声帯囊胞
			1240	ポリープ様声帯
			1250	声帯瘢痕
			1260	声帯溝症
			1270	喉頭肉芽腫
			1280	その他の声帯粘膜異常[2]
	1300	声帯の血管病変	1310	声帯出血
			1320	声帯の血管拡張性病変
	1400	先天性あるいは成長・加齢に伴う喉頭異常	1410	喉頭横隔膜症
			1420	喉頭軟弱症
			1430	加齢性声帯萎縮
			1440	その他の先天性・成長・加齢に伴う喉頭異常[3]
	1500	喉頭の瘢痕・狭窄[4]	1510	声門下狭窄[4]
			1520	声門狭窄/喉頭狭窄[4]
2000	喉頭の炎症性疾患			
	2100	輪状披裂関節炎・輪状甲状関節炎		
	2200	喉頭粘膜の急性炎症[5]	2210	急性喉頭炎[5]
			2220	急性声門下喉頭炎[6]
			2230	急性喉頭蓋炎[6]
	2300	咽喉頭逆流症		
	2400	喉頭知覚過敏[7]		
	2500	その他の喉頭炎症性疾患		

大分類	中分類		小分類	
3000	喉頭の外傷			
	3100	喉頭枠組み内部の外傷	3110	喉頭粘膜外傷[8]
			3120	披裂軟骨脱臼症
	3200	喉頭枠組みの外傷		
4000	全身性疾患			
	4100	内分泌・代謝性疾患[9]	4110	甲状腺機能低下症
			4120	甲状腺機能亢進症
			4130	性ホルモン障害
			4140	成長ホルモン分泌亢進症
			4150	その他の内分泌・代謝性疾患
	4200	免疫疾患	4210	上気道のアレルギー性疾患
			4220	後天性免疫不全症候群
			4230	膠原病[10]
			4240	その他の免疫疾患[11]
	4300	筋骨格系の疾患	4310	線維筋痛症
			4320	その他の筋骨格系疾患[12]
	4400	脱水症		
5000	音声障害をきたす呼吸器・消化器疾患			
	5100	呼吸器疾患	5110	気管支喘息
			5120	慢性閉塞性肺疾患
	5200	消化器疾患	5210	胃食道逆流症
	5300	呼吸器感染性疾患	5310	肺炎
			5320	結核
			5330	真菌
			5340	その他の感染性疾患[13]
6000	心理的疾患・精神疾患[14]			
	6100	身体症状症および関連症群	6110	心因性発声障害[15]
			6120	その他の身体症状症および関連症群[16]
	6200	抑うつ障害群	6210	うつ病/大うつ病性障害
			6220	その他の抑うつ障害群[17]
	6300	性別違和(性同一性障害)		
	6400	その他の心理的疾患・精神疾患[18]		
7000	神経疾患			
	7100	末梢神経・神経筋接合部障害	7110	上喉頭神経麻痺
			7120	片側声帯麻痺[19]
			7130	両側声帯麻痺[19]
			7140	重症筋無力症
			7150	その他の中枢神経障害
	7200	中枢神経障害	7210	内転型痙攣性発声障害[20]
			7220	外転型痙攣性発声障害[20]
			7230	混合型痙攣性発声障害[20]
			7240	音声振戦[20]
			7250	パーキンソン病
			7260	その他の中枢神経障害[21]

大分類	中分類		小分類	
8000	その他の音声障害(機能性発声障害を含む)[22]			
	8100	筋緊張性発声障害[23)24)]	8110	過緊張性発声障害[25)]
			8120	低緊張性発声障害[25)]
	8200	変声障害[26)]		
	8300	仮声帯発声[23)]		
	8400	奇異性声帯運動[23)]		
	8500	その他		
9000	原因不明の音声障害			

注釈：コード番号は ASHA 分類とは異なる

注釈：ASHA 分類からの主な変更点・追加点

1）中分類を悪性腫瘍から腫瘍性病変・異形成に変更し，乳頭腫を含めた。
2）粘膜上皮下線維性病変，靱帯線維性病変を省略し，その他の声帯粘膜異常を加えた。
3）猫鳴き症候群を省略し，その他の先天性・成長・加齢に伴う喉頭異常を加えた。
4）中分類として喉頭の瘢痕・狭窄を加え，声門下狭窄，声門狭窄/喉頭狭窄を移動した。
5）急性喉頭炎を喉頭粘膜の急性炎症に変更し，細分類に急性喉頭炎を加えた。
6）音声障害をきたす呼吸器・消化器疾患に分類されていたが，喉頭の炎症性疾患へ移動した。
7）いわゆる irritable larynx を指す。
8）挿管性喉頭粘膜外傷を削除し喉頭粘膜外傷に含めた。
9）内分泌疾患を内分泌・代謝性疾患に変更した。
10）全身性エリテマトーデス，シェーグレン病，強皮症，多発血管炎性肉芽腫症を膠原病としてまとめた。
11）慢性疲労性症候群を省略し，その他の免疫疾患を加えた。
12）エーラス・ダンロス症候群を省略し，その他の筋骨格系疾患を加えた。
13）百日咳，ジフテリア，副鼻腔炎，上気道炎，真菌症，梅毒，ハンセン病，放線菌症を省略し，その他の感染性疾患を加えた。
14）DSM-5 に対応した疾患/障害名に変更した。
15）転換性障害を心因性発声障害に変更した。
16）身体表現性障害，疼痛性障害，心気症を省略し，その他の身体症状症および関連症群を加えた。
17）双極性障害を省略し，その他の抑うつ障害群を加えた。
18）虚偽性障害，無言症，不安障害，心因性多飲症などを省略し，その他の心理的疾患・精神疾患を加えた。
19）不全麻痺と完全麻痺を統合した。
20）中分類の運動障害に分類されていたがこの中分類を削除し，中枢神経障害に組み入れた。
21）筋萎縮性側索硬化症，ワレンベルグ症候群，多発性硬化症，ミオクローヌス，多系統萎縮症，進行性核上性麻痺，ハンチントン舞踏病，中枢性両側喉頭麻痺を省略し，その他の中枢神経障害を加えた。
22）機能性発声障害を含むことを明記した。
23）細分類から中分類に移動した。
24）誤った発声習慣に基づく機能性発声障害を指す。
25）筋緊張性発声障害を過緊張性発声障害と低緊張性発声障害に分類した。
26）先天性あるいは成長・加齢に伴う喉頭異常から移動した。

〔日本音声言語医学会，日本喉頭科学会(編)：音声障害診療ガイドライン 2018 年版．金原出版，2018 より引用〕

3章

音声障害の医学的治療

A 治療方針の策定

B 治療の実際

C 代表的な疾患に対する音声外科的治療

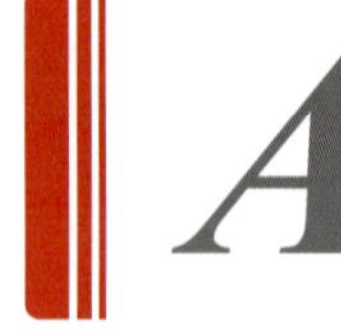

A 治療方針の策定

1 診断に基づいた治療方針の策定

ⓐ 基本的な考え方

治療の前提として，正確な診断を下すことが必須であることは言うまでもない。これまでの章で，検査，評価に基づいて医学的診断を下す過程について詳述してきた。ここでは得られた診断に基づいて，どのように治療計画を立てていくべきかについて述べてみたい。

まず指摘しておきたいのは，音声障害とは基本的に**発声という機能の障害**であり，治療の主たる目的は，それぞれの症例において最善と考えられる声を得ることにある。その場合に重視しなくてはならないのは，個々の患者が何を望んでいるか，何を求めて受診しているかを着実に把握することであろう。そして患者の要求に応じるために医療側として可能な治療方針を呈示し説明して，患者の同意のもとに実際の治療に進むのが，現在医療に必要とされる“**説明と同意（インフォームド・コンセント）**”の基本である。しかし臨床現場で各症例の要求を訊いてみると，患者の要求にはさまざまなものがあることも事実である。

例えば，声の障害を訴えて外来を訪れたが，本当の目的は喉頭がんの有無を知りたいのであって声の改善そのものを求めているわけではない患者に遭遇することがある。このような場合には，十分な臨床検査を施行し，その結果がんの徴候が否定できれば，そのことを患者に告げることによって，音声障害への対応なしに診療が終了することがある。また，生理的，病理的にみて正常範囲にあると判定される声を，さらに歌声のためによりよくして欲しいという希望を出されることもある。これは治療の範囲を逸脱するものと言え，本書では取りあげない。

一方，疾患の性質や状態によっては患者の声の障害への対応と，生命維持のための治療方針との間に解離を生じる場合もある。具体的な事例として，声を使う仕事に従事している人が喉頭悪性腫瘍を発症した結果，音声障害を生じた例を往々にして経験する。医学的見地からいえば，音声障害の原因となった悪性腫瘍の治療を最優先させるのが正しい選択であると考える。しかし，症例によっては第一選択として音声機能を維持することを希望し，そのために当初の治療方針を変更せざるをえないこともある。

また，良性の疾患の場合，同じ病態であっても治療方針の策定にあたって患者の年齢，職業，生活環境などを考慮に入れて結論を出すことも，臨床の現場では普通に行われる。

いずれにしても，どのように治療計画を立て，それを実行していくかを決めるにあたっては，“説明と同意”が患者への対応の基本となることを，あらためて強調しておきたい。

ⓑ 喉頭所見に基づいた分類とその基本的な治療方針

すでに1章で述べたように，声の異常ないし音声障害をもって外来を訪れる症例を喉頭所見からみると，①**声帯に器質性病変**を認めるもの，②**声帯運動障害**を示すもの，③声帯に**見かけ上変化のない**もの，の3つに大別することができる。なお，これはあくまで総括的な分類で，最終的な診断名ではない。さらに詳しい臨床的な音声障害の分類については**表 2B-1**（➡ p.65）として示した通りであり，上記の①は，その大分類における喉頭の組織異常と喉頭の炎症性疾患のほとんどに該当し，②は神経疾患の中分類の末梢神経・神経筋接合部障害に，さらに③は，心理的疾患・精神疾患，あるいはその他の音声障害（機能性発声障害を含む）

に相当するといえよう。

これらの個々の病名別の対応について述べる前に，総括的な分類に基づいた治療方針策定の基本を概説する。

❶ 声帯に器質的病変を認めた場合

繰り返しになるが，器質的病変としては，**表 2B-1**(➡ p.65)の分類における喉頭の組織異常，喉頭の炎症性疾患，外傷などの多くが含まれる。臨床的には，特に喉頭の組織異常のうち，喉頭に隆起性病変をはじめとする形態的な変化を認める場合が主となる。

この場合，まず考慮するのは，その病変ががんを主体とする悪性疾患であるか否かである。**声帯がん**(**図 3A-1**)の診断には生検(biopsy)による病理組織学的診断が不可欠であって，その結果悪性所見が確認された場合には，その疾患の治療を最優先するのが基本である。したがって音声障害の予後は，その治療の結果に依存するもので，いわば二義的なものとなる。ただし，先に述べたように，患者が疾患の性質を十分理解した上で積極的治療を回避する場合には，基本方針を変更せざるを得ないこともある。

悪性疾患と良性疾患の中間に位置すると言えるのが，いわゆる前癌状態(precancerous lesions)である。所見としては，隆起性というより，むしろ平板で色調は白く，臨床的に“白色病変(white lesions)”として一括される。さらに細かい分類では**白板症**(leukoplakia)とも呼ばれ(**図 3A-2**)，組織学的には粘膜上皮の性質が変化し(細胞の異形成化)，将来がん化するおそれがある。この場合も音声障害の改善より病変の組織学的性質の確認が先行されるのが一般的である。

これらの組織異常を除けば，声帯の器質的病変については，その病態(隆起性か平坦か，慢性か急性かなど)，成因や患者の年齢・性別，さらに患者の希望などを考慮して，保存的治療(経過観察のみの場合を含め)か，手術的アプローチかの選択に進むことになる。

❷ 声帯運動障害を認めた場合

声帯運動障害とは，声門の開大と閉鎖，すなわち吸気と発声に応じた開閉運動の障害を指す。したがって発声中の粘膜辺縁の運動(いわゆる粘膜波動)の障害とは次元が異なるレベルの運動性の障害である。

声帯運動は，大脳運動中枢からの指令が，延髄の疑核レベルでニューロン交換の後に迷走神経からその分枝である下喉頭神経(反回神経)経由で喉頭筋に達して成立する。このうち運動中枢から疑核までの一次運動ニューロンレベルでは両側性支配が強いので，ほとんど例外なく，二次運動ニューロンレベルの障害で，**声帯運動障害**すなわ

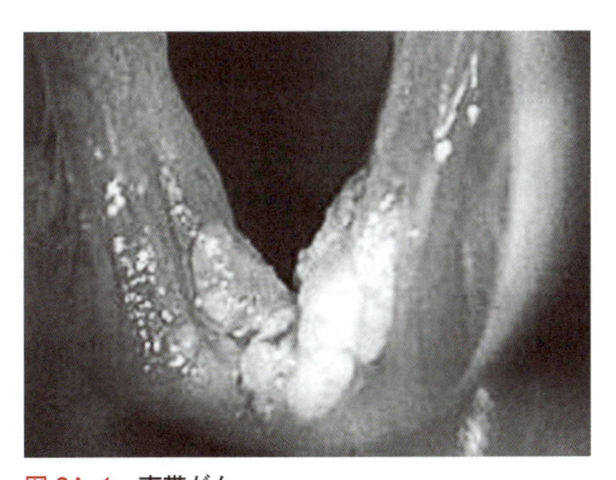

図 3A-1　声帯がん

両側声帯前端，前連合にかけて白苔を伴う腫瘤性病変を認める.

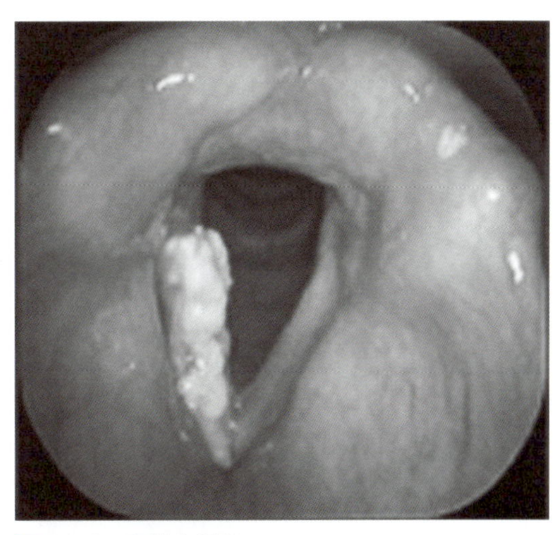

図 3A-2　声帯白板症

右声帯膜様部全長にわたり，白墨様の色調をもつ角化病変を認める.

ち**運動麻痺**が起こる。なお，迷走神経から上喉頭神経運動枝(外枝)を介して支配される輪状甲状筋は，声門開閉運動には直接関係しないので，ここではその障害については言及しない。

声帯運動麻痺以外の原因による声帯運動障害も低頻度ではあるが発症することが知られている。比較的急性のものでは輪状披裂関節の脱臼があり，慢性のものではこの関節の固着を含め，この部の運動を妨げるような周辺組織の瘢痕化や，あるいは癌性の浸潤などが起こりうる。これらについては検査，診断の段階で鑑別が必要となり，麻痺による運動障害とは別の対応が考慮される。

声帯運動麻痺の原因は多様であり，麻痺による声帯運動障害という判定は最終診断というより臨床所見の言い換えに過ぎないとも言える。したがって治療にあたっては，まず麻痺の成因を探ることが先決となる。

例えば，声帯運動麻痺の原因として二次ニューロン走行経路周辺の悪性腫瘍による神経の障害が全体の20%前後を占めると言われている。このような悪性腫瘍による麻痺の場合，声帯運動麻痺そのものへの対応を優先すべきか否かについてはケースバイケースの判断が必要となる。

さらに重要なことは，声帯運動麻痺の症例では，麻痺そのものを治療すること，すなわち元通りの運動性を回復させる目的(ないしは期待)をもって治療するのか，あるいは麻痺が持続しても，発声あるいは呼吸という機能の改善を主目的とすべきかによって治療方針が異なってくるという点である。この点はまさに麻痺の原因と密接に対応しており，これも説明と同意に基づいて，その症例に応じた方針決定を行うべきである。こうした対応の詳細については後から具体的に述べることとする。

❸ 声帯に見かけ上変化を認めない場合

耳鼻咽喉科医は，音声障害を訴える患者を診る場合，まず喉頭に所見があるか否かに注目するのが一般的である。もちろん，これに先立って患者の声を聞き，その印象に基づいて喉頭所見をあらかじめ類推することも普通に行われるが，実際に喉頭を見て，そこに特記すべき異常所見がないと，戸惑いを感じることも少なくない。しかし，実際の統計を見ると，すでに述べたように，かなりの割合で声帯に所見を認めない音声障害例が外来を訪れる(**図 1A-10** ➡ p.12)。

これらの症例の多くは，心理的，ないし精神的な疾患によるものか，あるいはいわゆる筋緊張異常による機能性発声障害に分類される。しかし，少数例であっても，ホルモン障害を含む全身疾患に伴う声の異常の場合もあるので，治療に先立って，慎重かつ的確な評価・診断が必要である。そのうえで，全身性の疾患の存在が確認されれば，その治療を優先するべきであろう。

このような症例に対する治療の原則は，もし音声障害の原因となるような基礎疾患があれば，まずそれに対応した治療指針に従うということである。具体的にいうと，精神疾患が疑われたり，あるいはその既往がある例では，積極的に精神科の受診を促したり，紹介したりすることが先決と思われる。例えば比較的多く遭遇する心因性失声症では，後述するような音声治療によって症状の寛解を見ることが少なくない。しかし，もし明確な心因がある場合には，単なる症状の軽快は根本的解決とは言えないものであり，このような例でも精神科の受診を積極的に勧めるのが望ましいと考える。

実際問題としては，精神疾患によるものか，あるいはいわゆる機能性障害であるのかの鑑別は必ずしも容易ではない。このような場合にはいわゆる治療的診断として，音声治療を試験的に開始し，その効果ないし結果から確定診断に至ることも少なくない。音声治療の詳細については後から述べられる。

2 保存的治療の適応—特に疾患別にみた薬物治療について

保存的治療の方式としては薬物治療が主体となるが，臨床の場では経過観察を優先することや，あるいは休養などを含めた“**声の衛生指導(間接訓練)**”が中心となることも少なくない。これらの対

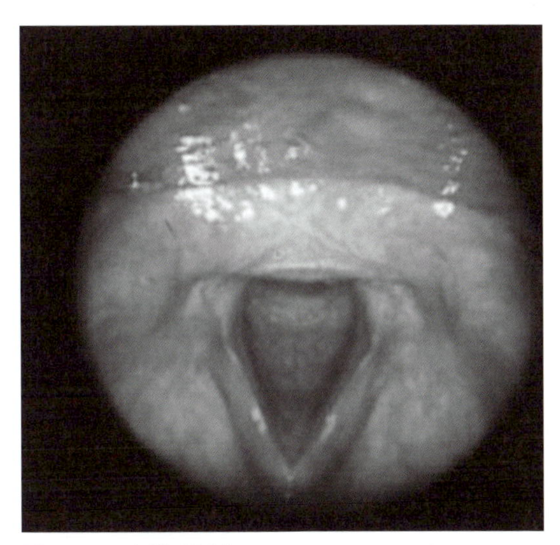

図 3A-3 急性喉頭炎

両側声帯から声門下にかけて，び漫性の発赤，軽度の分泌物付着を認める．

応はいわば自然治癒を期待するもので，薬物治療はむしろ補助的な適応といえよう。

a 喉頭の炎症性疾患および喉頭アレルギー

薬物治療が保存的治療として有効と考えられるのは，声帯に腫瘤性病変を認めない場合で，特に急性炎症性疾患に対してである。喉頭の**急性炎症**(図 3A-3)では，喉頭粘膜の発赤，浮腫，び漫性腫脹などを認め，音声障害の発症も急激であるのが通例である。このような例では，声の安静に加え，ステロイド剤の投与(内服，局所噴霧，吸入などによる)を中心とした消炎ないし消炎鎮痛剤薬使用の適応となる。呼吸困難を伴う急性喉頭蓋炎を認めた場合には，気管切開も考慮に入れながら，ステロイド剤点滴などの，さらに強力な消炎治療を行う必要がある。もちろん，腫瘤性病変に加えて急性炎症性変化を認めた場合にも，上述の薬物治療が適用される。

喉頭の慢性炎症に対しては，安易に長期にわたって消炎薬投与(吸入を含め)を行うのは避けるべきであり，むしろ別項で述べられる声の衛生指導を中心とした保存的観察が望ましい。

喉頭アレルギーについては，確定診断がつきがたい例もあるが，抗アレルギー薬を中心とした薬物治療の適応となる。咳を主訴とする例では，抗ロイコトリエン薬が有効な場合がある(Side memo 10)。

> **Side Memo 10 喉頭アレルギー**[1)]
>
> 喉頭アレルギーは慢性の咳と咽喉頭異常感を２大症状とする喉頭の慢性Ｉ型アレルギーと定義されている。スギ花粉症の症例の 60%以上に上記の症状がみられるといわれ，喘鳴を伴わない乾性の咳が３週間以上続いたり，咽喉頭異常感が同程度続く場合で，しかも一般の鎮咳薬や気管支拡張薬が無効である場合には，本症を疑うべきともいわれている。なお，アトピー素因がある場合の慢性の咳とは鑑別すべきであるという。音声障害を伴うことは多くないが，咳のため声帯の慢性刺激があると二次的に声の異常を訴える例もある。

b その他の非腫瘤性病変

経過観察ないし薬物治療を優先する非腫瘤性病変の代表的なものは**声帯出血**(図 3A-4)である。出血傾向を伴う疾患，例えば紫斑病や，心房細動があり血栓防止薬を服用して出血傾向をもつ症例などでは，咳のような比較的軽い物理的刺激で声帯出血を起こすこともある。このような背景がなくとも，声の濫用や風邪を誘因として声帯出血をきたす場合もある。声帯出血はほとんどが粘膜上皮直下の末梢血管の破綻によるもので音声障害も著明でないことが多い。しかし，急性の疾患として声の安静，止血薬(心房細動がある例などでは主治医と相談の上)の投与，ステロイド薬の使用などを考慮すべきであろう。

その他，最近注目されている病態に**胃食道逆流症**(GERD：Gastroesophageal Reflux Disease)がある。この病態は，胃液が噴門から食道に逆流し，さらに上方の咽・喉頭部まで及ぶことにより種々の身体的合併症を引き起こす状態と捉えられており，単に粘膜への胃酸の直接的影響ばかりでなく，胃酸刺激の結果，局所の迷走神経反射が起こることが発症の本態という考えもある[2)]。

GERD に伴う音声障害は，本症の多彩な症状の

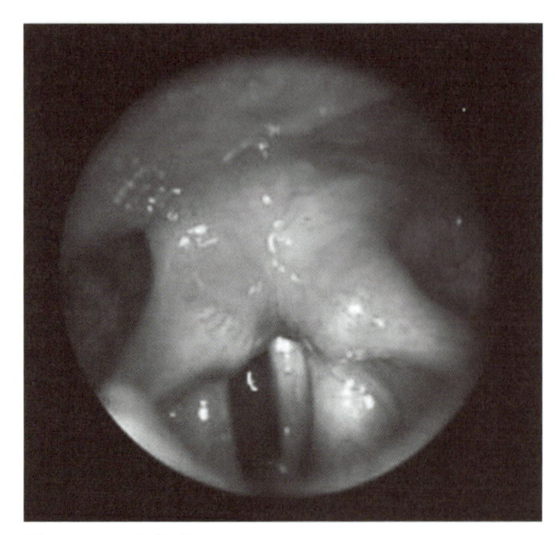

図 3A-4　声帯出血
右声帯粘膜下の血腫様出血.

一端である[3)]。胸やけを中心とする自覚症状に加え，胃カメラ検査で食道下部～噴門部の粘膜変化を認めた場合や，食道内 pH 値の測定などから診断が確定する例が多いが，客観的所見がなくとも本症が疑われることもまれではない。音声障害をきたした例の喉頭所見としては，披裂部や披裂間部の粘膜発赤や肥厚，声門下粘膜発赤，梨状陥凹の唾液貯留などが見られることがあるが，診断の決め手とはいえない。むしろ，後述するような胃酸分泌抑制薬(プロトンポンプ阻害薬：PPI)などの投与によって症状の軽快・消失が見られるかを検討する，いわゆる治療的診断方式がとられる例が少なくない。なお，喉頭ないし咽頭の症状を主体とする例については，GERD という呼称よりも**喉頭咽頭逆流症**(laryngopharyngeal reflux)という疾患名が用いられることも少なくない[4)](Side memo 11)。

また，声帯(喉頭)麻痺の例では，現在のところ後述する手術的治療が選択される場合が多い。ただ，これらの症例でも，麻痺発症から少なくとも6か月は保存的に観察し，その後，麻痺の状況と音声の症状を勘案して手術方針を決めるのが一般的である。観察期間中，積極的な発声指導に加え，神経機能賦活を期待してビタミン系の薬剤投与が行われることも少なくないが，効果についての明確なエビデンスがあるとはいいがたい。

Side Memo 11　胃食道逆流症(GERD)

GERD は，2006 年にモントリオール・コンセンサスとして，"胃内容物の逆流によって不快な症状，あるいは合併症を起こした状態" と定義された。わが国では，これに準拠して，2009 年に日本消化器学会が "GERD とは胃内容物逆流により臨床症状や合併症を生じた病態の総称である" としている。

GERD は逆流性食道炎(reflux esophagitis：RE)と非びらん性胃食道逆流症(non-erosive GERD)の 2 つに分類され，問診だけで診断可能といわれている。わが国において週 1 回以上の酸逆流症状をきたした例を GERD 有病者とした統計では，報告者による差がかなりあるが，その頻度はおおよそ 6～20%程度といわれている[5)]。

Side Memo 12　声帯ポリープの成因

声帯ポリープの成因については 1971 年の廣戸らの研究から，声帯粘膜上皮直下の血管が破綻，小出血を起こした結果であると考えられている[6)]。このような血管の破綻を起こす要因としては，声帯粘膜に風邪などによる軽度の炎症がある時に過度の発声を繰り返し，それが局所刺激となることが考えられている。山口ら[7)]は，動物実験で電気刺激による頻回の発声の結果，血管破綻が起こったことを観察したという。

C 腫瘤性病変を認めた場合

ここで取りあげるのは，良性腫瘤性疾患に限る。良性腫瘤性病変として最も頻度が高いのは声帯ポリープと声帯結節で，両者に共通して急性炎症所見を伴うことがありがちである。このような場合には，炎症に対する処置(安静の他，内服や吸入など)の適応となる(Side memo 12)。

声帯ポリープについては，保存的観察中に消失したという報告も散見される[8)]。ただ，臨床の現場で，どのような場合に保存的観察が第一選択となるのかという適応判断は決して容易でない。むしろ患者自身と対応について相談し，手術に対する緊急ないし積極的な希望がなかったり，他の全身疾患(例えば心疾患など)のため直ちに手術に踏み切れなかったりした例で，経過観察中にポリープが消失した，というような例も経験されている。したがって声帯ポリープに関しては，保存的治療の明確な適応基準は決めにくいのが現状である[9]。この点については，手術適応と関連して後述する。

一方，声帯結節については，特に小児の場合，積極的な手術は例外的と考えており，声の衛生指導を中心とした保存的観察が主体となる[10]。特に男児の場合には，ほとんどの例で変声期の喉頭の成長に伴って結節が消失するため，風邪をひいた場合に声の濫用を禁じるという程度の指示を与えて，思春期まで観察を続けるのが通例である[11]。女児の場合も基本的には保存的観察を続け声の衛生指導を行う。

成人においても同様な方針が優先され，後から詳述される音声治療を第一選択とするのが基本的な考え方である。

その他の腫瘤性病変については，声帯突起部の肉芽腫の成因として上に述べたGERDの関連が疑われており，そのような例ではGERDに対する薬物治療を優先的に行うことが多い。

なお，声帯全長にわたる病変を認めることが多いポリープ様声帯例については，禁煙は必須であるとしても声の改善には手術が第一選択となる。

3 音声外科の適応と基本的手技

音声外科の基本的手技については，すでに**表1B-1**で示した(➡ p.14)。ここではその基本と対応させて具体的な手技について考えてみたい。

それに先立って，外科的アプローチの適応について一言しておくべきことがある。それは，外科的適応があっても，手術を行わないという選択がありうる，ということである。言うまでもなく，音声外科の施行にあたっては外科的適応すなわち，音声外科的手術によって音声の改善が期待できるということが大前提となる。しかし，臨床の現場では，そのような前提を満たしていても，患者側が必ずしも音声機能の改善を希望しない場合もある。その理由としては，日常生活上，あえて“よりよい”声を望まないというような消極的な理由や，身体条件から手術を控えたいという例もありうる。さらに社会的，経済的事情から，手術的加療を避けたい場合，あるいは手術に対する忌避的な考えなどもある。本来，音声外科は，生命予後の改善に直結するような手術というより機能改善手術であるので，患者の希望を優先するのが第一であり，前章でも述べたように，手術適応について十分説明して同意を得る，というインフォームド・コンセント(IC)が適応の基本条件となることを再度強調しておきたい。そこで，もし手術についての同意が得られない場合には，次善の策として，言語聴覚士による音声治療を含めた保存的治療の実施について考慮すべきである。

このような前提のもとに，以下，実際の手技別に手術適応について述べていきたい。

ⓐ 過剰なものの除去

この手技の適応となる疾患は，基本的に声帯の良性腫瘤性病変である。最も臨床の現場で遭遇する頻度が高い**声帯ポリープ**(**図3A-5a**)については，最近の米国耳鼻咽喉学会(American Academy of Otolaryngology-Head and Neck Surgery)の調査によれば，音声治療を先行させると回答した人は同学会会員の30%に留まり，残りの70%の会員はまず手術が適応となると回答したという[12]。これまでの報告でも，保存的治療が有効な例は，視診上透明な，しかもあまりサイズの大きくないポリープ(**図3A-5b**)が主であったといわれる[13]。いずれにしても，保存的治療には，ある程度時間がかかるだけに，早く治療効果をあげたいという患者側の希望があれば，なおのこと手術適応が拡大する。

一方，**声帯結節**(**図3A-6**)については前述の通り保存的治療が第一選択となるが，小児の場合でも慢性に経過して非常に硬い結節を認める例や，また結節に伴う嗄声のため劣等感をもったり，“からかい”や“いじめ”の対象になるような例では，保護者との合意の上，例外的に手術適応とすることがある。成人の場合でも早く治したいとい

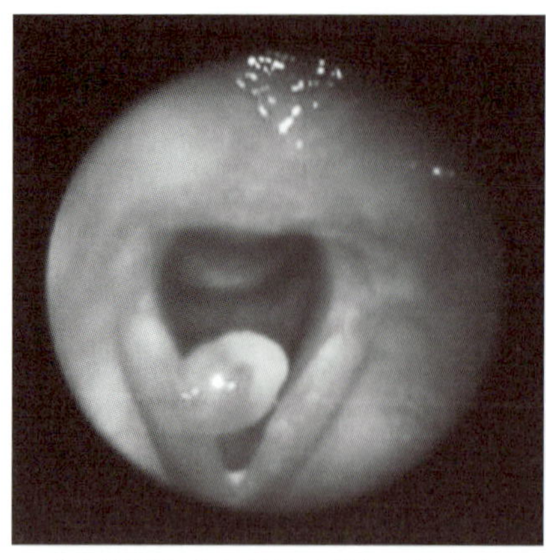

a：右声帯膜様部中央よりやや前方に茎部をもつポリープ.

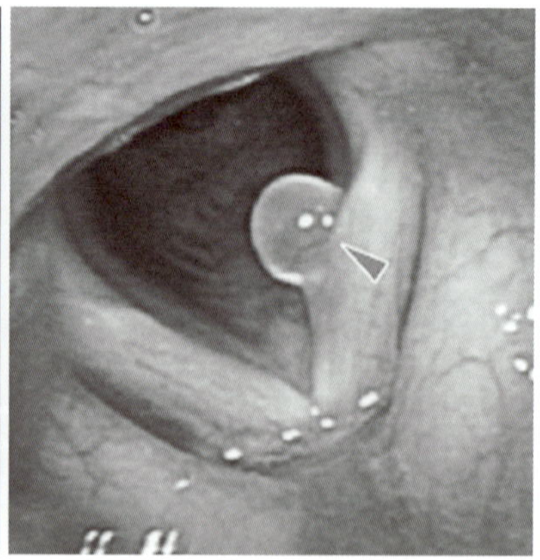

b：左声帯膜様部中央辺りの浮腫性ポリープ.

図 3A-5　**声帯ポリープ**

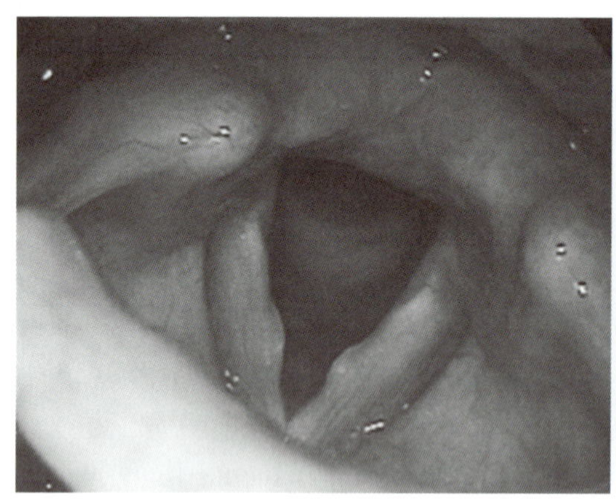

a：成人女性にみられた両側ほぼ対称的な結節.

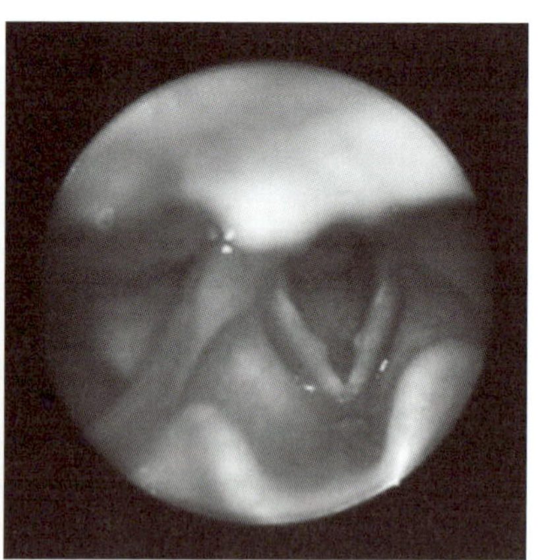

b：小児にみられた両側対称性の結節.

図 3A-6　**声帯結節**

うような希望があれば，手術も考慮のうちに入れうるが，小児，成人を問わず術後に結節の再発を見る可能性がある点には注意が必要で，術後の厳密な声の衛生指導は不可欠である。

その他の疾患として，**声帯嚢胞**(図 3A-7)はサイズが小さくても音声障害が著明となる例が多く，手術適応とすべきである。また，声帯突起部に好発する**声帯肉芽腫**(図 3A-8)は，原因となりうるGERDなどの治療を含め，保存的治療に反応しやすく，また手術を行っても再発をみることが少なくないので手術は第一選択とはなりがたい。

また**ポリープ様声帯**(図 3A-9)の場合，声に無関心な症例もあるが，声の改善を望む場合には原則として手術適応と考えるべきであろう。

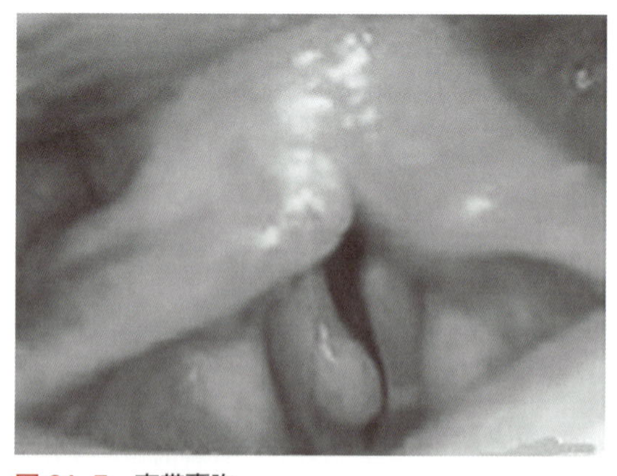

図 3A-7　**声帯嚢胞**

右声帯粘膜下に透見される嚢胞.

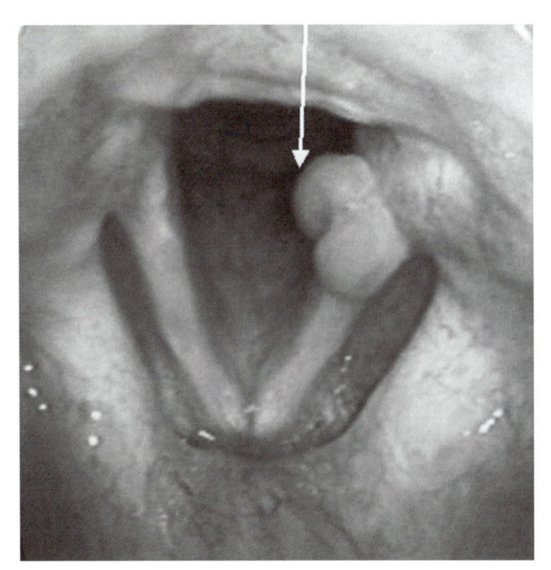

図 3A-8 **声帯肉芽腫**

左声帯突起部の肉芽腫，中央部がやや凹なのは，対側声帯突起が発声時に接触，圧迫するためと思われる．

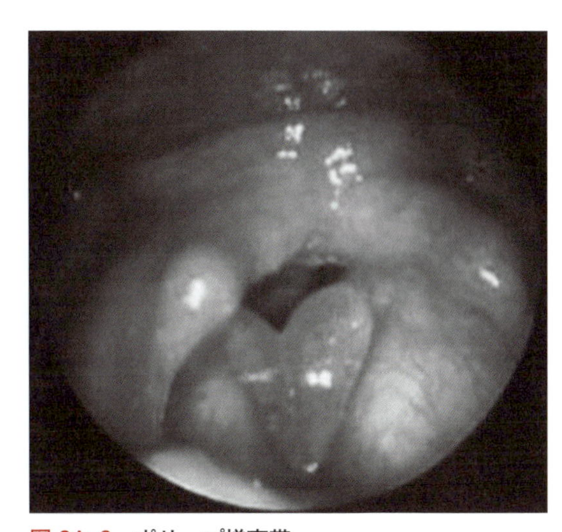

図 3A-9 **ポリープ様声帯**

両側性のかなり高度の浮腫を示すポリープ様声帯．

Side Memo 13 **竹節様声帯(竹節状声帯)**

竹節様声帯は膠原病あるいは自己免疫疾患に関連して起こる声帯病変である。両側声帯の中央部分に限局的な帯状の隆起性病変を認め，ちょうど竹の節のように見えることから命名された。声帯の振幅の大きなところに免疫複合体が集積，沈着したものと考えられており，女性に多く，血液生化学検査で抗核抗体値が上昇する傾向がある。隆起が高度の場合は声帯微細手術の適応とされるが再発もあるという。

きわめてまれなものとして主に膠原病に伴って起こる竹節様声帯があり，病変が高度な例に対しては手術の適応があるとされている[14,15](Side memo 13)。

b 不足しているものの補足

これは，声帯の質量低下に伴って発声時の声門閉鎖不全をきたしている例に対する手術的治療に相当する。声帯の質量低下は，**声帯麻痺**(**図 3A-10**)による甲状披裂筋(特に内側の声帯筋)の萎縮例に起こりやすい。声帯麻痺では，基本的に声帯運動障害(声帯固定)による声門閉鎖不全があり，質量低下はそれに重畳している場合が多いので，多くの例では声帯の位置や性状の改善も兼ねて手術計画が立てられることが多い。したがって麻痺例については次項で述べる。

その他の例としては，**加齢性声帯萎縮**(**図 3A-11**)がある[16,17]。喉頭所見としては声帯の弓状弛緩，すなわち声帯膜様部が凹んだ状態となり，その部位で声門閉鎖が不十分となる。このような例に対し，声帯に何かを注入して質量増加をはかることがしばしば行われる。具体的な注入物やその手技については別章で述べるが，主としてアテロコラーゲン，自家脂肪などがこれまで用いられてきた。さらに近年では，組織の再生を目指して線維芽細胞成長因子を声帯内に注入する方式が実用化されつつある[18]。

必ずしも加齢と関係があるとはいえない病態に，**声帯溝(みぞ)症**がある(**図 3A-12**)。組織学的には上皮直下の粘膜固有層の萎縮により，見かけ上声帯遊離縁に近い部分に前後に走る溝状のくぼみを認める。このため，発声時の声門閉鎖不全，粘膜波動の低下をきたし，音声障害が発現する。この病態の治療にも，声帯内へ何らかの質量補足が図られるが，特に自家筋膜の移植が有効であると考えられている[19]。

c 声帯の位置や性状の改善(修正)

この手技は基本的に喉頭(声帯)麻痺例を対象と

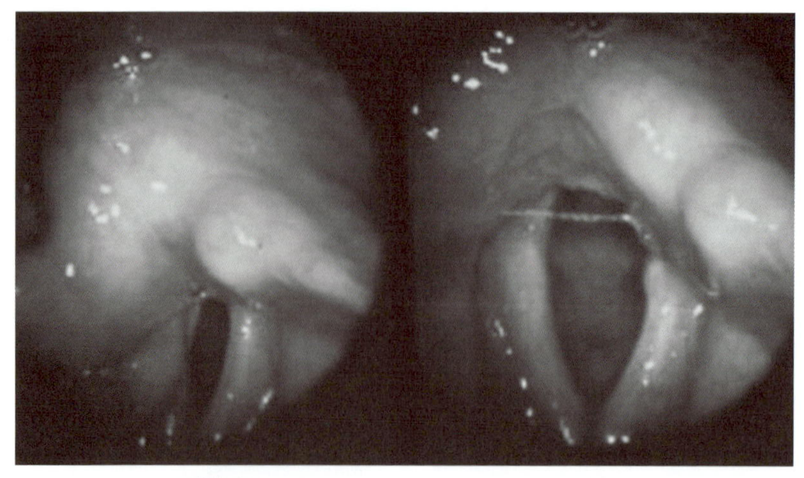

図 3A-10　声帯麻痺（左）

左声帯（図の右側）の位置は発声時，吸気時でほとんど変わらないが，発声時には右声帯内転とともに仮声帯もやや内転している。しかし明らかな声門閉鎖不全があり，声門間隙が大きい．

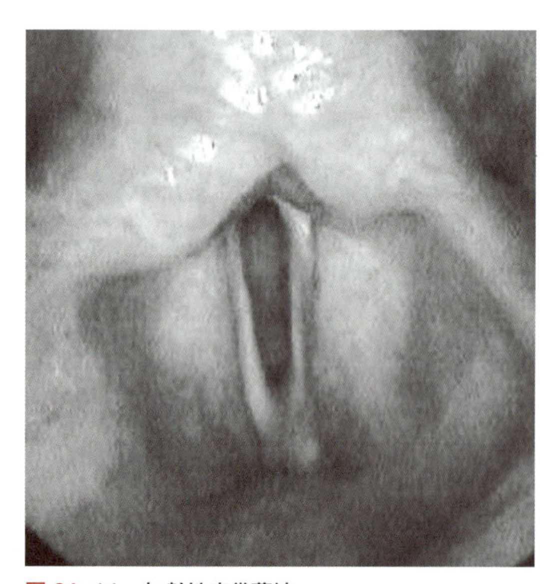

図 3A-11　加齢性声帯萎縮

両側声帯は見かけ上細く，薄い印象を与える。写真は発声中であるが声門閉鎖不全著明である．

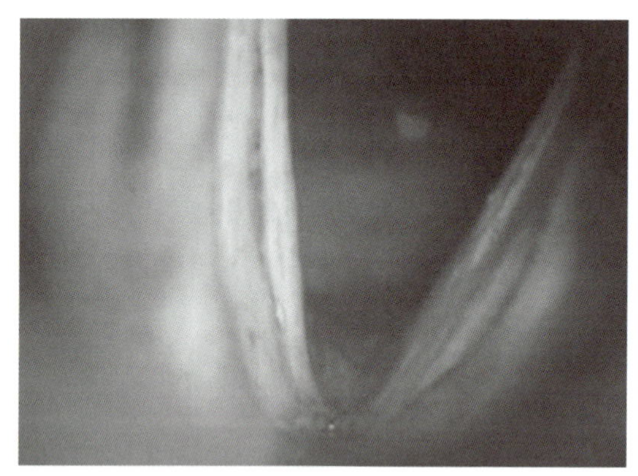

図 3A-12　声帯溝（みぞ）症

両側声帯に前後方向に走る溝状のくぼみを認める．

することが多い。声帯麻痺に伴う音声障害発症の機序としては，声帯運動障害および声帯の質量低下に起因する声門閉鎖不全，および声帯の緊張低下が挙げられる。

声帯麻痺における音声障害の性質や程度は，一側麻痺の場合，麻痺側声帯の固定位置や筋萎縮の程度，発声時の健側声帯の運動性およびその際に，健側声帯の動きが麻痺側声帯の位置を変化させるか[20]，さらには両側声帯のレベル差があるかなどに左右され一様でない。もちろん下喉頭神経（反回神経）単独麻痺か，上喉頭神経外枝（輪状甲状筋支配）の麻痺を合併しているか，麻痺の程度が完全麻痺か不全麻痺かなども症状に関係してくる。これらの各要素を十分に考慮し，局所の状態と症状を把握したうえで，手術適応を考えていかなくてはならない。いずれにしても手術の目的は，声帯の位置や性状を修正し，発声時に適切な声門閉鎖が起こり，良好な声帯振動が得られるようにすることに尽きる。

両側声帯の発声時のレベル差については，多くの例で麻痺側声帯のほうが高位となる。これは特に麻痺声帯が正中から外転する場合，輪状披裂関節の運動に伴って声帯突起が外上方に変位する傾向があること[21]と，麻痺声帯に質量低下があると発声中の呼気流によって上方に吹き上げられる[22]ことによると考えられている。

このようなレベル差を示す例では発声時の声門閉鎖不全の程度も著明である(すなわち発声時の声門間隙が大きい)ことが多く，手術の実際の項に後述する披裂軟骨内転(回旋)術の適応となる。

あまり両側声帯のレベル差が目立たず，声門間隙が小さいような例では，麻痺声帯を内転させる目的で後述する喉頭形成術Ⅰ型や，声帯内注入術の適応が考えられる。麻痺に伴う声帯筋の萎縮が著明で，上述したような披裂軟骨内転術後に声帯突起部の閉鎖は改善しても声帯膜様部の閉鎖不全が残るような例についても，これらの手術の併用または追加の適応があると考えられる[23,24]。

また，上喉頭神経外枝の傷害があり，反回神経麻痺に加えて輪状甲状筋麻痺を伴うような例で，麻痺側声帯の緊張低下が著明な例では喉頭形成術Ⅳ型の施行も適応の1つとなると考えられる。単発性の1側性輪状甲状筋麻痺例では，声の高さの調節障害が主症状となるが，的確な手術選択は難しいのが一般的である。

具体的な手術の内容については次項で触れるが，実際の手術手技の詳細は本書の目的ではないので，成書を参照されたい。

4 その他の治療—放射線治療など

音声障害に関連した放射線治療の適応は，喉頭悪性腫瘍の場合に限られる。早期の声帯がん(T1a)の場合などは放射線治療のみで完治の可能性があり，的確な診断と患者の同意のもとで治療が行われる。このような例では治療前に音声障害があっても改善が期待される。

より進行した喉頭がんにおいても放射線治療の適応があるが，その詳細については専門の成書に譲りたい。

5 全身性疾患との関連

表2B-1に記載した音声障害の分類(➡ p.65)で全身性疾患，および中枢神経障害に伴うとされた音声障害の治療について，補遺的に述べる。これらの病態の診断，治療は原則として，原疾患の診療にあたる専門領域の医師に一任されるが，治療の目指すところなどについて，音声障害の評価や診断を担当する耳鼻咽喉科医や言語聴覚士も，ある程度の認識が必要となると考えられる。

全身性疾患のうち内分泌・代謝系の障害では，機能の亢進に対しては機能阻害薬，低下に対しては当該ホルモンなどの補充が有効である。

なお性ホルモンに関連して，更年期障害，月経異常などに男性化作用のある蛋白同化ステロイド薬が投与され，その結果として声の高さの低下などの副作用をきたす例がある。その診断は主に耳鼻咽喉科医，言語聴覚士が行うものであり，音声症状を見逃さないような注意が必要であるが，その治療は容易でなく，別章で述べられる音声治療が選択されることが多い。

中枢神経疾患としては，パーキンソン症候群に伴う声の弱音化や声域の変化がよくみられ，その対策として別章で述べられる音声治療(訓練)の有効性が報告されている。しかし，薬物治療の効果もよく知られており，実際の治療に際しては，薬物処方を担当する主治医である内科医，神経内科と緊密な連絡が必須である。

文献

1) 内藤健晴：喉頭アレルギー．アレルギー 59(6)：671-675，2010
2) 片平信行，他：病態に及ぼすGERDの影響—音声障害．JOHNS 32(2)：211-215，2016
3) 塚原清彰，他：胃食道逆流症と音声障害との関連について．耳鼻 47(1)：61-65，2001
4) Ruiz R, et al：Hoarseness and laryngopharyngeal reflux；a survey of primary care physician practice patterns. JAMA Otolaryngol Head Neck Surg 140(3)：192-196, 2014
5) 西澤俊宏，他：GERDは増加しているのか？　JOHNS 32(2)：143-145，2016
6) 広戸幾一郎，他：声帯ポリープの成因．日耳鼻会報 74：866-870，1971

7) 山口健吾，他：声帯ポリープの発生機序に関する実験的研究．耳展 39(5)：512-517，1996
8) Klein AM, et al：Spontaneous resolution of hemorrhagic polyps of the true vocal fold. J Voice 23(1)：132-135, 2009
9) Cohen SM, et al：Utility of voice therapy in the management of vocal fold polyps and cysts. Otol Head Neck Surg 136(5)：742-746, 2007
10) Tezcaner CZ, et al：Changes after voice therapy in objective and subjective voice meaurements of pediatric patients with vocal nodules. Europ Arch Otolaryngol 266(12)：1923-1927, 2009
11) 角田晃一，他：小児嗄声の予後の検討．日耳鼻会報 91(11)：1892-1897，1988
12) Sulica L, et al：Management of benign vocal fold lesions：a survey of current opinion and practice. Ann Otol Rhinol Laryngol 112(10)：827-833, 2003
13) Garrett CG, et al：Is surgery necessary for all vocal fold polyps? Laryngoscope 124(2)：363-364, 2014
14) 寶 迫雪，他：SLE 患者に認められた特異な喉頭所見．喉頭 5：171-175，1993
15) 梅崎俊郎：竹節状声帯．耳鼻 56(5)：234-236，2010
16) 梅野博仁，他：声帯粘膜の細胞外マトリックスの加齢変化．喉頭 12(2)：69-73，2000
17) Ohno T, et al：Age-associated changes in the expression and deposition of vocal fold collagen and hyaluronan. Ann Otol Rhinol Laryngol 118(10)：735-741, 2009
18) Ohno T, et al：Treatment of aging vocal folds：novel approaches. Curr Opin Otolaryngol Head Neck Surg 22(6)：472-476, 2014
19) Tsunoda K, et al：Autologous transplantation of fascia into the vocal fold：long-term result of type-1 transplantation and the future. Laryngoscope 115：1-10, 2005
20) Okamoto I, et al：Detection of passive movement of the arytenoid cartilage in unilateral vocal-fold paralysis by laryngoscopic observation：Useful diagnostic findings. Eur Arch Otorhinolaryngol 269(2)：565-570, 2012
21) Hiramatsu H, et al：Characterization of arytenoid vertical displacement in unilateral vocal fold paralysis by three-dimensional computed tomography. Eur Arch Otorhinolaryngol 266(1)：97-104, 2009
22) 熊川孝三，他：発声にともなう麻痺声帯の形状変化に関する画像解析—空気力学的な力の関与について．日耳鼻会報 93(1)：61-70，1990
23) Mortensen M, et al：Aryteoid adduction with medialization laryngoplasty versus injection or medialization laryngoplasty：the role of the arytenoid. Laryngoscope 119(4)：827-831, 2009
24) Kimura M, et al：Collagen injection as a supplement to arytenoid adduction for vocal fold paralysis. Ann Otol Rhinol Laryngol 117(6)：430-436, 2008

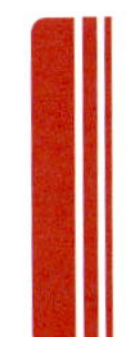

B 治療の実際

1 保存的治療の実際―疾患別にみた薬物治療(療法)

総論で述べたことと，ある程度重複するが，1章Aで解説した音声障害の分類で喉頭の炎症性疾患，特に喉頭粘膜の炎症は原則的に保存的治療の対象となる。また，声帯出血のような声帯の血管病変も，特殊な場合を除き保存的治療が優先される。以下，疾患別に薬物治療を中心とした保存的治療について述べる。

a 急性喉頭炎

まず声の安静と声帯粘膜の保湿(十分な水分を，なるべく経口的に摂取する)，環境面での保温，保湿が治療の前提となる。

声の濫用などに続発する場合のような声帯のみの局所の“刺激”による反応性炎症を除けば，急性喉頭炎は多くの例で急性上気道炎の一分症として発症する。したがって原則的に抗菌薬の全身的投与は不要である。ただし，細菌混合感染が疑われる場合，特に急性喉頭蓋炎などには，積極的な抗菌薬投与が必要となる。急性喉頭蓋炎では，声門上方が狭くなるため，“こもったような”声が聞かれるのが特徴的である。このような声や，併発する呼吸困難に注目して，喉頭所見と照合しながら的確な診断を下し治療に進む。

急性上気道炎で，喉頭，特に声帯の炎症所見や浮腫が強い場合，経口，あるいは経鼻ネブライザー(エアロゾル噴霧吸入)による薬剤の吸入が，原則的には短期間行われることが多い。

薬剤としてはステロイド薬が主となることが多く，ベタメサゾン(リンデロン®)1回0.4 mg，あるいはデキサメタゾン(デカドロン®)1～2 mgが用いられる。同時に血管収縮作用のあるアドレナリン(0.1%ボスミン®外用液を5～10倍に希釈)1回0.3 mg程度併用することもある。ステロイド薬のみを用いる際には，1章で述べた本来は喘息治療に用いられる定量噴霧器(ベクロメタゾン1回100 μgを噴霧するキュバール®，図 1C-1a ➡ p.21)やドライパウダー吸入(フルチカゾン1回100 μgを吸入するフルタイド® ディスカス®)を処方することがよく行われる。

急性喉頭炎の大多数の例ではウイルス感染が考えられるが，細菌感染の併発が考えられる場合，セフェム系抗菌薬を1回10～30 mg(注射薬を所定の蒸留水で希釈したものや，鼻科用のベストロン®を用いる)を併用することが勧められる[1,2]。

この他，気道粘膜清浄効果があるとされるアレベール®やビソルボン®の2倍希釈液を，0.5 mL程度加える場合もある[3]。

なお，これらの吸入療法は急性の声帯粘膜下出血例や声帯手術術後にも適用され，短期間施行されることが多い。

b 慢性喉頭炎

急性期の症状，すなわち嗄声や咽頭痛などが遷延して慢性化する例も少なくないが，このような場合，漫然と吸入療法を続けることは避けるべきで，むしろ生活習慣，特に声の使用状況の改善や，気道粘膜の保湿を優先させる必要がある。なお，慢性化の要因として胃食道逆流症(GERD)が疑われる場合には，主にプロトンポンプ阻害薬(PPI：例えばオメプラール®，パリエット®など)が処方される。慢性の咳を主とする喉頭アレルギーの存在が疑われる例では抗ヒスタミン薬やロイコトリエン拮抗薬(オノン®)などの投与が考慮される。

c 喉頭肉芽腫

ほとんどの例で喉頭肉芽腫は声帯の後方1/3の軟骨部(声帯突起部)に生じるため，よほどサイズが大きくない限り声帯振動を妨げることがなく，したがって音声障害を主訴とすることは少ない。しかし，気管内挿管の刺激に起因する大きな肉芽腫は別として，喉頭肉芽腫は通常は保存的治療の対象となり，しかも音声治療（指導）が有用と考えられているので，あえてここで取りあげた。

音声治療では硬起声発声の習慣や，頻回の咳払いなどを避けるように指示するが，それに加えて薬物治療が行われることが多い。具体的には，上述のステロイド薬の定量噴霧を1日に3～4回実施させることや，肉芽抑制を目的としたトラニラスト（リザベン®）の内服，GERDの影響が考えられればプロトンポンプ制御薬およびモサプリドクエン酸塩（ガスモチン®）などが投与される[4]。

d 良性腫瘤性病変

声帯結節，声帯ポリープ，ポリープ様声帯などである。

これらの病変のうち声帯結節は，原則として音声治療の対象となり，声帯ポリープやポリープ様声帯では手術的治療が優先される。これらの病変に伴って急性炎症所見があれば，上述の急性喉頭炎への治療に相当した薬物治療が行われることがあるが，薬物治療による病変の完治を期待することは一般に困難である。

e 随伴症状としての音声障害への薬物治療

前述したように，臨床的には喉頭所見に乏しい音声障害にもしばしば遭遇する。そのうち，全身疾患に随伴して起こると思われる音声障害については，原病の薬物治療が先決となることが多い。

例えば甲状腺機能異常例では機能の亢進，低下のいずれの場合も音声障害をきたしうることが知られている。これらの場合には，それぞれに適応のある薬剤投与が有効である。

また，神経系の疾患としては，パーキンソン症候群において声の障害がみられる例が少なくない。このような例に対しては，ドーパミン剤や抗コリン剤が投与され，その有効性が認められている[5-9]。音声障害の発症に精神疾患の関与が考えられる症例では向精神薬の投与が必要かつ有効な場合がある。

いうまでもなく，これらの薬物治療は，原病の診療を担当する専門領域の主治医に一任されることが望ましいが，音声障害診療担当者としての耳鼻咽喉科医は，音声症状の経過を観察しながら各科の主治医と緊密な連絡をとることが重要であると考えられる。

f その他

薬物治療のうち特殊とも言えるのが，痙攣性発声障害に対する喉頭筋内へのボツリヌス・トキシン（Botulinum toxin）の注射である。痙攣性発声障害には内転型（adduction type）と外転型（abduction type）があるが，内転型が圧倒的に多く，注射は主として経皮的に甲状披裂筋（声帯筋）内を狙って行われる。これまでのところ，わが国におけるボツリヌス・トキシンの注射の適応は，神経内科領域の疾患，例えば斜頸や眼瞼痙攣などに限定されていたが，痙攣性発声障害へ適応拡大が実施された。諸外国ではその効果について多くの報告があり[10-13]，さらにわが国での実績も報告されている[14]。

ボツリヌス・トキシンによって声帯過内転の抑制が得られることが薬効の機序であるが，その効果は通常3～4か月程度しか継続せず，繰り返し注射することが必要となる。また注射後数日程度は声門閉鎖の制限が強く，気息性嗄声を生じることや，軽度の誤嚥をみることもある。しかし多くの例で，その程度の副作用より，楽な発声が得られる効果のほうが重視されている。

なお痙攣性発声障害に対する抗痙攣薬の投与は無効であると考えられている。

2 音声外科的治療の実際

声をよくすることを目的とする音声外科は，わが国が世界を主導する形で発展してきたと言える。以下にその実際について述べる。

a 術前処置

局所麻酔，全身麻酔を問わず手術時には胃内容がないことが必要で，このため術前適当な区間，絶飲食(いわゆる食止め)を指示する。全身麻酔の場合は原則として前日入院となる。術中の脱水の防止と静脈確保の目的で，術直前に点滴を開始することが多い。高齢者では，外せる義歯が装着されていれば，あらかじめ外しておく必要がある。また，特に全身麻酔例では，あらかじめ麻酔科を受診させて，麻酔の適応すなわち全身状態が麻酔に耐えられるかなどについての判断を事前に求めることが望ましい。さらに入院後に担当麻酔医の往診を依頼して，術前投薬あるいは患者に常用薬がある場合，その服用の可否についての指示を得ることが勧められる。

b 代表的な手術手技

すでに第1章C(➡ p.23)でも述べたように，音声外科における手術ルートには，経口的アプローチと経皮的アプローチがある。その基本手技の概要についても，すでに表示し，また簡単に解説した通りである(**表 1B-1** ➡ p.14)。

これらをあらためて代表的な術式に対応させてみると，経口的アプローチとしては，顕微鏡下に硬性内視鏡(喉頭鏡)を挿入して手術を行う，いわゆる**喉頭微細手術**(ラリンゴマイクロサージェリー：microlaryngeal surgery)が主体となる。この場合も，病変の処置方法にはいくつかの方式があるが，便宜的に以下の記述では声帯内注入術を別項として挙げる。

なお，経口的アプローチのうち，外来で局所麻酔下に顕微鏡を用いず，ファイバースコープあるいは喉頭側視鏡下に行う手技の概略はすでに1章で述べてあるので，本項では触れないことにする。

経皮的アプローチの代表的なものは一色によって開発された喉頭枠組手術とその変法である。本書は手術書ではないので，喉頭枠組手術の各術式(手技)の詳細について述べることはしないが，手術の基本的な狙いと，その適応について解説することとする。

❶ 喉頭微細手術

喉頭微細手術は音声外科の基本となるものであり，種々の病変に的確に対応するため，十分な修練が必要となる。手術に先立って，それぞれの症例について病変をよく観察し，さらに術前に撮影した画像に基づいて手術のイメージングを行っておくことが勧められている[15]。

全身麻酔下の手術に際しては麻酔医の協力のもとに十分な筋弛緩を得て硬性喉頭鏡を挿入するが，その際，歯牙を損傷しないこと，適切な視野を確保することが重要である。歯牙の保護のためにはあらかじめ歯科に各症例の上顎歯列に合わせたプラスチック製のマウスピースの作成を依頼し，これを装着することが勧められる。施設によっては耳鼻咽喉科でマウスピースを作成する場合もある。“良好な手術視野が得られれば，手術はほぼ成功したといっても過言でない”[16]といわれるが，適切な視野の確保のためには，先端があまり広くなく十分に術野に達し，しかも手元にゆとりのあるような喉頭鏡を使用することが推奨されている[17]。

術中は器具の先端部の鉗子，剪刀，鋏(**図 1C-5** ➡ p.24)などの位置と動きを明視下に置き，手ぶれに注意して操作を行う。手ぶれを防ぐためには，手台を術者の手元に置き両肘を載せて手術操作を行ったり，あるいは器具の柄の部分を喉頭鏡の入口付近に当て，保持の支点とするように努める。手術野を拡大して見るために，画面の大きなビデオモニターを置いて観察できるようにして，直接術野を見るのではなく，その画面を見ながら操作することも行われている[18]。

❷ 声帯内注入(挿入)術

声帯の内転あるいは声帯のボリュームを増す目的で，声帯内に人工物あるいは自家組織などを注入ないし挿入する術式である。これによって声門閉鎖を助長し，発声や嚥下機能の改善をはかるのが狙いである。

人工物注入の歴史は古く，1911年にドイツのBrüningsが片側麻痺によって萎縮した声帯に流動パラフィンを注入したのが最初である[19]。注入

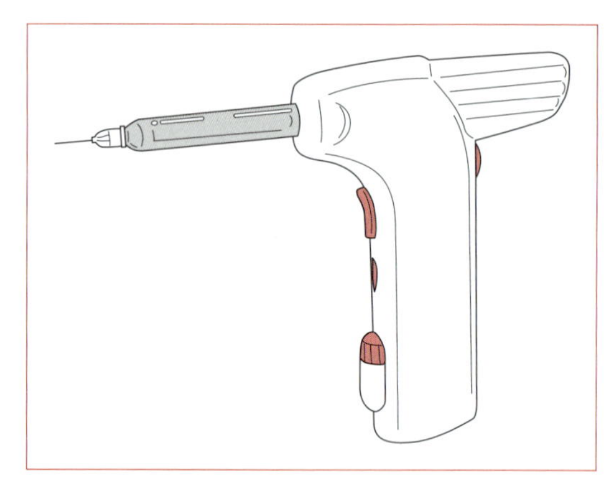

図 3B-1　電動式注入器
脂肪注入に用いられる電動式注入器。

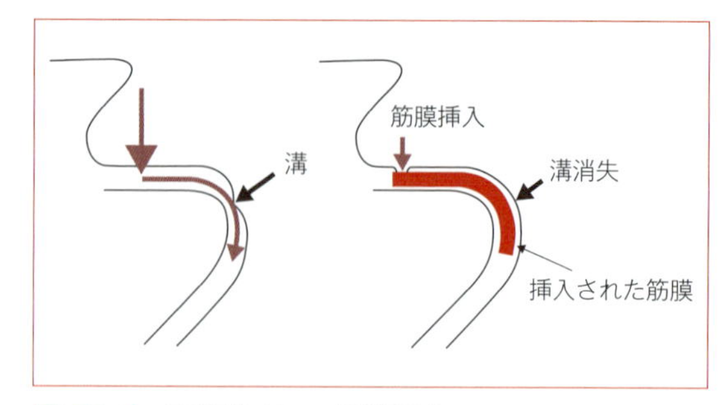

図 3B-2　声帯溝症への筋膜挿入
声帯上面に切開を加え，粘膜下にポケットを作ってそこに側頭筋から採取した筋膜を挿入する。これによって溝が消失する。

には彼が考案した注入器が用いられ，融点 43℃のパラフィンを温めて液状として注入した。しかしパラフィンの使用は，局所の腫瘤形成や血管内塞栓のおそれがあることから敬遠され，その後はアメリカの Arnold が考案したテフロン粉末をペースト状にして注入する方式が広く用いられた[20]。一方わが国ではテフロンの入手が困難であったためもあって，シリコン注入が各地で実施されるようになったが[21]，1995 年に PL 法(product liability：製造物責任法)が施行されたのを契機にこれも使用されなくなった。この他，最近では人工骨として整形外科領域などで用いられるリン酸カルシウム骨ペースト(製品名：バイオペックス®)が使用された報告もある[22]。

こうした化学物質に代わって，生物製剤としてアテロコラーゲンの使用が広まってきたが[23,24]，アナフィラキシーの危険があること，注入後にかなり早く吸収されて効果の持続に問題があることなどから，使用範囲には限界があると考えられている。すなわち，全身麻酔が困難な症例や，高齢者などで，手術侵襲を最小限に抑え，一時的にでも声門閉鎖不全を改善して発声あるいは嚥下機能の向上を目指す場合がよい適応とされる。

自家組織の注入術式として最も広く行われているのは脂肪注入術である。脂肪の採取部位としては，当初腹部皮下が主として選択され，注射器で吸引して洗浄後に注入する方式が用いられていた。しかし現在では，頬部脂肪体から採取した脂肪組織を，そのまま**電動注入器**(**図 3B-1**)を用いて注入する方式が用いられるようになった[25]。

全身麻酔下に，喉頭微細手術の方式によって声帯粘膜を切開して自家組織を挿入する方式も，声門閉鎖不全の改善の 1 つの方法である。このうち最も有用と考えられているのが，角田によって考案された声帯溝症に対する**自家筋膜挿入(移植)術**である[26,27]。

この方法では，まず声帯溝症患者の側頭筋膜を採取し，これを巻物のように丸めて筒状にしたものを用意する。次いで喉頭微細手術に準じて直達喉頭鏡下に声帯粘膜を切開し，粘膜下にポケットを作成してその中に筒状に丸めた**筋膜を挿入・移植**するものである(**図 3B-2**)。なお，声帯粘膜剥離が困難な症例では，声帯筋内への移植を行う。移植後に切開した声帯粘膜を縫合して手術を終了する。

この手術では，通常術後 2〜3 か月から声の改善が進み，約半年後に安定した声が得られる。この術式は，術後に移植した組織の体積減少が起こりにくいのが特徴で，自家組織としての組織親和性のみならず，移植組織に何らかの細胞レベルでの変化が起こることも推測されている。

❸ 喉頭枠組手術

喉頭枠組手術とは，喉頭内腔の粘膜に操作を加えることなく，喉頭の枠組すなわち喉頭軟骨に手術的操作を加えることによって発声機能の改善をはかる手術の総称である。

この手術的手技は Isshiki らによって，一側声帯

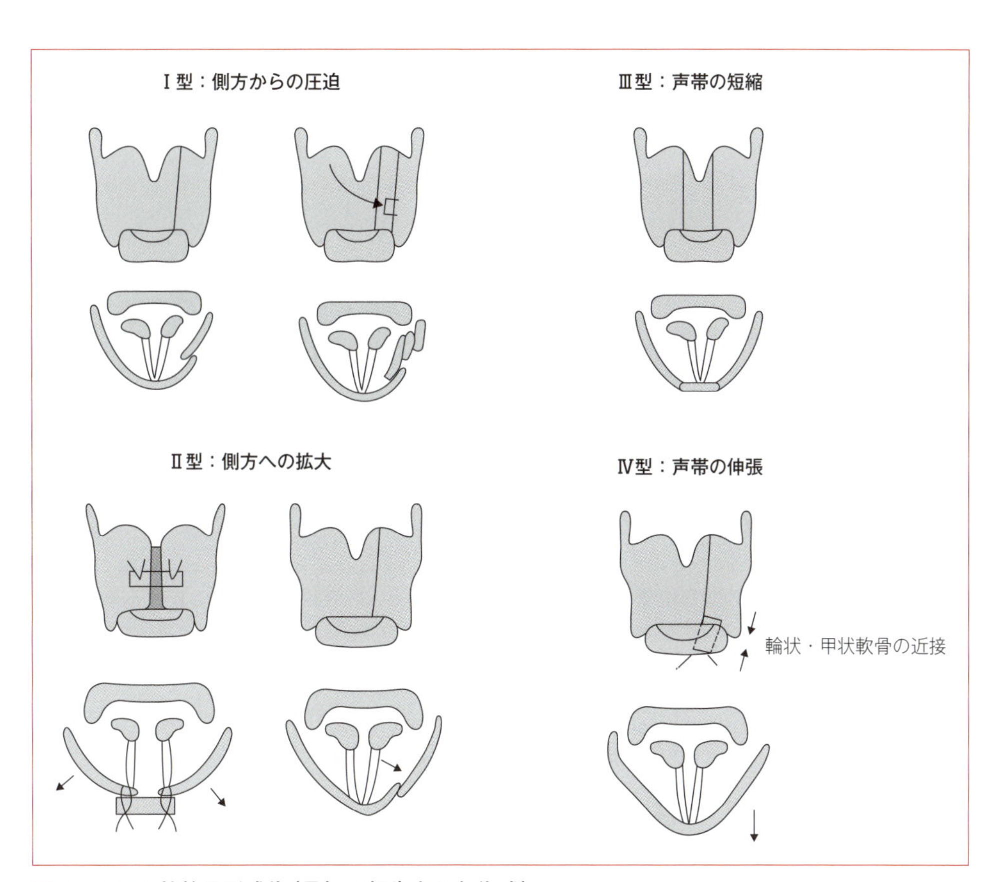

図 3B-3　甲状軟骨形成術(最初に報告された術式)

一色らによって最初に提案された術式で，特にⅠ型についてはその後甲状軟骨板に開窓する方式に変更された。

麻痺や声帯萎縮に基づく嗄声の改善手術(甲状軟骨形成術Ⅰ型)として1974年に世界で初めて報告された[28]。その後一色は音声障害症例の病態に応じてさらに術式の種類を増やし，それらの手技と手術成績を，1977年に日本耳鼻咽喉科学会宿題報告として発表した[29]。彼はその後も各型について，その要点や展望を述べている[30]。

宿題報告において，一色は**甲状軟骨形成術**をⅠ型からⅣ型まで提案し，さらに麻痺声帯を内転させる方法として，披裂軟骨内転術を考案，提示した。**図 3B-3** は，その報告の際に発刊されたモノグラフに所載されたⅠ型からⅣ型までの手術方式の略図である。この図ではⅠ型として，甲状軟骨板に1本の縦切開を加えて重ね合わせるか，あるいは2本の切開の間の部分を内方に移動させて声帯内転をはかるようになっているが，その後，**図 3B-4** のように，甲状軟骨板に開窓して，そこから自家軟骨その他を挿入して声帯を内転させる方式を標準的なⅠ型とするようになった。なお，これらすべての方式において，手術は原則として局所麻酔下に行われ，術中に声の変化，すなわち手術効果を確認することが肝要とされている。

これらのうちⅠ型は，一側の声帯の内転が不十分で声門閉鎖不全をきたした症例に対し，声帯を外方から内方に押して十分な声門閉鎖を得ようとするもので，4つの型のうち，最も広く行われている。なお，声帯の内転をはかる方式としては，上述のように披裂軟骨内転術も広く行われており，独立に，あるいはⅠ型と併せて施行される。**披裂軟骨内転術**は，輪状披裂関節部において披裂軟骨を同定した後，披裂軟骨筋突起に糸をかけて外側輪状披裂筋の走行する方向すなわち前下方に牽引し，結果的に披裂軟骨声帯突起を内転させて声門閉鎖を得ようとするものである(**図 3B-5**)。

Ⅱ型は，左右声帯が過度に内転するような症例(内転型痙攣性発声障害例が代表的である)に対

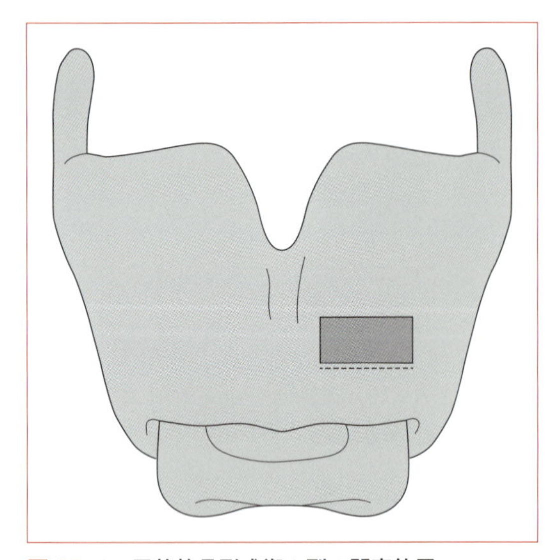

図 3B-4　甲状軟骨形成術 I 型の開窓位置

現在広く行われている甲状軟骨形成術 I 型の開窓部の位置〔窓の上縁の決め方については図 3C-3(➡ p.89)参照〕。

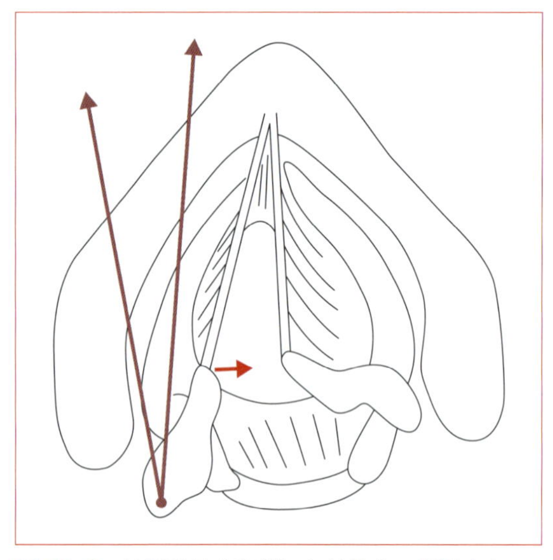

図 3B-5　披裂軟骨内転術における糸の牽引方向

披裂軟骨筋突起に掛けた糸を側輪状披裂筋の走行に準じて前下方に牽引し，甲状軟骨の適切な部位に固定する。

し，甲状軟骨前縁正中部を切開して左右の甲状軟骨板を外方に圧排し声門閉鎖を弱めようとするものである。切開時に前連合部で喉頭腔を開かないように注意する必要がある。

Ⅲ型は，声帯の前後方向の緊張が強く，声が高すぎるような症例に対し，一側あるいは両側の甲状軟骨板に縦切開を入れて切開部を前後方向に重ね合わせるようにし，声帯の前後方向の緊張を弱めようとする方式である。本法は，遷延性の変声障害に適応があるとされているが，われわれは変声障害には手術適応がなく，音声訓練によって対処すべきであるという立場をとっているので，本法については各論でも詳述しない。

Ⅳ型は，声が低すぎる例，あるいは声をさらに高くしたいという例(例えば男性の性同一性障害例で女性のような声を得たいと望む例)に対し，甲状軟骨と輪状軟骨の前縁同士を縫縮，近接させて声帯の前後方向の緊張を高め，高い声を得ようとするものである。

これらの各型については後からさらに詳しく述べるが，甲状軟骨形成術については，一色の報告以降，わが国のみならず世界各地で追試，多数例への応用，術式改良の提案などが行われ[31-35]，今や世界的に普及している。

❹ 再生医療

音声障害の治療における再生医療は，まだきわめて限られた局面で，その可能性が報告されている段階である。具体的にいえば，声帯粘膜の再生と，さらにそれより大きな単位としての，喉頭部分切除後の組織再生である。

声帯粘膜は外傷後の瘢痕化，あるいは老化による萎縮などによって本来の組織としての粘弾性を失い，結果として音声障害をきたすことが知られている。その主な組織学的変化は声帯粘膜固有層浅層のコラーゲン線維の過剰蓄積とヒアルロン酸の減少であるので，粘膜内でこれらの細胞外マトリックスの状態を変化させようとするのが，再生医療の狙いであり，すでに臨床応用まで進みつつある[36]。具体的には，肝細胞増殖因子(HGF)や塩基性線維芽細胞増殖因子(bFGF：フィブラスト®として商品化されている)を組織内に投与し，ヒアルロン酸の増加とコラーゲンの消化を目指す臨床研究がかなり早くから行われている[37]。

この他，現在各地で研究されている iPS 細胞を利用した再生医療の可能性があるが，これらはまだ将来の問題であろう。

また，喉頭がん治療において喉頭半切術が施行され，喉頭の半側欠損があるような例に対しては，十分なボリュームのある再生土台を作って欠損を補う必要がある。そのための方策として，まだ動物実験のレベルであるが，有機ポリマーにコラーゲンメッシュを巻き付けたものを用いる試みがある[38]。これも，人への応用はかなり先のことになると思われる。

文献

1）谷亜希子，他：私の処方箋—急性喉頭炎．JOHNS 27(9)：1446-1448，2011
2）吉富孝介，他：耳鼻咽喉科の疾患・症候別薬物療法—喉頭急性炎症．JOHNS 31(9)：1324-1327，2015
3）福田宏之：咽頭痛，嗄声でネブライザー吸入液の使い方．Clinician 422：648-649，1993
4）弘瀬かほり，他：耳鼻咽喉科の疾患・症候別薬物療法—喉頭肉芽腫．JOHNS 31(9)：1331-1333，2015
5）Rigrosky S, et al：. Speech changes in parkinsonism during L-dopa therapy：Preliminary findings. J Am Geriat Soc 18(2)：142-151, 1970
6）伊東秀文：パーキンソン病治療ガイドライン(2011)のポイント．日本薬剤師誌 63：899-903，2012
7）永井将弘：期待される長時間作用型L-dopa．カレントテラピー 33(10)：1028-1031，2015
8）Goberman A, et al：Phonatory characteristics of parkinsonian speech before and after morning medication：the ON and OFF states. J Commun Disord 35(3)：217-239, 2002
9）Schulz GM, et al：Effects of speech therapy and pharmacologic and surgical treatments on voice and speech in Parkinson's disease：a review of the literature. J Comm Disord 33(1)：59-88, 2000
10）Gibbs SR, et al：Botulinum Toxin for the Treatment of Spasmodic Dysphonia. Otolaryng Clin North Am 33(4)：879-894, 2000
11）McHenry M, et al：The effect of botulinum toxin A on the vocal symptoms of spastic dysarthria：a case study. J Voice16(1)：124-131, 2002
12）Watts C, et al：Botulinum toxin for treating spasmodic dysphonia(laryngeal dystonia)：a systematic Cochrane review. Clin Rehabil. 20(2)：112-122, 2006
13）Novakovic D, et al：Botulinum toxin treatment of adductor spasmodic dysphonia：longitudinal functional outcomes. Laryngoscope 121(3)：606-612, 2011
14）熊田政信，他：ボツリヌストキシン注射—小林武夫グループの16年(1989-2004)．喉頭 16(2)：67-73，2004
15）齋藤康一郎：喉頭微細手術の基本．耳喉頭頸部 86(4)：302-313，2014
16）平野 滋：声帯のマイクロフラップ手術．頭頸部外科 22(1)：19-21，2012
17）Courey MS, et al：Medial microflap for excision of benign vocal fold lesions. Laryngoscope 107(3)：340-344, 1997
18）原 浩貴：ビデオラリンゴスコープ下に行う喉頭微細手術．耳喉頭頸部 86(4)：320-325，2014
19）廣瀬 肇：Brüningsと声帯内注入術．JOHNS 16：268-271，2000
20）Arnold GE：Vocal Rehabilitation of Paralytic Dysphonia Ⅸ. Technique of Intracordal Injection. Arch Otolaryngol 76(4)：358-368, 1962
21）岩村 忍，他：片側反回神経麻痺に対するシリコン注入治療—基礎と臨床—．日気食会報 35(1)：17-27，1984
22）大久保啓介，他：声帯内BIOPEX® 注入術．音声言語医学 48：171-177，2007
23）田山二朗，他：声帯内コラーゲン注入術．音声言語医学 48：158-162，2007
24）牧山 清，他：声帯内アテロコラーゲン注入術：耳喉頭頸 86(4)：331-335，2014
25）田村悦代：声帯内自家脂肪注入術．耳喉頭頸 86(4)：326-330，2014
26）角田晃一：筋膜の挿入—声帯内側頭筋膜自家移植—．音声言語医学 41：400-402，2000
27）Tsunoda K, et al：Autologous transplantation of fascia into the vocal fold：long term result of type-1 transplantation and the future. Laryngoscope 115(12 Pt 2 Suppl 108)：1-10, 2005
28）Isshiki N, et al：Thyroplasty as a new phonosurgical technique. Acta Otolaryngol 78(5-6)：451-457, 1974
29）一色信彦：喉頭の機能外科—とくに経皮的アプローチ—．112-172，京都大学耳鼻咽喉科同窓会，京都，1977
30）一色信彦：喉頭機能外科の要点と展望．耳鼻臨床 76(増1)：725-730，1983
31）Slavit DH, et al：Arytenoid adduction and type Ⅰ thyroplasty in the treatment of aphonia. J Voice 8(1)：84-91, 1994
32）Montgomery WW, et al：Montgomery thyroplasty implant system. Ann Otol Rhinol Laryngol Suppl 170：1-16, 1997
33）Storck C, et al：Functional outcome of vocal fold medialization thyroplasty with a hydroxyapatite implant. Laryngoscope 117(6)：1118-1122, 2007
34）Daniero JJ, et al：Framework Surgery for Treatment of Unilateral Vocal Fold Paralysis. Curr Otorhinolaryngol Rep 2(2)：119-130, 2014
35）Siu J, et al：A comparison of outcomes in interventions for unilateral vocal fold paralysis：A systematic review. Laryngoscope 126(7)：1616-1624, 2016
36）平野 滋，他：再生医療—声帯粘膜の再生と臨床応用．音声言語医学 57(3)：255-260，2016
37）Hirano S, et al：Regeneration of aged vocal fold：first human case treated with fibroblast growth factor. Laryngoscope 119(1)：197-202, 2009
38）Yamashita Y, et al：Glottal reconstruction with a tissue engineering technique using polypropylene mesh：a canine experiment. Ann Otol Rhinol Laryngol 119(2)：110-117, 2010

C 代表的な疾患に対する音声外科的治療

1 声帯の良性病変

声帯の良性病変を便宜上，良性腫瘤性病変とそれ以外のものに分けて述べる。

声帯の良性腫瘤性病変として代表的なのは，声帯ポリープ，声帯結節，ポリープ様声帯〔ラインケ(Reinke)浮腫〕，および声帯囊胞である。

声帯ポリープはその形状から有茎性と広基性に分けられるが，有茎性のものは，単に鉗除を行うだけで目的を果たせるのが通例である。鉗除のための器具としては，上向き横開き鉗子が適切で，鉗子の固定された側の刃で声帯辺縁を上方に翻転させ，ポリープ全体を鉗子の中に誘導，保持してから一気に鉗除する[1](**図 3C-1**)。保持した時に余分な粘膜を挟み過ぎないように注意する。鉗除は1回で終了させ周辺の粘膜を損傷しないことが重要である。

広基性の例では，ポリープを鉗子で軽く保持し，ポリープの端からメスで切開を加え，その後に上向き横開き鉗子を鉗除すれば周辺粘膜の損傷を避けることができる。

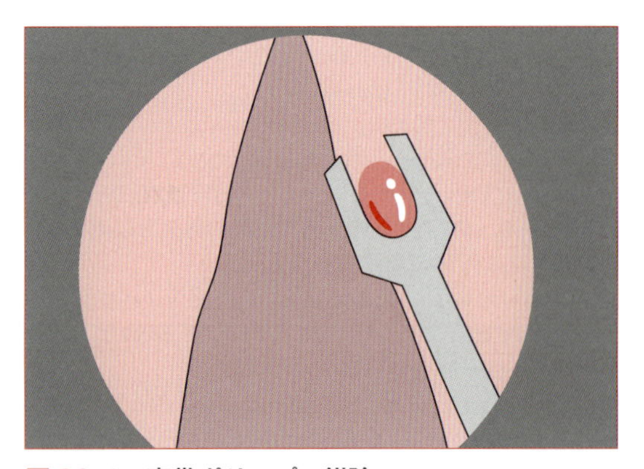

図 3C-1　声帯ポリープの鉗除

上向き横開き鉗子の固定側の刃(図の右側)で声帯上面を押さえてポリープ全体を上方に翻転させ，可動側の刃(左側)を閉じながらポリープを両刃の間に挟んで一気に鉗除する。

もちろん，いずれのタイプでも，ポリープを覆う上皮を切開してポリープを鉗除するマイクロフラップ法を行えば，局所の侵襲はさらに少なくなる。

声帯結節は，前述のように適応の決定が重要であるが，ストロボスコピーでかなり硬いもの，経過の長いものが多くの場合対象となるので，やはりポリープ手術と同様の配慮のもとに，上向き横開き鉗子で一気に鉗除することが勧められる。

ポリープ様声帯では，呼吸路の保全も目的の1つとなるので十分な減量が必要であり，このような例では，声の改善が二の次になる場合もある。手術時に最も注意すべきは声帯遊離縁の粘膜，特に声帯下面寄りの粘膜を傷つけないことである。これは術後の癒着を防止するばかりでなく，声の改善に重要である。このために，まず声帯縁から少し離れた位置で前後方向にメスで切開を加え，そこから粘膜上皮下の貯留物を吸引，排除する(sucking)。この際，単なる吸引では不十分なことが多いので，声帯下面から上方に向かって圧迫を加えて貯留物を押し出したり(squeezing)，あるいは貯留した内容物の粘稠度が高く圧出しにくい場合には，これを鉗子でつまみ出す(pinching)などの操作を加える[2]。内容物が減少して粘膜が余ってしまう場合には部分的に余剰粘膜を切除して創傷部を覆うようにする。その際，生体接着材を使用して切開部を閉じることも有効である(**図 3C-2**)。

声帯囊胞は，上皮成分の一部が粘膜固有層に迷入した類表皮囊胞と，分泌腺の開口部が閉塞される貯留囊胞があるが，いずれの場合も，囊胞壁を含めた完全摘出が望ましい。そのためには囊胞に直接切り込まないように注意しながら周辺から囊胞に達し，囊胞全体を包むように上向き横開き鉗子などを用いて周辺組織から切り離すように摘出

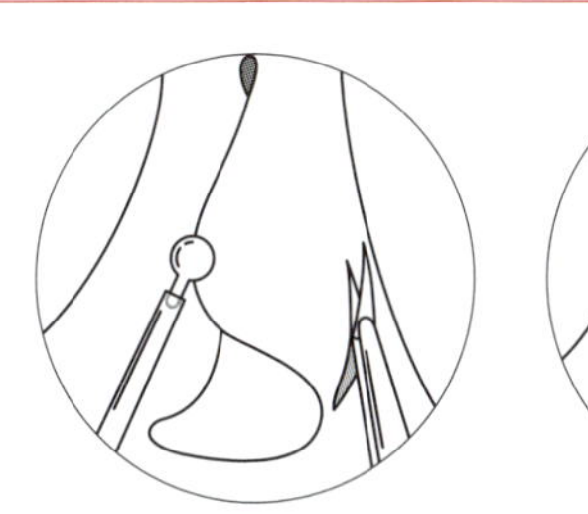
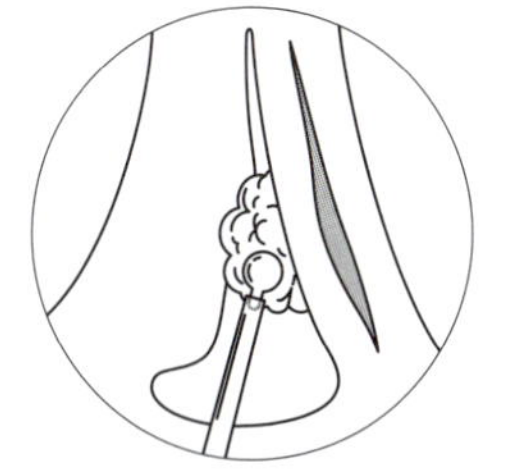

a：声帯上面外側部に切開を入れる　b：貯留物を吸引，声帯下面からの圧迫などで除去する

図 3C-2　ポリープ様声帯の手術

声帯辺縁部の粘膜を温存する。
〔米川紘子，他：ポリープ様声帯の手術法：Squeezing 法について．耳鼻と臨床 32(5)：793-798，1986〕

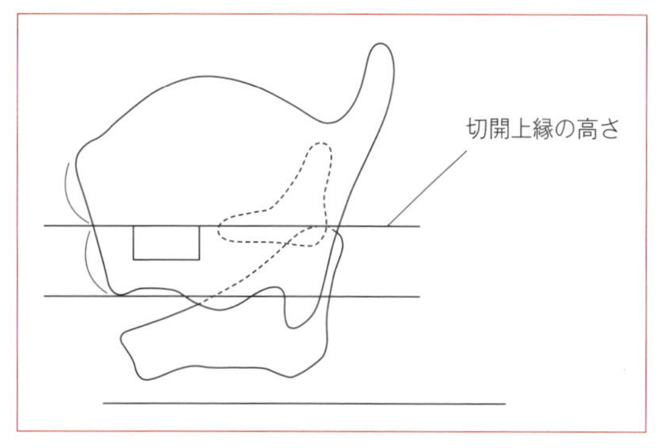

図 3C-3　甲状軟骨形成術 I 型の開窓の上縁

甲状軟骨前面の長さの 1/2 の高さで，軟骨下面と平行になるようにする。
〔齋藤 幹：甲状軟骨形成術 I 型と披裂軟骨内転術．耳喉頭頸 86(4)：336-340，2014〕

することが求められる。

腫瘤性以外の病変としては**声帯溝（みぞ）症**がある。声帯溝症に対して，現在最も有効と思われるのは前述した自家筋膜挿入（移植）術である。具体的には，声帯上面に前後方向に走る切開を加えて溝を含む上皮部分を剥離，上皮下にポケットを作製する。そこに，あらかじめ耳後部切開によって採取した自家側頭筋膜を筒状に丸めて吸収糸で縛ったものを挿入する（**図 3B-2** ➡ p.84）。

最後に切開部を吸収糸で縫合して術を終わる。縫合に際してはこれらの操作を手術顕微鏡下で行うために考案された“さすまた”状の器具を用いて，縫合の結び目を切開部に押し付けるように固定するとよい。

2 声帯麻痺

声帯麻痺に対する手術としては，声門閉鎖不全を改善する目的で，麻痺側声帯を正中に近づける術式が最も一般的である。なお，頸部手術，特に甲状腺悪性腫瘍の手術に際して，やむなく反回神経を切断あるいは切除する場合に，その結果起こるべき麻痺の事前対策として，他所から神経枝の一部を移植して神経再生をはかる方式があるが，これはやや特殊な方式であるのでここでは詳細を割愛する。

声門閉鎖不全の解消策として最も広く行われているのは前述した**甲状軟骨形成術 I 型**である。その概要はすでに述べた通りであるが，ここでは，より具体的に述べる。

局所麻酔下に甲状軟骨を露出し，麻痺側の甲状軟骨板に四角形の開窓を行う。開窓の位置は**図 3C-3**[3]のように，上縁を甲状軟骨前縁の 1/2 の高さで，甲状軟骨下面と平行な線上とする。窓の大きさは大体，10 mm×5 mm 程度である。開窓はメスで行うことが多いが，高齢男性などで甲状軟骨が化骨（石灰化）して固い場合にはカッティング・バー（耳手術用）を用いることもある。開窓時に内軟骨膜を損傷しないように注意する[3]。

内軟骨膜を甲状軟骨内面から慎重に剥離した後，適当な大きさの挿入物を開窓部から挿入し，内軟骨膜ごと声帯を内側に圧迫して声門を狭めるようにする。挿入物として，当初はシリコンブロックが多用されたが，PL 法（製造物責任者法）の施行後はシリコンが医用材料として認可されないため，その使用は廃れた。その後は**ゴアテックス**を折り畳むようにして挿入する方式（**図 3C-4**）が各施設で行われるようになった。しかし，ゴアテックスは経年的に劣化する場合もあるので，現在では組織刺激性がほとんどない**チタンブロック**が多くの施設で用いられるようになっている。ただし，チタン製材の喉頭手術への医学的適応が未承認であることから，各施設で個々に倫理委員会での承認を得て使用されている現状である。挿入

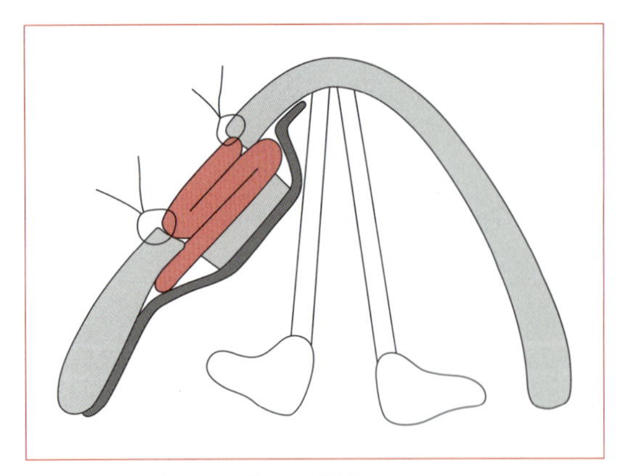

図 3C-4　ゴアテックスの挿入
甲状軟骨形成術Ⅰ型で，開窓部からゴアテックスを折り畳みながら挿入，固定する。

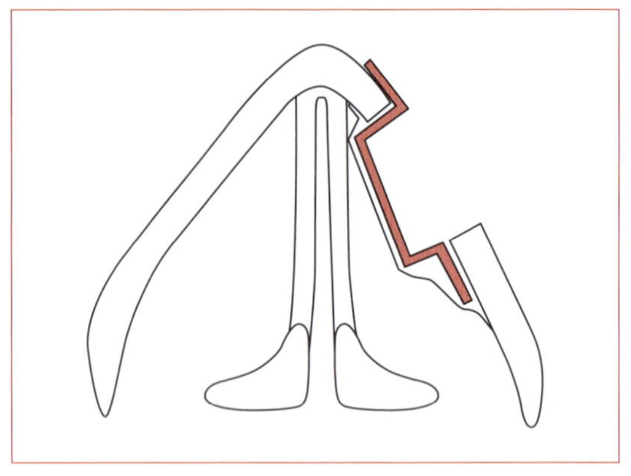

図 3C-5　チタンプレートの挿入
甲状軟骨形成術Ⅰ型で，開窓部からチタンプレートを挿入，固定する。

するチタンは板状のものを折り曲げて使用されるのが一般的で甲状軟骨下に置く場合もあり，また板の端を開窓部の外に固定する場合もある(**図 3C-5**)[4]。これらの手術は前述のとおり，原則的に局麻下に施行され，挿入時に患者に発声させ，最も効果的に声の改善が得られる挿入位置を定め，その位置に固定した後に創を閉じて手術を完了する(Side memo 14)。

次に披裂軟骨内転術は，外切開の後，一色の原法では輪状甲状関節を外して甲状軟骨板を後方で持ち上げ，輪状披裂関節を同定してから披裂軟骨筋突起に糸をかけ，側輪状披裂筋の走行，すなわち前下方に筋突起を引くようにして甲状軟骨の適当な部位に固定する。牽引する糸としてはナイロンの撚り糸などが用いられる。

なお，輪状甲状関節を外さず，甲状軟骨板の後方に開窓して，その窓を介して輪状披裂関節を同定し，糸をかける方式，あるいはその開窓部から側輪状披裂筋の筋突起付着部そのものに糸をかけて牽引する方法などの変法があり[5,6]，いずれも披裂軟骨筋突起を前下方に引くことによって披裂軟骨声帯突起を内転，固定して声帯を発声中の位置，すなわち正中に寄せるのが本法の骨子である。一般に手術は局麻下に行われ，糸の牽引時に発声させて至適な牽引方向や牽引する力の程度を確認して糸の固定を行う。

披裂軟骨内転術は，声帯の内転にきわめて有効であるが，声帯遊離縁(内縁)，特に声門中央部を内方に寄せる効果は必ずしも期待できない。したがって，特に陳旧例で声帯萎縮が進行しているような場合には，本法と前述した甲状軟骨形成術Ⅰ型を併用(同時施行)することが有効であると考える。

Side Memo 14　ゴアテックスとチタン

ゴアテックスとは，アメリカの「ゴアテックス社」の登録商標であり，テフロンを延伸加工したフィルムとポリウレタンポリマーを複合して作られた布状の製材で，医療用としては一般に組織補強材料として用いられている。当初は人工血管として開発されたが，現在では種々の分野で用いられる。特徴としては素材に無数の小孔があり，防水性と透湿性(水蒸気は通すが，水は通さない)を備えていることが挙げられる。リボン状あるいは板状のものがあり，喉頭手術では前者が使われている。

チタン(titanium)は原子番号 22 の元素で，比重が軽く，耐食性と生体親和性に富み，MRI 検査にも適した非磁性をもつ金属で，医用材料として広く用いられている。喉頭手術などでは純チタンを板状で用いることが多いが，特に高強度を要する整形外科素材としてはバナジウムとの合金が用いられ人工関節などに応用されている。

3 喉頭外傷

喉頭は軟骨の箱に囲まれた構造になっており，また意識的に頭部を前屈させれば(例えばボクシ

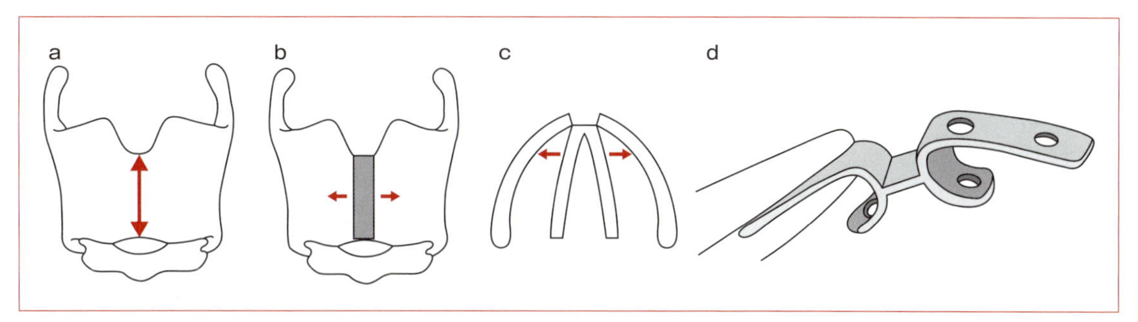

図 3C-6　甲状軟骨形成術Ⅱ型(原理とチタンブリッジ)

甲状軟骨前面を正中で離断し，チタンブリッジで押し開く。
〔a～c：溝口兼司，他：喉頭枠組み手術②痙攣性発声障害に対して．MB ENTONI 173：31-37，2014〕

ングで構える際，顎を引いた姿勢をとるように)硬い下顎部に隠れるようになるため比較的外力からは保護された位置にある。しかし後方に硬い頸椎があるため，不意に前方から強い力が加わった場合などには，軟骨そのものの損傷(軟骨骨折)や内腔の粘膜損傷が起こりうる。運転中に追突した時，ハンドルで前頸部を強打したり，助手席でダッシュボードに同部を打ち付けたりするのがその例である。

外傷の直後から嗄声をきたす場合，軟骨骨折に伴う内腔の変形，あるいは内腔粘膜損傷が考えられ，喉頭所見，画像検査で傷害の詳細を検討することが先決である。骨折を認めた場合，もし変位があれば急性期を過ぎた時点で頸部切開を行って位置矯正を行う。内腔の損傷は一般に保存的治療(安静と抗菌薬投与など)で経過を観察することが多い。

4 痙攣性発声障害

痙攣性発声障害は前述のように喉頭の局所性ジストニアと考えられており，抜本的な治療はなく，症状改善のための治療，特にボトックス注射が広く行われていることは前述の通りである。

これに対して，特に内転型痙攣性発声障害症例では，声帯の過内転を妨げるような外科的処置が行われることも少なくない。その代表的なものは**甲状軟骨形成術Ⅱ型**である。この方法は，甲状軟骨前面正に正中切開を加えて，左右の軟骨板を側方に押し開き，そこにチタン製のブリッジを挿入固定するもので，この操作によって左右の声帯の閉鎖力を弱めようとするものである[7](**図 3C-6**)。チタンブリッジには，切開部をどの位開大するかによっていくつかのサイズがあり，術中に患者に発声させて至適な開大度を決め，それに応じてブリッジのサイズを決める。これらの操作中，前連合部を損傷して喉頭内腔を開放しないことが最も重要であり，そのためには，この部分の解剖学的構造を熟知し，慎重な操作を加える必要がある[8]。この術式の特徴の1つは，手術に可逆性があることで，術後の経過などからブリッジを除去したり，あるいは別のサイズのブリッジに置き換えたりすることも可能である。

他の方式としては，一側または両側の甲状披裂筋を喉頭内視鏡下に除去する方法がある。具体的には声帯辺縁の粘膜を損傷しないように声帯上面やや側方寄りに前後方向に切開を加え，粘膜下に鉗子などを使って甲状披裂筋を除去するものである[9]。この方式も声帯の閉鎖力を弱め，結果的に痙攣性発声障害の症状を軽減するものである。ただし，手術に可逆性がなく，また術後に多少の気息声を残す場合もありうる。

5 補遺

その他の疾患として喉頭悪性腫瘍があるが，この場合の音声症状は腫瘍に伴う副次的なものであり，その治療にあたっては原疾患である腫瘍の根治が最大の目的となる。したがって音声改善そのものを目指す治療はないといえよう。ただし，腫瘍の完治後に声門閉鎖不全や声帯の瘢痕化を残すような場合には，それぞれ適切な治療方式が選択されることがある。

なお，腫瘍の治療にあたって，前章で述べたような各種のレーザー手術が行われることがあることを付記しておく。

■ 文献

1) 望月隆一：音声外科手術②喉頭微細手術．MB ENTONI 173：17-24，2014
2) 米川紘子，他：ポリープ様声帯の手術法：Squeezing 法について．耳鼻 32(5)：793-798，1986
3) 齋藤 幹：甲状軟骨形成術Ⅰ型と披裂軟骨内転術．耳喉頭頸 86(4)：336-340，2014
4) 松島康二：チタン製インプラントを用いた甲状軟骨形成術Ⅰ型についての検討．日耳鼻 118(8)：1027-1036，2015
5) Tokashiki R, et al：A "fenestration approach" for arytenoid adduction through the thyroid ala combined with type Ⅰ thyroplasty. Laryngoscope. 117(10)：1882-1887, 2007
6) 中村一博：喉頭枠組み手術①喉頭麻痺に対して．MB ENTONI 173：26-30，2014
7) 溝口兼司，他：喉頭枠組み手術②痙攣性発声障害に対して．MB ENTONI 173：31-37，2014
8) 松島康二，他：甲状軟骨形成術Ⅱ型成功のための前交連周囲の手術手技．喉頭 26：6-11，2014
9) Nakamura K, et al：Surgical treatment for adductor spasmodic dysphonia--efficacy of bilateral thyroarytenoid myectomy under microlaryngoscopy. Acta Otolaryngol 128(12)：1348-1353, 2008

4章

音声障害の行動学的治療

A 音声障害の行動学的治療と適応

B 行動学的治療（音声治療）の適応を考慮すべき疾患

C 間接訓練

D 直接訓練

A 音声障害の行動学的治療と適応

1 音声障害の行動学的治療（間接訓練と直接訓練）

音声障害の行動学的治療は，これまでの不適切な発声行動に関する教育や，発声に関する不適切な環境調整などの間接訓練（声の衛生指導）と，実際に発声を伴う直接訓練（音声訓練）に大別されてきた。間接訓練には，発声のしくみや声の衛生についての**患者教育**と，不適切な発声環境の調整，さらに訓練への動機づけやストレスマネジメントなどの**カウンセリング**が含まれている。一方，直接訓練は，(1)声質や声の高さや大きさを聞き分ける**聴覚弁別力訓練**，(2)声門閉鎖や声の高さの調節や反射性発声（笑い声，あくび，ため息など）などの**発声機能訓練**，(3)**呼吸訓練**，(4)**喉頭や共鳴腔の筋緊張の調整訓練**，(5)**発声に関与する体性感覚訓練**などに大別できる。さらに，これらの大別された訓練を患者の症状に応じて行う訓練を**症状（病態）対処的訓練**と呼び，これらを一括してまとめて行う訓練を**包括的訓練**と呼ぶこともある。

ⓐ 治療効果を上げるには

2010年に発表されたCochrane Libraryでは，視診上，明らかな器質的疾患が認められない16歳以上の機能性発声障害患者と，声の誤用・濫用が原因と考えられる微小な声帯粘膜変化による音声障害患者を対象に，音声治療の効果に関するメタアナリシスを行っている。音声治療を施行した群は，実施した治療方法によって，①直接訓練群，②間接訓練群，③直接訓練と間接訓練の併用群，④耳鼻咽喉科医による声の衛生指導と薬物療法群の4群に分けて検証している。

その結果，直接訓練群のみの効果を対照群と比較して検証した報告はほとんどなく，また間接的訓練群の治療効果も対照群と比べて有意な治療効果は認められなかった。一方，直接訓練と間接訓練の併用訓練群では，自覚的評価（VPQ，V-RQOL），他覚的評価（聴覚心理的評価GRBASやBuffalo Voice Profileなどの定性的評価）と機器的評価（音響分析：jitter，shimmer）のすべてにおいて，対照群と比較して有意な治療効果が認められた。さらにその治療効果は少なくとも14週間は自覚的評価と他覚的評価において明らかに持続したとされている。したがって，音声障害の行動学的治療は，直接訓練と間接訓練に分けて別々に実施せずに，常に併行して行うことが望ましい。

2 訓練目標と実施方法

ⓐ 間接訓練

❶ 概要

間接訓練は，発声のしくみや声の衛生に必要な知識の患者教育と，不適切な発声環境の調整，さらに訓練への動機づけやストレスマネジメントなどのカウンセリングに大別される。後述の直接訓練と比べると，全体の20%程度の時間が費やされているという報告がある。さらにそのなかでは，主に不適切な発声環境の調整とストレスマネジメントおよび自宅での課題学習の準備に，最も時間が費やされている。また対象とする疾患によっても，指導内容は異なっている。例えば不適切な発声環境の調整では，声帯麻痺や声帯萎縮よりも瘢痕声帯や腫瘤性病変を対象とする場合に時間が割かれている。一方で，ストレスマネジメントは，腫瘤性病変よりも機能性発声障害を対象とする場合に時間が割かれる傾向がある。また，声帯萎縮を対象とする場合には，瘢痕声帯よりも自宅での課題学習の準備に十分な時間を割かれている。

❷ 患者教育

知識教育の内容としては，発声のしくみの他に水分摂取（声帯粘膜の保湿），咽喉逆流症（声帯粘膜の保護），適切な声の大きさと声の使用時間の制限（声帯粘膜の保護）などの声の衛生指導が中心となる。指導は，マンツーマンの場合が多いが，ときにグループ指導もありうる。

❸ カウンセリング

カウンセリングでは主に**動機づけ面接法**と**認知行動療法**が用いられる。指導は常にマンツーマンが原則である。

(a) 動機づけ面接法

動機づけ面接法は，変化への動機づけを患者のなかから引き出し強めるためのカウンセリングであり，いわゆるクライエント中心療法でありながら治療者が方向性をもって誘導していくとされている。最初はアルコール依存症に対する治療として始まったが，近年，臨床試験データを積み重ね，さまざまな対象に効果を示すエビデンスも蓄積されている。

(b) 認知行動療法

認知行動療法は，「人間のものの考え方や受け取り方が，その人の気分や行動に影響を与える」という関係性を基盤とした心理療法の1つである。人間の思考というのは，それまでの人生経験や積み重ねてきたさまざまな記憶，個人に特有の情報処理様式から成り立つと考えられている。ところが，強いストレスや危機的状況にあると，通常では考えられない認知の偏りが生じ，「抑うつ的な思考」が生じ，気分も落ち込み行動にまで影響する。認知行動療法では，歪んだり偏った思考を自ら認識して軌道修正することで，自分に対して「やればできる感」を育み，問題対処能力を身につけさせる。

図 4A-1 のモデルで示すように，患者の感情的な不安定のきっかけとなった出来事，その際の感情の内容と強さ，あるいは，感情的なふるまい（行動の非活性化，怒りの表出，衝動的行為，または回避）の深刻さ，さらにその際に引き起こされる自動思考を患者自身が特定できるように支援するのが認知行動療法である。認知行動療法では，以下のような具体的な手続きをとる。

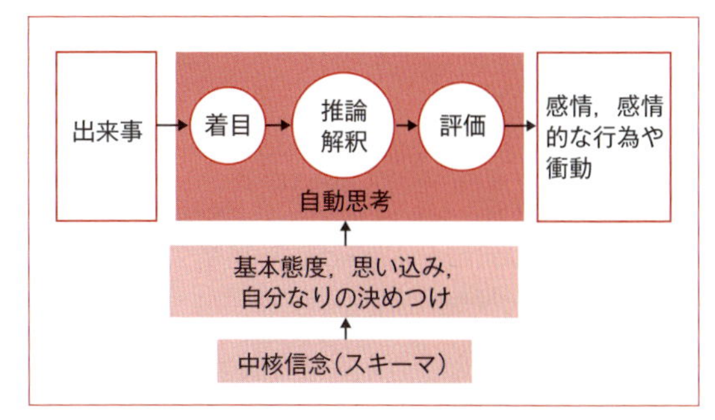

図 4A-1　認知行動療法における認知モデル

- **エピソード把握**：気分の落ち込みや不安，あるいは制御困難な衝動を覚えたエピソードを語ってもらう。
- **軽い疑念をはさむ**：事実関係をより具体的に確認しながら，制御できない感情や衝動を覚えたときの患者自身の受け止め方について，「ある側面ばかりに着目し過ぎる」「ある方向に傾いた推論になってないか」などのように疑問を軽くはさむ。ここでは疑問を強調しない。
- **患者とともに認知の不都合さを検討**：受け止め方の不都合さについて，本人が自覚し受容できるようにじっくりと時間をかけた対話やワークを進めていく。
- **不都合さの命名（思考の対象化）**：受け止め方の不都合さのパターンに対して命名することで，問題は患者自身ではなく，患者自身が時に用いてしまう思考の仕方が不都合であることを理解させる。
- **不都合な認知をとらえるスキル訓練**：自身の不都合な自動思考をとらえて検討を加え修正する習慣が自動化するまで，面接や宿題で課題を課して生活場面での浸透を促す。
- **対人スキル面，生活習慣面での変化の促進**：患者自身の認知の変化によって，行動面つまり対人スキルや，生活習慣，回避的な行動の減少（積極性の向上）など，相乗的な効果が生まれる。面接では，そうした相乗効果の過程を具体的に取りあげて，悪循環が減弱しよい循環に置き換わりつつあることを強調し，やればできるという自己効力感を高めることが重要である。

表 4A-1　症状対処的訓練(促通法)と影響する声の要素

促通法	影響する声の要素		
	声の大きさ	声の高さ	声質
1. altering tongue position(舌の位置の移動)			○
2. change of loudness(声の大きさの調節)	○	○	○
3. chewing approach(咀嚼法)	○	○	○
4. digital manipulation(指圧法)		○	○
5. ear training(聴覚訓練)	○	○	○
6. elimination of abuses(声の濫用防止)		○	○
7. elimination of hard glottal attack(硬起声発声防止)	○		○
8. establishing new pitch(新しいピッチの確立)		○	
9. explanation of the problem(問題点の説明)	○	○	○
10. feedback(フィードバック)	○	○	○
11. hierarchy analysis(階層的分析法)	○	○	○
12. negative practice(否定練習)	○	○	○
13. open mouth approach(開口法)	○	○	○
14. pitch inflections(ピッチの変調)	○	○	○
15. pushing approach(プッシング法)	○		○
16. relaxation(リラクゼーション法)	○	○	○
17. respiration training(呼吸訓練)	○		○
18. target voice models(目標音声のモデル)	○	○	○
19. voice rest(声の安静)		○	○
20. yawn-sigh approach(あくび・ため息法)	○	○	○

〔城本 修：言語聴覚士の立場から―音声治療の効果に関するエビデンス―．音声言語医学 50(2)：137，2009〕

ⓑ 直接訓練

直接訓練は，発声行動の生理的側面へのアプローチであり，音声障害患者にその場で実際に発声させながら直接的に発声行動を修正する。さらに，直接訓練は，声の高さ，声の大きさ，声質，声の持続性の異常に着目し，その原因となる誤った発声行動を改善する**症状(病態)対処的訓練**と，呼吸，発声，共鳴などの発声過程を包括的に捉えたうえで，それぞれのバランスを整える**包括的訓練**に大別される。訓練形態は，言語聴覚士と音声障害患者のマンツーマンが基本である。

❶ 症状対処的訓練

1971年の米国のBoone's facilitating approachがその基礎となっている。初版では**表 4A-1** のように20の**促通法**として紹介され，その後，詠唱法(chant-talk)や内緒話法(confidential voice)，共鳴法(focus)，フライ発声(glottal fry)，吸気発声(inhalation phonation)などが追加され，さらにそれまでの20の促通法も適宜取捨選択されて，現在では25の促通法にまで改正されている。しかし，このなかでは明確な間接訓練と直接訓練の区別はなく混在している。さらに，音声症状と促通法の生理学的な対応関係を示す報告はきわめて少なく，臨床経験に基づくものが多いため，エビデンスレベルも低い。その大きな理由は，対照群のない症例研究が多く，ランダム化比較試験を行った研究が数少ないからである。実際に臨床場面においても，特定の促通法のみを実施することは少なく，いくつかの促通法を音声障害患者の症状や程度に合わせて，適宜組み合わせて用いることが多い。これを**ショットガンアプローチ**とか**マシンガンアプローチ**と呼ぶこともある。したがって，単独の促通法の効果を検証するのは難しいとも言える。

近年，**指圧法**(digital manipulation)が**喉頭マッサージ**(manual circumlaryngeal therapy)や**触診法**(laryngeal palpation therapy)として発展し，生理学的検証や効果検証が行われている。さらに，**トリル**，**ハミング**や**共鳴法**に加えて，ストローを利用した**チューブ発声法**や**呼気流発声**

(flow phonation)などは，**声道の二次狭窄発声法**(semi-occluded vocal tract therapy；SOVT)としてまとめられ，現在，コンピュータシミュレーションによる発声モデルや摘出喉頭による実験，さらに臨床データの蓄積が行われ，生理学的検証が進んでいる。

❷ 包括的訓練

アクセント法(Accent method)，**レサック-マドソン共鳴強調訓練**(Lessac-Madsen resonant voice therapy)や**発声機能拡張訓練**(Vocal function exercise)などがある。

呼吸-発声-共鳴過程のバランスが悪くなることで，音声障害は生じている。このため包括的訓練とは，発声の生理を包括的に捉え，そのバランスを本来のニュートラルな状態に戻すことによって音声障害が改善するという仮説に基づいている。したがって，音声障害患者の音声症状に合わせて各訓練法を選択するわけではない。日常生活への般化までを含む一連のプログラム化された訓練によって，呼吸-発声-共鳴の全過程を包括的に改善する。したがって，症状対処的訓練に比して，訓練効果の即時的評価が難しい。しかし，これらの包括的訓練は，どの訓練法もエビデンスレベルが高いことが報告されている。

ただし，それぞれの訓練法の生理学的検証は難しく，訓練前後の効果に関するエビデンスが示されているに過ぎない。

近年，自然言語解析の手法を使って単語やフレーズに分割し，それらの出現頻度や相関関係から分析して有用な情報を抽出するテキストマイニングという手法を用いて，これらの訓練法に関する文献から，次に示す5つの概念が導き出された(**図 4A-2**)。

すなわち，(1)声質や声の高さや大きさを聞き分ける**聴覚弁別力訓練**，(2)声門閉鎖や声の高さの調節や反射性発声(笑い声，あくび，ため息など)などの**発声機能訓練**，(3)**呼吸訓練**，(4)喉頭や共鳴腔の筋緊張と姿勢の**調整訓練**，(5)発声に関与する**体性感覚訓練**である。包括的訓練は，このように5つの概念からなる訓練を包括的にプログラム化した訓練であるとも言える。

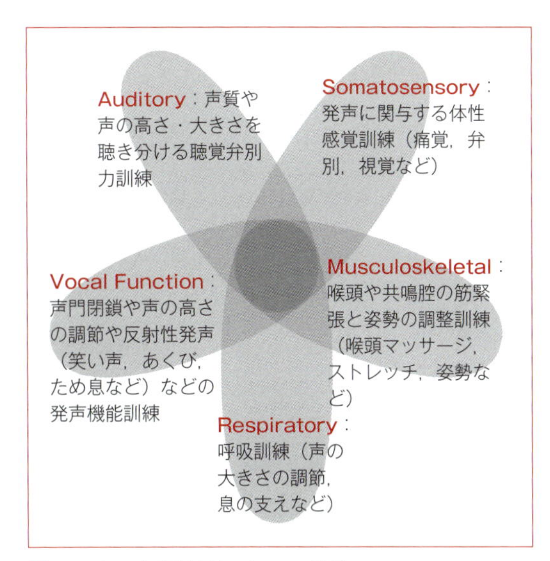

図 4A-2　音声治療の 5 つの概念
〔Van Stan JH, et al：Am J Speech Lang Pathol 24(2)：101-125, 2015〕

3 行動学的治療の適応

音声障害の行動学的治療の対象となるのは，①視診上，明らかな器質的疾患が認められない機能性発声障害患者(痙攣性発声障害，反回神経麻痺などの局所的神経疾患，パーキンソン病，アルツハイマー病や筋萎縮性側索硬化症などの全身性神経疾患，角化症や肉芽腫，乳頭腫などの器質的疾患，喉頭形成不全，老人性嗄声，喉頭癌，胃食道逆流症，腫瘍などを除く)と，②声の誤用・濫用が原因と考えられる微小な声帯粘膜変化による音声障害患者である。つまり，器質的疾患の有無にかかわらず，発声時の機能的要因が音声障害の原因となっている音声障害患者が対象と言える。また音声の専門外来を訪れる機能性発声障害患者は，音声障害患者総数の10～40%程度と言われている。機能性発声障害とは，音声障害の臨床場面では，喉頭視診では声帯の器質的異常や神経学的異常が観察されないにもかかわらず，発声時の後部声門間隙や仮声帯の過内転などの声門上部狭窄などが認められ，嗄声や音声疲労などの症状を訴えるものとされる。

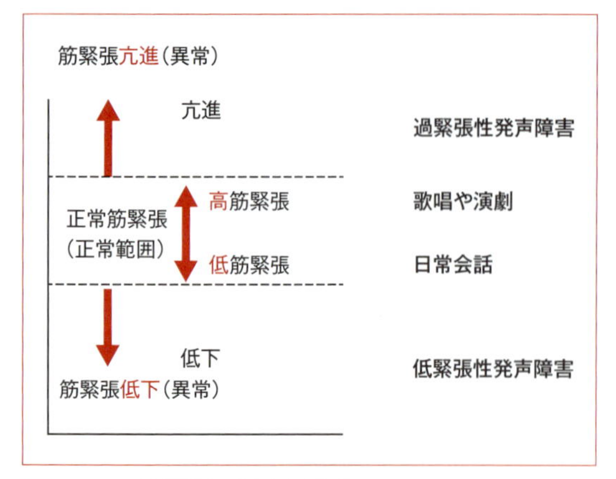

図 4A-3　筋緊張の程度と発声

〔斉藤秀之，他(編)：緊張に挑む：筋緊張を深く理解し，治療技術をアップする！ 3，文光堂，2015を改変〕

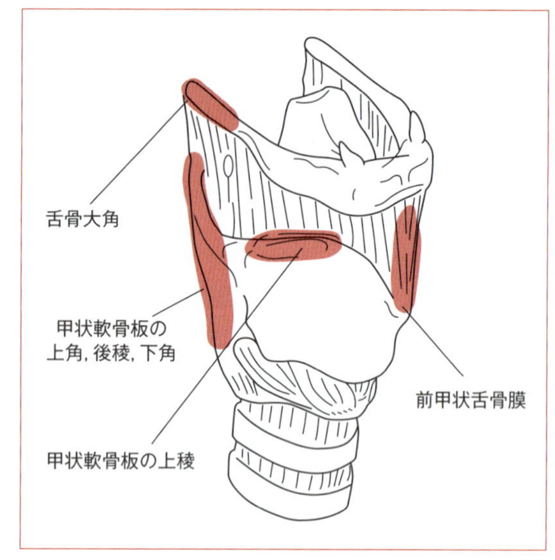

図 4A-4　喉頭周囲筋の疼痛部

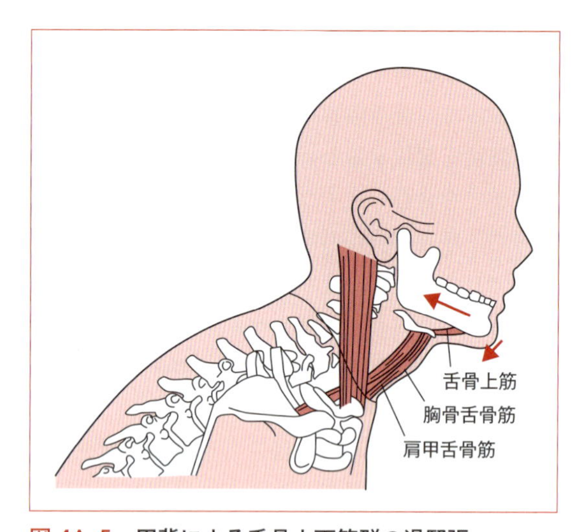

図 4A-5　円背による舌骨上下筋群の過緊張

しかし，機能性発声障害と一口に言っても，その英語名だけでも functional dysphonia，hyperfunctional dysphonia，adaptive dysphonia，hypoadducted hyperfunction，hypofunctional dysphonia，muscle tension dysphonia，psychogenic voice disorders，non-organic voice disorder，ventricular dysphonia などと混迷を極めており，和名でも，機能性発声障害，過緊張性発声障害，低緊張性発声障害，非器質性音声障害，仮声帯発声，心因性音声障害など，やはりさまざまな名称で呼ばれている。本来，筋緊張とは，広義には安静時における筋の活動状態を意味している。したがって，運動時の筋活動によって筋張力が発生し，関節運動が起こっているときも筋緊張が変化している。それ故，筋緊張の測定は安静時の筋緊張を基準にして，筋緊張が高いか低いか判断しなければならない。つまり**図 4A-3** のように，発声では呼息時の筋緊張を基準に，発声時の筋緊張が高いか低いかという判断が必要である。

図 4A-3 のように，正常範囲の高・低筋緊張と筋緊張異常の判断は難しい。さらに，病因についても，呼気筋(特に腹筋群)の過活動による発声時の呼吸コントロールの未熟さ，音声酷使，誤った発声法，咽喉頭逆流症，これに加えて，性格傾向(内向型，不安神経症的傾向)から来るストレス場面での過緊張などが複雑に絡み合っていると考えられている。

したがって前述したような喉頭視診だけでなく，機能的要因を示す症状を的確に見つけ出すことが必要である。例えば外喉頭筋の過緊張による舌骨と甲状軟骨の接近やその周囲筋の疼痛(**図 4A-4**)，発声時の舌骨上下筋群の過緊張(**図 4A-5**)，発声時の舌の左右交互反復運動の稚拙さや発声時の舌背挙上，発声時の開口制限などが挙げられる(**表 4A-2**)。逆にこれらの機能的要因に対して診断的音声治療を実施し音声障害が改善すれば，機能的要因の存在が疑われる。

表 4A-2　機能的要因の評価

項目	方法	基準
舌の突出	発声しながら舌を突出	舌尖部が下唇よりも前方
舌の左右交互反復運動	発声しながら舌を左右交互反復	舌尖が左右口角に接する
舌尖挙上	発声しながら/ɾ/	舌尖が上歯の裏に接する，舌のトリル可能
口唇トリル	口唇のトリル	トリル可能
口唇引き	/çi/の発声	左右対称で軽く上下歯は開いている
口唇突出	/ɸɯ/の発声	左右対称に口唇突出
下顎下制	発声しながらあくび	開口 35 mm 以上（約 3 横指）

4 行動学的治療計画の立案の留意点

a 訓練効果の測定

訓練効果の評価にあたっては，訓練前後に少なくとも喉頭視診，聴覚心理的評価，音響分析，音声障害患者自身の自覚的評価などが必要である。さらに厳密な訓練効果検証という意味においては，被験者をランダムに非訓練群と訓練群のように 2 群以上に分けて比較するランダム化比較試験による効果検証が望ましい。しかし，訓練群と非訓練群のように 2 群に分けることは，行動学的治療では倫理的に問題が生ずることもある。したがって，近年，クロスオーバー・デザインという倫理的な問題を排除できる研究デザインが提唱されるようになってきた。

b 訓練内容（間接訓練と直接訓練の選択）

基本的には，間接訓練と直接訓練は併用すべきで，それぞれ単独で実施する効果は低い。1 セッションでの間接訓練と直接訓練の割合は，音声障害患者のアドヒアランスや疾患の種類や程度によっても変わるが，患者は直接訓練のほうが効果を感じやすいので，直接訓練の割合を増やすほうがよい。また，訓練内容もできるだけ詳細にプログラム化し，言語聴覚士が誰でも一定のレベルで遂行可能なプログラムにすることが望ましい。

c 介入頻度と介入方法

近年，1 セッションを 45 分程度として週に 1 セッション程度とする従来の訓練頻度から，週に 4 セッションで 4 週間というような集中型訓練や，1 日 4〜5 セッションで 4〜5 日間の超集中型訓練なども提唱され，効果検証も報告されるようになってきた。その結果，集中型訓練のほうが明らかに従来型訓練よりも効果が高かったと報告されている。普及の背景として，Skype のような無料 IP 電話が普及し自宅でも訓練を受けることが可能となったことや，パソコンの普及により自動訓練プログラムを利用した自宅学習が可能となったことなどが挙げられる。今後もこの傾向は続くであろう。

さらに個別訓練と集団訓練を比較した先行研究では，間接訓練のような患者教育には，集団訓練のほうが効率的で一定の効果を認めたとされている。また，音声障害患者同士によるピア・カウンセリングも訓練への動機づけには効果があると思われる。しかし，こうした先行研究は数も少なくさらなる検証が必要である。

d 長期フォローアップ

機能的要因への行動学的治療では，どのくらいの期間，訓練効果が維持できるかという報告はまだ少ない。半年間で 76%，1 年間で約半数は維持できたという報告もあるが，その一方で 6 年間経過すると 51% に喉頭の器質的疾患や嗄声が認められたとする報告もある。つまり，現状では訓練効果の永続性は認められていない。今後の検証が必要である。

文献

1）Van Stan JH, et al : A taxonomy of voice therapy. Am J Speech Lang Pathol 24(2) : 101-125, 2015
2）Ruotsalainen JH, et al : Interventions for preventing voice disorders in adults(review). The Cochrane Library, Issue 7. 2010
3）Gartner-Schmidt JL, et al : Quantifying component parts of indirect and direct voice therapy related to different voice disorders. J Voice 27(2) : 210-216,

4 章 音声障害の行動学的治療

2013
4) 神村栄一：(カウンセリングテクニック入門)認知再構成—認知のストレッチ．臨床心理学 増刊第7号：130-134，2015
5) 城本 修：言語聴覚士の立場から—音声治療の効果に関するエビデンス—．音声言語医学 50(2)：136-143，2009
6) Rangarathnam B, et al：Telepractice Versus In-Person Delivery of Voice Therapy for Primary Muscle Tension Dysphonia. Am J Speech Lang Pathol 24(3)：386-399, 2015
7) Speyer R：Effects of voice therapy：a systematic review. J Voice 22(5)：565-580, 2008
8) De Bodt M, et al：Temporal Variables in Voice Therapy. J Voice 29(5)：611-617, 2015
9) 斉藤秀之，他(編)：緊張に挑む：筋緊張を深く理解し，治療技術をアップする！　文光堂，2015
10) Aronson AE：Clinical voice disorders(3rd). Thieme medical(NY), 1990
11) 鈴木重行：写真でわかる！　1冊で習得する！　嚥下障害エクササイズ＆ストレッチ マスターBOOK. Gene，2017

B 行動学的治療(音声治療)の適応を考慮すべき疾患

1 心因性発声障害

米国精神医学会の診断基準DSM-Ⅳ-TRでは，心因性発声障害(失声)は身体表現性障害のうちの転換性障害に含まれる身体症状の1つと考えられてきた。しかし，最新の診断基準DSM-5においては，身体表現性障害という上位診断カテゴリーはなくなり，代わりに身体症状症および関連症群という新しい上位診断カテゴリーとなった。さらに，身体症状症および関連症群は，身体症状症，病気不安症，変換症，他の医学的疾患に影響する心理的要因，作為症，他の特定される身体症状症および関連症，特定不能の身体症状症および関連症の7つに下位分類された(**図4B-1**)。

ⓐ 変換症/転換性障害(機能性神経症状症)

❶ 転換性障害から変換症へ

conversion disorderは，DSM-Ⅳ-TRまでは転換性障害と訳されていたが，訳語の変更によって「変換症」と訳されるようになった。このconversion disorderは1980年の米国精神医学会のDSM-Ⅲから登場した概念で，それまでヒステリーと呼ばれてきた病態を表している。DSM-Ⅰ，DSM-Ⅱでは，ヒステリー神経症という用語で表され，症状の特徴から転換型，解離型に分類されてきた。しかし，ヒステリー神経症という用語の曖昧さからDSM-Ⅲではこれらの用語を廃し，ヒステリー神経症を身体表現性障害と解離性障害に分け，前者の下位診断の1つとして転換性障害が位置づけられた。DSM-Ⅳ，DSM-Ⅳ-TRでは，これを引き継ぎ，DSM-5でもこの位置づけには大きな変更はない。しかし，DSM-5では変換症とともに「機能性神経症状症(functional neurological symptom disorder)」という用語も与えられている。

❷ ヒステリーの研究

ヒステリーは，古代ギリシャ時代のヒポクラテスまでさかのぼり，その語源が子宮であることは

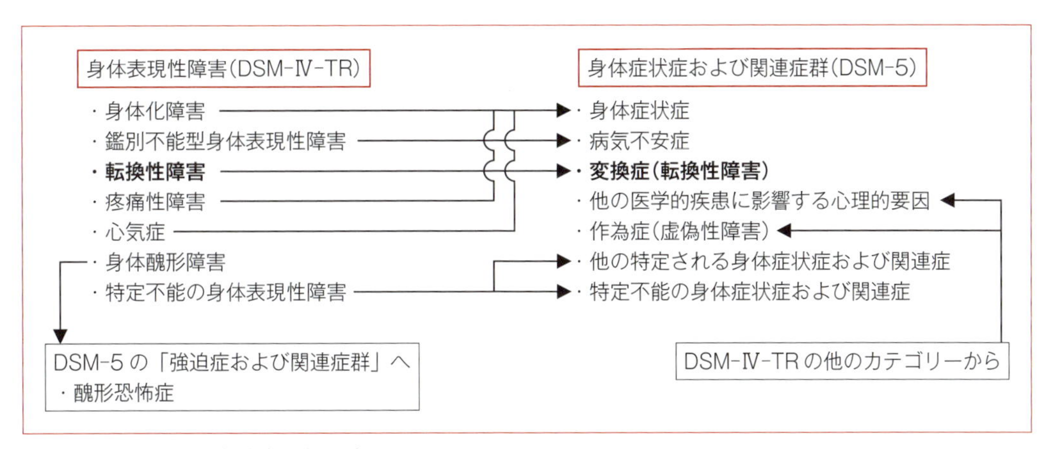

図4B-1　心因性発声障害分類の変遷

〔神庭重信(総編集)，三村　將(編)：DSM-5を読み解く〈4〉．不安症群，強迫症および関連症群，心的外傷およびストレス因関連障害群，解離症群，身体症状症および関連症群—伝統的精神病理，DSM-Ⅳ，ICD-10をふまえた新時代の精神科診断.中山書店，2014〕

表 4B-1　DSM および ICD における解離性障害・転換性障害の位置づけ

DSM-5	DSM-Ⅳ	ICD-10
解離症群	解離性障害	他の神経症性障害(F48)
離人感・現実感消失症(300.6)	離人症性障害(300.6)	離人・現実感喪失症候群(F48.1)
		解離性(転換性)障害(F44)
解離性健忘(300.12)	解離性健忘(300.12)	解離性健忘(F44.0)
解離性とん走を伴う(300.13)	解離性とん走(300.13)	解離性遁走(F44.1)
		解離性昏迷(F44.2)
		トランスおよび憑依障害(F44.3)
		Ganser 症候群(F44.80)
解離性同一症(300.14)	解離性同一性障害(300.14)	多重人格障害(F44.81)
身体症状症および関連症群	身体表現性障害	
変換症(機能性神経症状症)(300.11)	転換性障害(300.11)	混合性解離性(転換性)障害(F44.7)
		解離性けいれん(F44.5)
		解離性運動障害(F44.4)
		解離性知覚麻痺および知覚［感覚］脱出(F44.6)
身体症状症(300.82)	身体化障害(300.81)	身体表現性障害(F45)
		身体化障害(F45.0)
病気不安症(300.7)		
他の医学的疾患に影響する心理的要因(316)		
作為症(300.19)		

〔神庭重信(総編集)，三村　將(編)：DSM-5 を読み解く〈4〉．不安症群，強迫症および関連症群，心的外傷およびストレス因関連障害群，解離症群，身体症状症および関連症群―伝統的精神病理，DSM-Ⅳ，ICD-10 をふまえた新時代の精神科診断.中山書店，2014〕

よく知られている。女性特有の疾患と考えられ，子宮の窒息や子宮が体内を移動するためにめまいや運動麻痺，感覚消失が生じるとされていた。その後，1880 年代には Charcot が，けいれん発作，ヒステリー弓，ヒステリー球，視野狭窄，失立，失歩などヒステリー症状を，器質的病変のない機能障害ととらえた。さらに Charcot は，ヒステリー症状は，生得的(遺伝的)素因に感染症，飲酒，暗示などの誘因によって発症すると考え，催眠はヒステリー患者に特有の現象であり，その症状の発現や消退に有効と考えた。

一方，「転換」という用語は，現実の受け入れがたい欲求あるいは願望が抑圧されて生じた無意識的心理葛藤が身体症状として表出されるメカニズムを記述するために Freud が用いたとされる。これによって現れる身体症状がヒステリー症状，転換症状(conversion symptom)である。抑圧，転換は直面する葛藤への不安から自我防衛する防衛機制の 1 つで，何らかの抑圧された心理的葛藤が転換して身体症状すなわち知覚障害や運動障害をもたらすとされている。その症状は生理学的・解剖学的な所見に合致しないという，現在の変換症の疾患概念が成立したと考えられる。

しかし，Charcot と Freud の記述には，失立や失歩の記載はあるものの「失声」の記載は見当たらないようである。「失声」という用語は 1910 年代からと国内外で用いられるようになったとされる。その後，DSM や世界保健機関(WHO)の診断基準 ICD に「失声」という用語が実際に登場するのは，DSM-Ⅳ-TR の 300.11 conversion disorder の運動性障害項目の中の aphonia(失声)，ICD-10 の F44.4 解離性運動障害，心因性失声である(**表 4B-1**)。

❸ DSM と ICD におけるヒステリーの扱い

ヒステリーという用語には，基本的な疾患概念の変更はなく，DSM-Ⅰ，DSM-Ⅱに引き継がれた。しかし，DSM-Ⅲで大きく変化し，ヒステ

表 4B-2 DSM-5 における変換症/転換性障害(機能性神経症状症)の診断基準

A．1つまたはそれ以上の随意運動，または感覚機能の変化の症状
B．その症状と，認められる神経疾患または医学的疾患とが適合しないことを裏づける臨床的所見がある。
C．その症状または欠損は，他の医学的疾患や精神疾患ではうまく説明されない。
D．その症状または欠損は，臨床的に意味のある苦痛，または社会的，職業的，または他の重要な領域における機能の障害を引き起こしている，または医学的な評価が必要である。

コードするときの注：変換症の ICD-9-CM コードは 300.11 で，これは症状の型にかかわらず与えられる。ICD-10-CM コードは症状の型による(下記を参照)。

▶症状の型を特定せよ

(F44.4)脱力または麻痺を伴う
(F44.4)異常運動を伴う(例：振戦，ジストニア運動，ミオクローヌス，歩行障害)
(F44.4)嚥下症状を伴う
(F44.4)発語症状を伴う(例：失声症，ろれつ不良など)
(F44.5)発作またはけいれんを伴う
(F44.6)知覚麻痺または感覚脱失を伴う
(F44.6)特別な感覚症状を伴う(例：視覚，嗅覚，聴覚の障害)
(F44.7)混合症状を伴う

▶該当すれば特定せよ

急性エピソード：6か月未満存在する症状
持続性：6か月以上現れている症状

▶該当すれば特定せよ

心理的ストレス因を伴う(▶ストレス因を特定せよ)
心理的ストレス因を伴わない

〔日本精神神経学会(日本語版監修)，髙橋三郎，大野 裕(監訳)：DSM-5 精神疾患の診断・統計マニュアル．314，医学書院，2014〕

リー，神経症といった用語が廃され，**身体表現性障害**という大項目が作られた。そして，それまでのヒステリー神経症の転換型には**転換性障害**という新たな疾患単位が与えられ，身体表現性障害の下位に位置づけられた。一方，解離型は解離性障害という大項目に分類されるようになった。転換性障害と解離性障害の分類は，前者がもっぱら身体症状として現れ，後者はもっぱら精神症状として現れるという症状の表現形による分類であると考えられる。しかし，臨床的には転換症状と解離症状はしばしば併存して認められ，また治療による症状の改善も並行することが多いと言われている。

一方，ICD-10 では，転換性障害と解離性障害は同一カテゴリーに分類されている。解離性(転換性)障害の大項目(F44)のなかで，解離性運動障害，解離性けいれん，解離性知覚麻痺および知覚［感覚］脱出，混合性解離性(転換性)障害すなわち F44.7 にあたる障害が DSM-Ⅳ-TR では転換症状のなかに組み入れられている。

❹ 診断基準

DSM-5 の変換症/転換性障害(機能性神経症状症)の診断基準は，**表 4B-2** に示すとおりである。DSM-Ⅳ-TR の診断基準と比較すると，DSM-Ⅳ-TR 診断基準の B，C 項目すなわち心理的要因の存在と症状の意図的産出の項目が削除されている。DSM-5での診断基準の変化について，心理的要因に関しては，それがある場合に特定するように指示があるだけである。DSM-5 では変換症の発症には心理的あるいは身体的なストレスや外傷が関連している可能性を指摘し，その評価の重要性を指摘しながらも，それが見出されなくとも診断は可能であるとしている。そして，適応的ではないパーソナリティ，児童虐待の既往などをリスク因子として挙げている。また，症状が意図的に産出されたかどうかについても，その意図の有無を厳密に評価することは困難であるとしている。

一方，ICD-10 では DSM-5 の診断基準において廃された心理的要因について，解離性(転換性)障害は「起源において心因性であり，トラウマ的な出来事，解決しがたく耐えがたい問題，あるいは

障害された対人関係」と時期的に密接に関連しており，耐えがたいストレスに対処する患者のやり方に関して解釈したり仮定したりすることがしばしば可能であるとしている。一方，変換症の症状は，解離性障害のそれと基本的には違いはなく，現れる身体症状は運動障害と知覚障害であり，これらは単一の症状として現れることも，さまざまな部位に混合して現れることも，さらに解離症状を伴うこともあって複雑な様相を呈することがあるとしている。運動障害としては，随意運動系の障害として運動麻痺や運動失調，失立-失歩，失声，吃音，けいれん，後弓反張，チック，振戦などがみられ，知覚障害として視力障害，視野狭窄，難聴，味覚・嗅覚の脱失，感覚脱失や知覚異常，後頭部違和感(ヒステリー球)などがみられる。

DSM-5では診断基準にICDコードを取り入れて，運動麻痺や脱力，異常運動，嚥下障害，言語障害，けいれん，知覚麻痺，感覚障害を特定することを求めている。また，これらの症状が発症6か月以内なのか(急性エピソード)，それ以上持続している(持続性)か，を特定することになっている。

DSM-5によれば，変換症状の一過的な出現はしばしばみられるものの，正確な有病率は不明で，神経内科へ紹介された患者の約5%に認められるとも言われている。性差は明らかで，女性の有病率は男性に比べて2～3倍と考えられている。

❺ 鑑別診断

変換症症状は，身体疾患で生じる可能性もあり，特に神経疾患との鑑別が重要であるとされる。受診時には神経学的検査で異常所見を認めなくても，進行性疾患や症状変動のある神経疾患が潜在する可能性を頭に入れておかなければならない。その場合，経過観察しながら，疑いがある場合には繰り返し身体医学的検査を行う。DSM-5では，身体医学的検査としてHoover徴候(詐病との鑑別に用いる)，振戦同調テストなどが記載されている。

ⓑ 心因性発声障害の定義について

Aronson(1990)の定義を借用すると，心因性発声障害とは，不安，抑うつ，転換性反応，人格障害のような心理学的に不均衡な状態が単独あるいはいくつか絡んで，随意的な発声の制御過程を妨害して起こる発声障害とかなり広義に捉えている。

鈴木(2014)は，有響性の声が出ない状態で，声帯に器質性の病変がなく，嗄声で話をする状態と，音声なく動作のみで話をする失声とを，心因性発声障害と定義した。さらに，この失声のみあるいはこの症状を主訴とする病態を「**失声症**」と呼び，他の手指の麻痺症状，失立，失歩など運動症状を併発している場合は解離性障害の一部分症状として「**失声**」とし，気分障害や統合失調症に罹患している場合にもその疾患の一症状として「失声」と呼ぶことを提案している。

実際には，これまで述べてきたように変換症(機能性神経症状症)だけでなく，躁うつ病や統合失調症のような内因性疾患，不安障害などいずれの場合にも音声障害が起きる可能性がある。したがって，本書で取り扱う心因性発声障害とは，変換症(機能性神経症状症)に含まれる身体症状のうちの音声の障害(失声)を狭義に意味するものとする。しかし，前述のように変換症/転換性障害(機能性神経症状症)の鑑別診断は，専門家でない言語聴覚士や耳鼻咽喉科医にはかなり難しいのも事実である。変換症/転換性障害に基づく心因性発声障害というよりも，Aronsonの定義する広い意味での心因性発声障害を心因性発声障害として取り扱っているのが現状である。

ほとんどの患者は,「声が出ない(失声)」という主訴で訪れるが，実際には会話音声を含む意図的発声はできないものの，ささやき声や嗄声で話すことはできることが多い。また，まれに口形だけは動かすがささやき声さえも出さない失声症例や，まったく意図的に発声しようとしない(緘黙)症例もいる。これらの音声症状は意図的な発声に限られるので，咳や咳払いをさせると有響音声が出ることもある。また，泣いたり笑ったりするときや歌を歌うときには声が出ることもある。

喉頭所見では，声帯の器質的異常は認められず，吸気時には声帯は大きく外転し，咳や嚥下のような反射運動時には声帯はしっかり閉鎖する。臨床場面では，これらの行動観察と喉頭所見によって，心因性発声障害や失声症などと診断することが多い。つまり，行動観察と喉頭所見からのみ，心因性発声障害と診断することがほとんどである。しかし，本来の狭義の心因性発声障害とは，変換症/転換性障害（機能性神経症状症）に含まれる身体症状のうちの音声の障害（失声）を意味しており，神経疾患や他の精神疾患との併存はないかなど鑑別診断が重要であり，精神科医や公認心理師との連携が必要であることは言うまでもない。

C 心因性発声障害の音声治療

❶ 基本的な考え方

一般に狭義の心因性発声障害では，音声症状の予後は良好とも言われている。ただし，失声の経過が長い症例やドクターショッピングを繰り返している症例などは，治療に苦慮することもある。また，診断に際して動機や心因の特定はできないことが多く，初診時に誘因となる事件や心理的負担となるエピソードを述べる患者はまずいない。そういう意味でも，早い時期から精神科医や公認心理師など専門家と連携することが重要である。

言語聴覚士にできることは，患者自身が気づいていない動機・心因（精神葛藤に基づく不安防衛）を探したり，患者の自己洞察を促したりすることではなく，あくまで失声から**発声**を導くことである。仮にセッション中に患者の失声の心因や動機を同定できても，そのことが失声の改善に直接役だつわけではない。患者が，自分の心理状態や症状の成立機序を自己洞察し，原因となった心理的問題を自己解決するための支援は精神科医や公認心理師に任せ，専門職間連携の一部として，言語聴覚士は発声にのみ働きかけるべきである。すなわち，精神科医は，面接による精神療法や投薬による治療，公認心理師は面接による心理療法，言語聴覚士は具体的な音声訓練というように，協働してそれぞれの役割を果たすべきである。言語聴覚士は自分の限界を知り，一人で抱え込まないようにすることが重要である。可能であれば，最初から精神科医や公認心理師と相談しながら進めるのが望ましい。

一般的に変換症/転換性障害患者の性格は，他人への依存性が高く，自己顕示性も強いとされている。したがって，「検査データ上は問題がない」などのように，疾患や愁訴そのものの却下や陰性結果の押し付け，あるいは「そのうち声は出るようになる」など，稚拙で無責任な保証をしない。患者は頭ごなしに否定されたという不安感ばかりが惹起され，訓練に必要な良好な信頼関係が築けない。

良好な信頼関係を築く原則は，(a)患者の苦しみを「愁訴」として受け入れる態度を表明する，(b)患者の愁訴に対して，患者が納得できるメカニズムを説明する，(c)説明に納得できない場合には，押し付けず，再診ごとに徐々に理解を深めてもらうことである。

(a) 患者の苦しみを「愁訴」として受け入れる

まずは傾聴である。患者の訴えを，ありのままに数分間黙って傾聴する。医学的な批判や批評をせず，とりあえず，患者のことばを尊重することが重要である。そのうえでこれまで患者なりにつらかった経過を要約して「それは本当につらかったですね」と，再度追認する。こうして受容的態度を患者に表明することが大切である。

(b) 患者の愁訴に対して，患者が納得できるメカニズムを説明

患者は，言語聴覚士に説明を求めに来ているので，専門家としてコメントする必要がある。しかし，病態を説明するのはきわめて難しい。したがって，患者がある程度納得できるような言い回しをあらかじめ用意しておき，自分なりに修練を積んでおくことが重要である。

例えば，「神経が過敏だから」のような説明は，批判的なニュアンスが感じ取られ，失声症状が自分のせいであるように感じる患者もいるので慎まねばならない。したがって適度な専門性をもたせ，医学的にもっともらしい説明をすべきである。

【説明例】「例えば，私たちは毎日，服を着ているが，そのことは意識していない。それが普通の状態で，脳が特別に意識しなくてもいい感覚だと前

もって処理しているから，そういう意識をしないでいられる。声を出すことも，それと同じように，脳は当たり前の感覚として意識しないように前もって処理をしている。ところが，ふとしたきっかけでその処理がうまくいかなくなって，意識しなくてもよい感覚を感じてしまい，逆に混乱して，うまく声が出せなくなっていると考えられる。」

(c) 説明に納得できない場合には，押し付けず，再診ごとに徐々に理解を促す

心因性発声障害の患者は，1回の説明で病態を理解できないと考えてよい。再診を重ね，何度か説明を繰り返してようやく理解を示すことがほとんどである。医学的に正しい解釈でも，それを押し付けることは望ましい結果を生まない。特に断定的な言い回しは避けなければならない。例えば,「当てはまるかどうかわかりませんが，一般的に言って～」や「～かもしれない」という言い回しに努め，患者に解釈を押し付けていると感じさせないことが重要である。逆に，患者の不安や心配に迎合して，医学的に不必要な対応をとることもよくない。あまり納得していない雰囲気が患者から感じられた場合には，無理に納得してもらおうとしない。症状の原因究明はいったん棚上げにして，とりあえず通院を続けてもらうよう促す。

初期のセッションで患者が望む説明がなされて，患者が病態を理解し，少しでも声が出ると言語聴覚士への信頼度は高まるが，その逆の場合，信頼度は低くなり，その後のアドヒアランスや訓練効果が上がらなくなる。そういう意味では，初期のセッションがその後の訓練を左右する。患者の信頼が得られなければ訓練が長引くか，改善が認められない可能性が高い。さらに，心因や動機を無理に突き止めようとしないことが大事である。むしろ，患者の方から話しやすい雰囲気を作ることに努めるべきである。最初から根掘り葉掘り聞き出そうとすると逆に信頼関係を損なうことにつながる。

最後に，仮に有響音声の再獲得が可能となっても，患者が自己洞察を介して，失声の原因となった問題を解決しようとしない限り，再発の可能性が常にあることを言語聴覚士は覚悟すべきである。

ⓓ 音声訓練の実際

❶ 発声に関する知識教育

耳鼻咽喉科医と一緒に患者の喉頭ファイバースコピーを実施し，ビデオに録画しておく。その際，喉頭粘膜への刺激による咳嗽反射や咳払い，いきみなどいくつか試験的な音声訓練を試みておくとよい。その後，声が出るためのしくみをビデオや絵を使いながら具体的にわかりやすく説明する。すなわち，声が出るためには左右の声帯が閉じると同時に肺から呼気が出て声帯を振動させるということを視覚的に理解させる。さらに自身の声帯に器質的疾患がないことと，現在声が出ないのは声の出し方(声を出す道具の使い方)に問題があることを，時間をかけて患者が納得できるように医学的に説明し理解させる。つまり，声帯には問題がないので，指示どおりに練習を行えば必ず声が出ることを強調することが必要である。また，前述のように，知識教育には時間がかかることを覚悟しておく。

❷ 音声訓練

訓練で少しでも発声が可能になったときに，すぐに次のステップ(日常会話)へ移行する準備ができていないと，患者の信頼度は低くなる。「声が出るようになったのに，なぜ同じことを繰り返す必要があるのか」と患者が言語聴覚士に不信感を持つからである。音声の再獲得過程では，できるだけ早く次のステップに進むというのが原則である。その一方で，この段階で患者に声が出ることを指摘すると，抵抗を示すことが多いので，患者自身が自分で気づくまではそのことを指摘しない。

失声でも嗄声の場合でも，音声訓練の原則はできるだけ早く音声を取り戻すことである。

(a) 音声再獲得

とにかくどういう形でもかまわないので有響音声を導く。ここでは自動反射的な発声運動を使うことが多い。できれば，患者自身が声を出している意識があまり感じられない方法を試行する。喉頭ファイバースコピー下に行った試験的音声訓練で有響音声が出た方法も有効である。

【例】うがい，咳，咳払い，吸気発声，口唇や舌のトリル，肩の上げ下ろし，何気ないため息，鼻息。

(b) リラクゼーション

局所の喉頭マッサージを始め，胸郭と頸部のストレッチ運動も有効である。

(c) 音声機能の拡張と安定化

有響音声の再獲得ができた早い段階で，患者の不安を軽減するためにも，単語や短文にすぐに移行し，なるべくその日のうちに日常会話に移行することが望ましい。単語や短文に移行した段階で抵抗を示し，嗄声や部分的失声になる患者もいる。再獲得した音声の声質や声の高さ，強さに問題がある場合には，促通法を用いてさまざまな単音節で段階的に正常範囲の音声にしてから日常会話に移行するほうが良い。

(d) 呼吸・発声の協調

音声が安定化し始めたら，包括的訓練法などで呼吸と発声のよりよい協調をはかることも必要である。部分的失声の場合，呼吸と発声のタイミングの調節がうまくいってないことが多い。

(e) 訓練の留意点

①否定的なフィードバックは患者の不安を増幅しかねないので，全体的に肯定的フィードバックのみ与える。ちょっとした変化も見逃さず具体的に指摘し，励ますことが重要である。音声が獲得できた段階で，患者が泣くなど感情的な反応を示すことがあるが，落ち着くまで静かに待つだけでよい。

②初回から数セッションは，できるだけ間を置かずに訓練予定を組むほうが患者の不安を軽減できる。できれば，初回から2回目のセッションは同一週内に行うのが望ましい。また，音声が安定化してもそこで終了とせずに，一定期間のフォローアップが必要である。

ⓔ 予後不良となる要因

①「悪性疾患(がん)でないならばよい」など，失声状態であっても患者が日常生活でそれほど困っていない場合は，患者の訓練意欲が低く訓練効果が上がらないことが多い。

②以前にどこかで訓練を受けたがうまくいかず，最初から言語聴覚士に対する信頼が低い場合，アドヒアランスが低くなり訓練効果が期待しにくい。

③失声に対して経過観察のために沈黙を指示されたことがある場合，さらに失声が固定化していることがある。また，長期間の失声状態が続いた場合は，「失声への逃避」が常態化している可能性が高く，訓練が長期化することが多い。

④鑑別できなかった他の精神医学的疾患が併存している場合，訓練は難しく予後は不良である。

2 運動障害性構音障害

ⓐ 概念

1983年に米国で設立された神経疾患によるコミュニケーション障害を専門とする言語聴覚士の学術団体(ANCDS；Academy of Neurologic Communication Disorders and Sciences)が，2005年に運動障害性構音障害に対する呼吸と発声の訓練に関する訓練ガイドラインとその根拠となる先行研究の系統的レビューを報告している。それによると運動障害性構音障害における音声の問題は，呼吸と発声(声門閉鎖)および呼吸・発声の協調の問題に還元できるとしている。一方，2003年にSmithとRamigは，音声治療の観点から運動障害性構音障害を声門閉鎖の状態と声帯振動の安定性と呼吸・発声の協調という側面から分類している。すなわち，**表4B-3**のように声門閉鎖タイプは3つに，声帯振動の安定性タイプは2つに大別している。さらに呼吸と発声の協調不全タイプや混合タイプやその他についても言及している。運動障害性構音障害は，神経病理学的な診断という観点から，従来は痙性，弛緩性，失調性，運動過多性，運動低下性，混合性，一側性上位運動ニューロン障害性の7タイプに分類されてきたが，音声治療の観点からみるとこのタイプ分類は実用的とは言えない。

全体の傾向として，各先行研究の対象となった運動障害性構音障害の母集団がそのほとんどが事

表 4B-3 運動障害性構音障害の分類

• **声門閉鎖タイプ** ①声門閉鎖不全型：発声時に声門が完全に閉じない ②声帯過内転型：発声時に声門が強く閉じすぎる ③声帯外転型：発声時に声門が閉じるべき時に開いてしまう • **声帯振動の安定性タイプ** ①速い揺らぎ型(jitter, shimmer)：音響分析で不規則で比較的速い声の揺らぎが生じる ②遅い揺らぎ型(tremor)：音響分析で比較的規則的で遅い声の揺らぎが生じる • **呼吸・発声の協調不全タイプ** • **混合タイプ** • **その他**

例研究であり，RCTによるエビデンスはほとんどない。呼吸訓練では，呼吸の際に口すぼめのように抵抗をつけた呼吸訓練や声門閉鎖を促進するプッシング法，呼吸器の動き(胸郭と腹部にストレージゲージを巻く)をモニターする視覚的バイオフィードバック装置を利用した訓練が有効であったことなどが事例報告されている。また，呼気時にパドルという腹部を押さえる補装具を用いた訓練でも効果があったことが事例報告されている。しかし，発声にどのように影響し，どのような効果があったかについては記載がない。呼吸訓練では，発声とは関係なく呼吸機能を高めるという意味では呼吸訓練の効果を示唆する報告はあるが，発声を改善するという意味での呼吸訓練に関する報告は現在のところない。特に呼吸と発声の協調訓練については報告がない。発声に関してはほとんどの報告が事例報告である。

ⓑ 運動障害性構音障害の音声治療の基本的な考え方

上述のように，運動障害性構音障害に対する音声治療については，訓練原理は示されているものの，エビデンスとなりうる先行研究はほとんどないのが現状である。その理由として，運動障害性構音障害は，疾患の重症度や種類も多岐にわたり個体差が大きいことが挙げられよう。

さらに，脳血管障害後のいわゆる痙性タイプの運動障害性構音障害患者の発声時の喉頭内視鏡所見を検討した報告では，見かけ上，喉頭は過内転傾向を示しても，聴覚心理的評価では努力性の要素が少なく気息性の要素が認められることもあると報告されている。つまり，痙性タイプの運動障害性構音障害だからと言って，声門は過内転タイプで，聴覚心理的評価では努力性であると一概に決めつけられないということである。喉頭内視鏡所見，聴覚心理的評価のそれぞれの所見が乖離したり，同じ疾患のなかでも個体差は大きいようである。

また運動学習の観点から考えても，神経・筋に障害の認められない音声障害患者に対する訓練頻度や訓練強度と神経・筋に障害のある運動障害性構音障害患者に対する訓練頻度や訓練強度はかなりの差があると考えられる。そのため，運動障害性構音障害患者の音声訓練は，神経・筋に障害の認められない音声障害患者に比べて，「訓練室ではできる」が，訓練室の外では般化しにくいとも言える。

これらのことから，運動障害性構音障害患者に対する音声治療の効果は，現状ではあまり期待できない。しかし，近年，一側声帯麻痺に対する音声治療やパーキンソン病に対する音声治療，本態性音声振戦症に対する音声治療について，それぞれの訓練効果に関する報告やレビューが出され，少しずつ検討が進んでいる。

ⓒ 声門閉鎖に関する音声訓練の原理

理論的には発声時の喉頭所見に基づいて，閉鎖不全型には声帯の緊張を高める訓練，過内転型には声帯の緊張を緩める訓練が適切と考えられる。

声門閉鎖不全型への訓練は，理論的には声帯の緊張を高める訓練であると思われる。また，声門閉鎖不全の程度が軽度であれば適応があると考えられるが，易疲労性への配慮も必要と思われる。その典型例として，一側声帯麻痺が挙げられる。2015年までに一側声帯麻痺に対する音声治療の効果を検討したレビューでは，エビデンスレベルがⅢのもの(統制群のない訓練方法が異なる2群での比較研究)が5件(184例)，Ⅳのもの(訓練前後の比較研究ないしは事例研究)が7件(494例)報告されている。対象となった一側声帯麻痺患者は，12 歳から 91 歳までの年齢分布で，男女比は約 3.5：6.5 で女性が多く，麻痺側声帯の固定位はほとんどの研究で明確に示されてはいなかった。訓練方法としては，(1)姿勢(頭位変換など)と呼吸，(2)指圧法による声帯位置の矯正や咳払い発声，ハミング，VFE(vocal function exercise)，(3)歌唱や共鳴法，バイオフィードバックによる発声，(4)アクセント法，プッシング法，硬起声，半嚥下法などが取りあげられている。

しかし，最終的には個々の一側声帯麻痺患者の発声時の状態によってかなり異なっているようで，常に一貫した訓練方法が採られたという報告はほとんどない。さらに，レビューによれば，いずれの訓練方法も一側声帯麻痺に特に有効という訓練方法ではなく，今後の研究が待たれるとされている。介入時期についても，できるだけ「早期」にとされるが，具体的な目安は示されておらず，発症後 4 週以内とするものや発症後 1 年未満とするものなどさまざまである。一方で，発症後 3 か月以上や 1 年以上では遅いとする報告もあり，結論は出ていない。訓練頻度については，1 週間に 2 セッションとする報告が多く，総訓練セッション数も 1 回から 40 回までと幅広い。

以上のように，一側声帯麻痺に対する音声治療は，その効果を否定するような結論はないが，介入時期・期間や有効な訓練内容，訓練頻度および訓練強度など不明なことが多い。どちらかというと臨床家の経験に依存する部分が多いと考えられる。一側声帯麻痺の音声治療については，定期的な耳鼻咽喉科医による喉頭内視鏡下に診察を行うことと，訓練期間は長くても週 2 回のセッションで半年以内に終了することが望ましい。

一方，過内転型に対する訓練は，事例報告では喉頭マッサージや気息性起声，ため息法が有効であったことが報告されている。しかし，筆者の臨床経験から言うと，なかなか般化しない印象がある。つまり，訓練室で持続母音のみであれば可能であっても，日常会話では努力性の聴覚印象は改善しないことが多い。過内転の原因となる筋緊張の亢進が中枢神経系に由来する場合，局所的に声帯レベルだけで緊張を緩和させることが可能なのかという疑問も残る。さらに，仮声帯の内転など過内転を疑わせる喉頭内視鏡所見があっても，仮声帯の内転は声門閉鎖不全の代償であることもある。この場合は，むしろ声門閉鎖を促す訓練が必要となる。また，仮に緊張緩和できたとしても，般化のためにかなりの回数の訓練を繰り返さない限り(数千回)，定着・学習されないのではないかと思われる。あるいは，声門閉鎖の過内転がきわめて軽度であるかであろう。

近年，パーキンソン病による運動低下性構音障害に対する音声治療として LSVT(Lee Silverman Voice Treatment)が推奨されている。2012 年の Cochrane レビューでは，LSVT を含めて，言語聴覚士が行う訓練について，訓練適応となるパーキンソン病の診断基準が曖昧であること，必ずしも効果があると言えない患者が少ないながらも含まれていること，薬物投与との関係性が曖昧であること，パーキンソン病患者群の統制が曖昧であること，長期フォローアップデータが少ないことなどから信頼に足る結論は出せないとしている。

しかしながら，LSVT ではエビデンスレベル II の RCT 研究が 2 編報告されている。LSVT を施行したパーキンソン病患者群と年齢や病悩期間，重症度，発話障害の程度や音声障害の程度をマッチングさせたLSVT未施行のパーキンソン病患者群との間で，無作為化比較研究を行ったところ，LSVT 施行群では母音の第 2 フォルマントの強さが有意に増加し，母音の聴覚心理的評価でも改善していたと報告されている。つまり，母音についてはLSVT の訓練効果が認められたと考えられる。さらに，LSVT を対面で施行した群とオンラインで施行した群について，30 秒間の自発話の声の強さを指標としたRCT を報告している。両群の間で自発話の声の強さ，声域，声の聴覚心理的評価，発話明瞭度に有意差は認められず，オンライン訓練でも訓練効果が認められたことを示している。

当初のLSVTの適応はパーキンソン病患者のみであったが，近年では，頭部外傷，多発性硬化症，パーキンソン症候群，小脳失調症，老年性嗄声，小児の脳性麻痺，ダウン症候群にも適応を拡げている。しかしながら，症例数も少なく個人差も大きくパーキンソン病患者ほどの改善は認められていないようである。

パーキンソン病患者についてのLSVTの訓練効果を検討した報告では，発声機能(話声位での声の強さ，声域，声門下圧など)の改善，筋電図による甲状披裂筋の活動レベルの改善，聴覚印象および発話明瞭度の改善などが有意に認められている。最近の研究では，音声のみの訓練をしたにもかかわらず，口唇や舌の運動機能までも向上し，嚥下の口腔期での改善も示されている。さらに，PETによる脳機能の研究では，治療前後で淡蒼球周辺部の血流量の変化が認められ，発声行動によって改善したと結論づけている。パーキンソン病の病理学的変化は大脳基底核(特に黒質，青斑核)の変性であり，訓練により活動が賦活しているならば治療効果は高いと考えてよいだろう。

このように，LSVTについては否定的な訓練効果を示す報告はない。しかし，発声時の喉頭所見の変化についてまとまった報告はなく，LSVTによって声門閉鎖にどのような改善をもたらしたのかは不明である。さらに，訓練後，LSVTによる訓練効果が1〜2年以上維持されたとする症例報告はあるが，訓練後の長期(少なくとも6か月以上)の追跡調査のRCTがなく，訓練効果の維持が可能かどうかについても今後の課題である。

ⓓ LSVTの原理

従来の呼吸→発声→共鳴(構音)という生理学的な階層性に基づいた運動障害性構音障害の言語訓練では，訓練効果に限界があると言われてきた。特に構音や発話速度の調節のみに焦点を当てた訓練だけでは般化が難しいとされてきた。医学的な治療(薬物や手術)も運動障害性構音障害の発話の改善にはほとんど寄与しないとも言われてきた。

そこで，1987年にRamigらは，運動障害性構音障害患者(特にパーキンソン病患者)の発話明瞭度を下げている原因は音声にあること，集中的な訓練が治療効果を上げるとした先行研究をもとにLSVTを開発した。音声のみに焦点を当てた理由は，①発話産生の最も下位のレベルであること(声が出ないと発話はできない)，②発話明瞭度など発話の諸側面に影響すること，③発声に関与する脳神経は迷走神経のみであること(発話となるとこの他に舌や口唇，軟口蓋など一度にたくさんの運動神経をタイミングよく使う必要がある)，④発声という単一課題なので知的な影響が少なく比較的誰にでも実施可能であることなどである。そういう言う意味で，LSVTは従来の言語聴覚士の階層的な言語訓練の常識を覆す考え方であったとも言える。つまり，運動障害性構音障害とは構音障害であるにもかかわらずあえて伝統的な構音訓練をしない。また，神経学的に固縮や無動や寡動の認められるパーキンソン病患者に集中的に発声努力を求める訓練をすることは，従来の運動障害性構音障害患者の言語訓練からすると想像できない発想であった。

LSVTのプログラムは，①音声中心(voice focus)，②意識的な努力(high effort)，③集中的訓練(intensive treatment)，④自己校正(calibration)，⑤定量化(quantification)の5つの基本理念から成り立っている。

①**音声中心**："think loud/think shout(大声を出すつもり/叫ぶつもり)"のキャッチコピーに代表されるように，一切の複雑な指示はなく，常に患者は大声で話すことのみを要求される。単純に大声を出すという発声行動に伴い，他の発語器官の自動的な運動(吸気量の増大，口形や舌の構えなど)が付随し，発話速度も自動的に遅くなり発話明瞭度も高くなると考えられている。ここで留意すべきは，大声であっても粗糙性嗄声や努力性嗄声にならないようにすることである。

②**意識的な努力**：パーキンソン病患者にとって，固縮や無動による呼吸・喉頭筋の可動範囲の制限は，ますます声を出しにくいものとしている。そこであえて，大声を出すことで可動範囲が拡がるとして，意識的な努力を要求する。

③**集中的訓練**：週4日(1セッション50〜60分)×4週間＝16セッション/月が原則である。また，般化のために訓練室で行った練習が家庭ですぐに使えるようプログラム化されている。運動学習理論では，訓練の頻度と多様性が般化と定着

につながると考えられ，徹底して大きな声を出すことが定着するように構造化されている。

④**自己校正**：自分の声がどれだけ小さく，いわゆる普通の大きさの声にするにはどれだけの発声努力が必要かをフィードバックする。さらに，日常の自分の声の小ささを自覚したところで，意識的に大きな声を使わせ，声を出すのにいかに意識的な努力が必要であるかということを自覚させる。

⑤**定量化**：毎セッションの結果を数値化し，グラフ化することで患者の動機づけを視覚的にはかる。

e 声帯振動の安定性に対する音声訓練の原理と実際

声帯振動の不安定性は，主として神経学的要因と生体力学的要因と空気力学的要因に起因しているとされている。生体力学的要因としては，声帯組織の左右が完全に対称ということはなく左右で微妙に異なっていることや声帯内の毛細血管への血流の拍動性（声帯が拍動によって周期的に膨張と収縮を繰り返していると言われている）の影響などで，声帯振動が不安定になるとされている。空気力学的要因では，声帯を振動させる呼気が気道を通過する際に呼気の乱流が起こることによって，声帯振動の不安定さにつながっている。

神経学的要因は，喉頭の筋収縮に関与する神経の異常で起こる。筋収縮は，筋を構成する多数の筋線維がタイミングよく収縮することで成り立つ。つまり筋収縮は，多数の筋線維の統合的な収縮で成り立っているので限界に達すると，多数の筋線維の収縮に統合性がなくなりバラバラに収縮する。その結果，振戦などが起きると考えられている。運動障害性構音障害患者の声帯振動の不安定さは，上記の3つの要因のなかでも神経学的要因に起因していることは明らかである。

声帯振動の不安定さに対する訓練として有効な方法は今のところ報告されていない。先行研究では，声の高さを低くすることで音声振戦の振幅が小さくなったとする報告もあるが，その機序については不明である。低い声や強い声を出すことで単一の目的に向けて喉頭の筋収縮の統合性が高められる作用があるのかもしれない。いずれにせよ声の高さや強さを変えることで，振戦を引き起こす神経学的メカニズムに何らかの影響を与えるようである。

近年，米国のBarkmeier-Kraemerは，軽度の本態性音声振戦症患者に，過緊張緩和（あくび-ため息，軟起声，呼吸）と咽頭腔開大，若干の声の高さの上昇，速い構音操作を指導して良好な結果を得たことが報告されている。軽度の本態性音声振戦症患者では，母音の持続発声のような有声音では聴覚心理的に振戦が明らかに認められるが，自発話ではそれほど顕著ではないことから，発声時の筋緊張を緩和し，さらに有声音の構音操作をできるだけ短縮することで振戦を目立たなくするためであろうと考えられる。つまり，有声音を軽く構音し，しかも音節持続時間を短くすれば（3→5音節/秒），振戦は聴覚心理的には認められなくなるという原理に基づいている。しかし，これは単事例報告であり，今後の報告がさらに待たれる。さらに日本語は典型的なモーラ言語で，(1)CV（子音＋母音），(2)CjV（拗音。母音は/a/・/o/・/ɯ/のいずれか），(3)V・/ɴ/・/Q/（長音・撥音・促音）で構成されている。英語に比べ，母音が多い言語であることを考えると難しいかもしれない。日本語での研究が待たれる。

3 痙攣性発声障害

a 特徴と原因と考えられる因子

痙攣性発声障害は，喉頭の局所性ジストニアのために内喉頭筋の不随意収縮が生じ，発話における音声の異常をきたす疾患とされている。

(1)発声器官に器質的病変や運動麻痺を認めない。

(2)呼吸や嚥下など発声以外の喉頭機能に明らかな異常を認めない。

(3)発症前に明らかな身体的・心因的な原因がない。

(4)ジストニアを除く神経・筋疾患を有しないにもかかわらず，症状として，その多くが不随意的・断続的な発話の途絶が反復して出現し，しかも，その症状は6か月以上持続すると言われている。

実際の発話では，話しにくい特定の語(音)があり，高音での発声で発話時には音声症状が軽減するか消失する。しかも笑い声，泣き声，ささやき声，うら声，歌声では音声症状が軽減するか消失する一方で，電話での会話，大人数の前で発言するなど，精神的緊張やストレスを伴う場面では音声症状が悪化するとも言われている。さらに，喉頭内視鏡下には，音声症状に同期して発声中に不随意的，断続的な声帯の内転，あるいは外転が認められる。また，発話動作に特異的に不自然な喉頭の下制や挙上や頸位・姿位の異常などの不随意運動が観察されることもある。喉に手をあてる，ガムを噛む，首を少し傾ける，喉頭粘膜の表面麻酔などのいわゆる感覚トリックにより音声症状が一時的に軽減することもある。

病型は内転型，外転型，および両者の症状が混在するもの(混合型)などがある。内転型は，声門閉鎖筋の不随意収縮による声門の過閉鎖をきたし,「過緊張性」または「努力性」などと表現される声質と発話中の音声途絶や，不自然で唐突な声の高さの変化を特徴とする。一方，外転型は，声門開大筋の不随意収縮による声門の開大をきたし,「気息性」と表現されるささやき声様の発声や音声途絶の反復を特徴とする。内転型が90〜95%と大多数を占め，外転型は約5%，混合型およびその他の型はきわめてまれとされている。

痙攣性発声障害の病因には，大脳基底核の病変が強く疑われているが，いまだ病変部は特定されていない。1871年にTraubeによって初めて痙攣性発声障害が記載されて以降，心的外傷の直後あるいはこれと同時に発症した症例が少なくないこと，音声症状が精神的緊張や情緒の変化によって変動したり，うら声や笑い声などで著しく軽減することなどから，一時は心理的側面が強調されたこともあった。しかし，現在では，痙攣性発声障害に認められる心理的側面は，疾患に対する心理的反応として捉えられるようになってきた。

ⓑ ジストニアについて

ジストニアとは，運動障害の1つで持続性の筋収縮により生じる症状を意味している。一部の患者では筋収縮の持続が短く不規則であったり，間歇的・律動的に観察されることもある。さらに持続性の異常な筋収縮により顔面・頭頸部，四肢・体幹筋の定型的な肢位・姿勢の異常や不随意運動を生じ，このため随意運動が障害され，姿位の異常をきたすことも多いと言われている。症状の分布によって，局所性・分節性・全身性に分類される。また，発作性にジストニアが発現したり，ミオクローヌスを伴うものやパーキンソニズムを伴うものもあるとされている。ジストニアは特定の動作に随伴して発現する傾向があり(動作特異性)，特定の感覚的刺激によって症状が軽減する感覚トリックが認められることが多い。また，音楽家や理容師，タイピスト，スポーツ選手など特定の職業動作に伴って出現することがある。

またジストニアを症候として示す疾患は多い。その中には遺伝性疾患もあり，他の神経変性疾患に属さない疾患群が遺伝性ジストニアと呼ばれている。遺伝性ジストニアは，遺伝子の異常によりジストニア症状を含むさまざまな症状をきたす疾患で，DYTシリーズに属する群と金属代謝に関連するNBIAシリーズに属する疾患が多くを占めるとされている。ジストニア遺伝子はドパミンをはじめとする神経伝達物質代謝異常に関与している可能性が高いと考えられている。遺伝性ジストニアの多くは幼児から青年期(遅くても30歳代)に発症し，四肢，体幹，頭頸部のいずれかにジストニアが認められる。ジストニアは進行性に症状の増悪や姿位の異常をきたし，歩行障害，起立障害，座位障害をきたす。疾患によっては他の不随意運動，例えば振戦，舞踏運動，ミオクローヌスなどを同時に示すこともある。遺伝性ジストニアの多くは進行性の病態を示し，発症要因については未解明な部分が多いと言われている。

遺伝性ジストニアの原因遺伝子については，DYTシリーズでは約半数で病因遺伝子が同定され，NBIAシリーズはすべての病因遺伝子が同定されている。遺伝性ジストニアには，ジストニアのみを呈する群とジストニア以外の症状も示す群，何らかの誘因などによって生じる発作性ジストニアの群とがあるとされている。遺伝性ジストニアの多くは同一遺伝子変異による病型であっても，家系間，家系内で病像が異なることがあるようである。

このDYTシリーズのなかで以下に示すDYT6-THAP1は，5歳から62歳まで幅広い発症年齢の報告があり，平均発症年齢16歳と言われている。初発症状として，上肢(およそ50%)，続いて頸部(およそ25%)とされ，DYT1とは異なり下肢から発症することは少ない(4%)とされる。その後，半数例において全身あるいは分節性にジストニアが広がり，2/3以上の症例で発声障害が出現することも特徴であるとされており，痙攣性発声障害との関連が指摘されるようになってきた。

c DYT6ジストニア

1 診断の指針

(1) 遺伝様式：常染色体優性(遺伝子座8q21-22，遺伝子 THAP1，遺伝子産物 THAP1)
(2) 発症年齢：5〜38歳，平均16歳
(3) 神経所見：上肢発症と頭頸部発症が半数ずつで，30%は全身性に進展する。ADLを阻害するのは頭頸部のジストニアと発声困難である。
(4) 鑑別診断：他の優性遺伝を示すジストニア。特にDYT1を否定する必要がある。
(5) 確定診断：常染色体優性遺伝で四肢のジストニアで発症し，THAP1に変異が見られる。
(6) 参考事項：限局性で発症しても次第に四肢に広がることが多い。成人発症では限局性のまま経過することもある。

2 疾患の概要

青年期発症の特発性捻転ジストニアで，優性遺伝様式をとるとされている。2009年にTHAP1遺伝子変異が見出された。浸透率は35歳までに60%とされている。発症部位は，半数は上肢で，残りの半数は頭部(喉頭，舌，顔面)や頸部で，下肢発症はきわめて少ない。上肢障害が多く，発声障害はほぼ半数とされている。ADLを阻害するのは頭頸部のジストニアとそれに伴う発声困難である。

DYT1との鑑別はDYT1が下肢から発症することが多いのに比較して，頭頸部から発症することが多いこと，構音障害が多いことである。DYT13は1pに連鎖するが，発症年齢，症状の分布ともによく似ている。

d 痙攣性発声障害の主要な音声症状

発声時特に発話時に，正常音声に混在して以下のような音声症状を呈すとされている。また，発声動作に特異的でしかも定型性である。

内転型：母音で始まる語に出やすい
(1) 不随意的，断続的な発声時の声のつまり
(2) 不随意的，断続的な声の途切れ
(3) 非周期的な声のふるえ
(4) 努力性発声(喉詰め発声)

外転型：さ，は行など
(1) 不随意的，断続的な気息性嗄声
(2) 不随意的，断続的な声の抜けや失声
(3) 不随意的，断続的な声の飜転(声の裏返り)
(4) 無力性発声(ささやき声様)

混合型：内転型，外転型の両方の症状を併せもつ

e 鑑別すべき疾患

表4B-4に示す。

f 痙攣性発声障害の音声治療の考え方

痙攣性発声障害は根本的な治療法がなく，治療が難しい疾患である。痙攣性発声障害に対する音声治療単独の効果は，現在までのところ認められていない。音声治療は，上記の表に挙げた本態性音声振戦症，過緊張性発声障害，心因性発声障害および吃音との鑑別を目的として行われることがほとんどである。また，音声治療を通じて，音声症状を確認しながら，痙攣性発声障害の病型を確認することはできる。

したがって，一定期間(1〜2か月間，長くとも半年間)の音声治療によって音声症状が軽快する場合には，痙攣性発声障害ではなく，過緊張性発声障害である可能性が高いと言える。しかしながら，音声治療は痙攣性発声障害そのものには無効である。痙攣性発声障害に過緊張性発声障害が重

表 4B-4　ジストニアの鑑別疾患

疾患名	鑑別のためのポイント
本態性音声振戦症	4〜5 Hz の周期的な声のふるえが認められ，特に母音の持続発声で顕著。 うら声発声でも声のふるえは改善しない。
過緊張性発声障害	発症後の経過において症状が完全に消失する時期がある。 音声治療によって改善することが多い。
心因性発声障害	精神的ストレスなどの誘因が関与することが多い。 急性発症。 緊張に伴い音声症状が極端に変動。 音声治療，心理療法または薬物療法により正常発声の誘導が可能。
吃音	語頭を中心に発語困難(いわゆる難発：阻止)が認められ，その他にも 音声および構音動作の途絶，音の引き伸ばし，繰り返しがある。

時に上記疾患と痙攣性発声障害が合併することもあるので注意。

畳している場合，音声治療によって音声症状が軽減し，痙攣性発声障害が軽快したように見えることもあるが，痙攣性発声障害そのものが軽快したわけではないので注意が必要である。したがって，音声治療をむやみに長期化させず，より高い有効性が期待されているボツリヌス毒素の声帯内注射や音声外科的治療への適応が遅れないようにしなければならない。また，本態性音声振戦症や吃音も音声治療によって症状が軽快する場合もあるが，基本的には無効であることが多い。

このように痙攣性発声障害に対する言語聴覚士の働きかけは，鑑別診断が主となる。したがって，痙攣性発声障害の音声症状や特徴からみた病型，および類似疾患との鑑別点を正確に把握することが重要である。

また，痙攣性発声障害患者は医療施設を訪れるまでに，コミュニケーションの問題で度重なる社会的不利益を抱え，場合によっては正しい自己理解さえも妨げてきた可能性がある。早期診断と治療は，患者にとって大きな意味をもつと考えられる。それゆえに，言語聴覚士による鑑別診断的な音声治療も重要な役割を果たす。さらに，その後，診断や治療が進んだとしても，社会生活上の行動の制限や不安が解消されるわけではない。「痙攣性発声障害と将来に渡って付き合っていくしかない」とか「症状が進行しないか」あるいは「子どもに遺伝しないか」など患者の不安は尽きない。言語聴覚士の役割として，こうした患者の不安や心配に寄り添い，正しい痙攣性発声障害の知識教育や患者を取り巻く環境の調整，継続的なフォローなど，心理的な側面への働きかけが考えられる。

文献

1) 神庭重信(総編集)，三村　將(編)：DSM-5 を読み解く〈4〉．不安症群，強迫症および関連症群，心的外傷およびストレス因関連障害群，解離症群，身体症状症および関連症群—伝統的精神病理，DSM-Ⅳ，ICD-10 をふまえた新時代の精神科診断.中山書店，2014
2) 高橋三郎，大野　裕(監訳)：DSM-5 精神疾患の分類と診断の手引．医学書院，2015
3) 児玉知之：心因性愁訴を極める〈ジェネラリストのための実践的 10 症例〉．日本医事新報社，2015
4) 鈴木二郎：心因性発声障害の臨床精神医学的研究．日本外来精神医療学誌 14：45-55，2014
5) 日本音声言語医学会，日本喉頭科学会(編)：音声障害診療ガイドライン 2018 年版．金原出版，2018
6) 城本　修：心因性発声障害の音声治療．廣瀬　肇(監)：ST のための音声障害診療マニュアル，150-154，インテルナ出版，2008
7) 城本　修：運動障害性構音障害の音声治療．廣瀬　肇(監)：ST のための音声障害診療マニュアル，156-165，インテルナ出版，2008
8) Aronson AE：Clinical voice disorders(3rd).Thieme medical(NY)，1990
9) 瓦井俊孝，他：ジストニア遺伝子とその機能解明．臨床神経学 53(6)：419-429，2013
10) Rumbach A, et al：Outcome Measurement in the Treatment of Spasmodic Dysphonia：A Systematic Review of the Literature. J Voice.in press，2018
11) 厚生労働省科学研究費，「痙攣性発声障害の診断基準および重症度分類の策定に関する研究」班：痙攣性発声障害診断基準および重症度分類 http：//www.jslp.org/pdf/SD_20180105.pdf(2018 年 9 月 12 日閲覧)

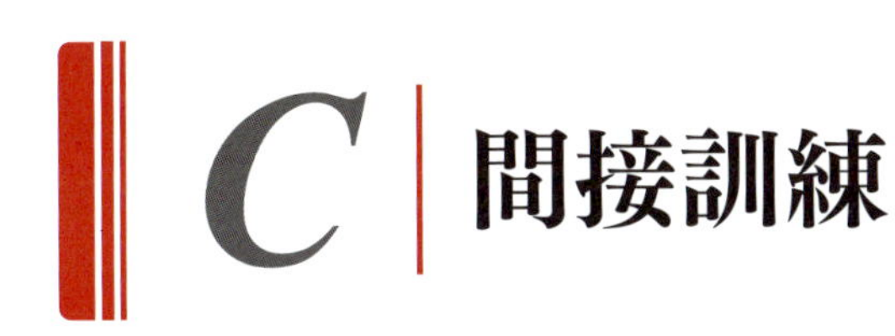

C 間接訓練

1 間接訓練

一般に間接訓練というと,「**声の衛生指導**」と同義と考えられている。その「声の衛生指導」は,音声障害の予防あるいは治療手段として,いわゆる「よい声を保つために日常生活において配慮すべき項目の理解を促す」ことを目的とした生活指導とされている。一方,米国言語聴覚士協会(ASHA)では音声障害の間接訓練として,①患者の教育,②カウンセリングをその柱として挙げている。

①患者の教育:音声生成の正常な生理学的過程と音声障害による日常生活への影響について説明する(具体的に声の誤用による影響と声の健康維持についての情報を提供する)。

②カウンセリング:声の健康維持に影響するような心理社会的な因子を改善すべく,ストレスマネジメントの実施を促す。

Gartner-Schmidtらは,具体的に,①発声の解剖生理学的教育,②声帯の加湿,③胃食道逆流症の管理,④環境改善,⑤ストレッチとリラクゼーション,⑥音声治療への動機づけ,⑦心理社会的なカウンセリング,⑧自宅学習への準備を挙げている。一方,Bos-Clarkらは,①正常な音声生成と患者の現症についての教育,②声帯の加湿などを含めた声の健康維持のアドバイス,③心理社会的なカウンセリングと納得の促進,④環境調整,⑤一般的なリラクゼーション,⑥アレクサンダー・テクニークのような姿勢の調整,⑦声を出さない呼吸練習,⑧現況の確認と自宅学習を挙げている。これらの報告に共通する項目としては,①発声に関する解剖生理学的教育,②狭義の声の衛生指導,③自宅学習,④環境調整,⑤カウンセリング,⑥ストレッチ(姿勢)やリラクゼーション(呼吸を含む)が挙げられる。

このように間接訓練は,従来の狭義の「声の衛生指導」から,広義に解釈されるようになり,発声を伴わないストレッチやリラクゼーションのように従来の音声訓練の一部までも含むようになってきた。以下,具体的な内容について述べる。

ⓐ 発声に関する解剖生理学的教育

ほとんどの音声障害患者は,自分の声帯がどこにあり,声帯がどのように振動して発声しているか理解できてないことが多い。まずは呼吸器・喉頭・共鳴器官の位置関係から,声帯の層構造,呼吸器・喉頭・共鳴器官のそれぞれの役割などを発声と関連させてわかりやすく説明することが重要である。したがって喉頭の模型や喉頭ファイバースコピーやストロボスコピーの画像データなどの視覚化教材を用いた説明が必要である。

正常な発声への理解が進んだところで,患者自身の喉頭ファイバースコピーやストロボスコピーの画像を提示し,正常発声と比較しながら,患者の現症について説明する。ほとんどの患者は,なぜ自分の状態がそうなったのか原因を知りたがるため,患者の理解を超えない範囲で納得できる説明ができなければならない(本来は,耳鼻咽喉科医が外来診療時に説明しているが,短時間の外来診療時間内にすべてを理解するのは難しく,言語聴覚士に聴き直すことが多い)。

ⓑ 声の衛生指導

vocal hygine(声の衛生指導)ということばが初出するのは,1886年の"Mackenzie's The Hygiene of Vocal Organs"と言われている。このなかには,有名歌手の声のケアのための多くの驚嘆すべき処方が記載されていたようである。その後1911年,Barthによってドイツ語の教科書のなかで1章を費やして,ほぼ現在の声の衛生指導に近い

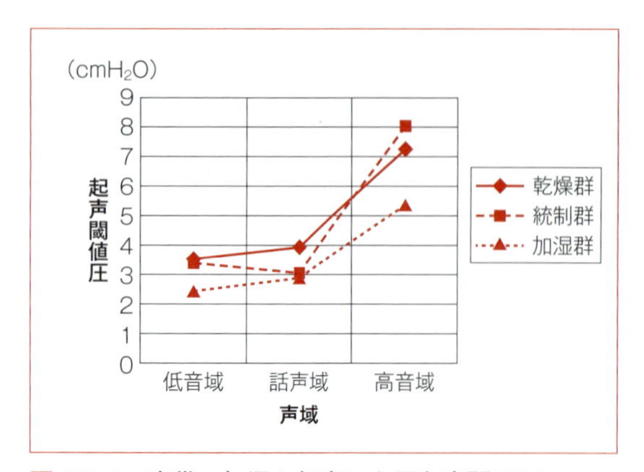

図 4C-1　声帯の加湿と起声に必要な声門下圧

〔Verdolini K, et al : Changes in phonation threshold pressure with induced conditions of hydration. J Voice 4 : 142-151, 1990 より改変転載〕

テーマについて議論が展開されているようである。具体的には，タバコの影響，アルコール飲酒の影響，大声，声の酷使，ホルモンの影響，声の誤用習慣，声の節制が取りあげられていた。さらに1942年に刊行されたJacksonらの“Diseases and Injuries of the Larynx”では，いろいろな声の濫用が音声障害の主たる原因であり，発声行動面からも改善する必要があることが記述されていたようである。LuchsingerとArnoldの言語聴覚士の教科書(1965)でも，声の衛生としての正常な発声とは何か，音声障害の予防としての発声行動とは何か，が強調されていたようである。

その後も，声の衛生については，いろいろな形で音声障害の教科書に取りあげられてきた。しかしながらそのなかには，科学的な根拠のないものや経験的なものも含まれており注意が必要である。現在，声の衛生指導の項目で検証が行われているものは，①声帯の加湿，②適切な声の大きさ，③声の使用時間，④咽喉頭逆流症の影響の4つである。

❶ 声帯の加湿

図 4C-1 はVerdoliniらの研究から改変転載したグラフで，縦軸に起声に必要な声門下圧(起声閾値圧)を，横軸に声域を示している。この研究では，研究協力者を統制群と加湿群(高湿度の部屋で4時間過ごし，さらにコップ数杯の水を飲み声帯粘膜を保護する薬剤を投与)と乾燥群(乾燥した部屋で4時間過ごし声帯粘膜の乾燥を助長する薬剤を投与)の3群に分けて，低音域，話声域，高音域の各声域での起声閾値圧を計測した。その結果，低音域，話声域では3群間に大きな差は認められないが，高音城では，加湿群が他の2群に比して起声閾値圧が低くなっている。つまり高音域では声帯を加湿したほうが，起声時に少ない声門下圧で発声できることを示し，楽に発声できることを示している。特に歌唱など高音域の発声をする場合には，声帯の加湿は有効であると考えられる。したがって歌手や声楽を職業とする人々の声の衛生指導では，声帯の加湿が必要不可欠であることは言うまでもない。

具体的な声帯の加湿方法や水分の補給量については，まだよくわかっていない。透析患者を対象とした先行研究では，体重の3%の体液減少により，自律神経系の障害が起こり，心拍数，血圧，および起声閾値圧に影響することが報告されている。つまり体液の減少は，軽度の音声障害の誘因となると報告されている。また，ほんの数分間だけ摘出喉頭を空気中にさらすのみでも声帯振動は止まり，逆に数滴の生理食塩水の滴下でも声帯振動が回復することも示されている。こうした声帯粘膜(特に声帯粘膜，粘膜固有層浅層)への水分補給は，仮声帯組織の粘液腺を通して行われていると考えられている。いずれにせよ，飲水や蒸気吸入による声帯粘膜への加湿と粘液溶解剤の服用等は声帯振動の必須条件と言える。

❷ 適正な声の大きさ

声帯結節の要因は，一般的に振動で生じる両声帯の反復衝突であると考えられている。例えば高いピッチの声(女性，子ども)は，低いピッチの声より結節になりやすい。すなわち両側声帯の単位時間あたりの衝突頻度が高いために声帯結節が出現すると推測される。一方で声帯結節はチアリーダーやロック歌手など，努力性の大きな発声をする者にも多い。つまり振動振幅がその要因であることも推測される。さらに声帯結節のほとんどは，例外なく振動振幅が最も大きくなる声帯膜様部中央に生じている。これらのことから，両側性の声帯結節は，両側声帯の膜様部中心において，両側の声帯粘膜の振動と衝撃の対称性に伴って発生することを示唆している。

この現象を生体力学的観点から検討してみると以下のように数式で表現できる。基本周波数をF0，周期をTとすると，基本周波数は以下の式で表される。

$F0 = 1/T$ ……………………… ①

単位時間あたりに両側声帯がぶつかる衝撃力をf，声帯振動の振幅をAとすると，

$f \propto A \cdot F0$ ………………… ②

一方，声帯の質量をm，声帯粘膜の移動速度をVmとすると，単位時間あたりに両側声帯がぶつかる衝撃力を次のように表すこともできる。

$f \propto m \cdot Vm/T$ …………… ③

声帯粘膜の移動速度Vmは，声帯振動の振幅Aと周期Tで表すこともできる。すなわち，

$Vm \propto A/T$ ………………… ④

③と④から次式を導くことができる。

$f \propto m \cdot A/T^2$ …………… ⑤

⑤に①を代入すると，

$f \propto m \cdot A \cdot F0^2$

ニュートンの第2法則を応用すると，両側声帯のぶつかる衝撃力は組織運動量の変化率に等しい。つまり単位時間あたりの平均の両側声帯の衝撃力の大きさは，振動振幅と基本周波数に比例すると考えられる。さらにこの数式から，発声時の衝撃力は大きな声よりも高い声のほうが，両側声帯がぶつかる衝撃力への影響が大きいことが示唆される。

過緊張性発声障害の学校教員を，従来の声の衛生指導を実施した群と，携帯型拡声器を使用した群と統制群の3群にランダムに分けて比較した先行研究では，6週間後に携帯型拡声器を使用した群が統制群よりも有意に改善したことが報告されている。

大きな声に対して，ささやき声の使用についても敬遠するような指導プログラムも多いようである。しかしながら，ささやき声については，実際の声の大きさや発声時の声門形状に個体差が大きいことや男女差が認められることなどが報告されており，一様にささやき声の禁止を指導する必要はないと考えられる。むしろ，Casperの提唱した**内緒話法**(Confidential voice therapy)の有効性が報告されている。特に喉頭微細手術後の数週間(2週間程度)は推奨されている。さらに，声帯結節に対しても**共鳴強調訓練**(Resonant Voice Therapy)と同様の治療効果が得られている。

表 4C-1　職業による音声疲労の回復指数の例

	バスケットボール選手	ボクシング選手	オペラ歌手	教員	テレフォンアポインター
短期	0.75	0.25	0.8	0.67	0.3
長期	0.57	0.99	0.6	0.29	0.29

❸ 声の使用時間

声の使用時間に関する具体的な研究は少ない。最近の報告では，持続発声では17分間，息継ぎや無声音を含んだ文章の音読では35分間が声帯粘膜組織にとって安全な使用時間と言われている。したがって1回の連続発話時間の目安は30分であり，30分を目安に声の安静が求められる。

音声疲労についても，疲労回復を以下のような指標で考えてみる。つまり短期的な音声回復指数と長期的な音声回復指数である。これらを以下のような数式で表すことができる。すなわち，

短期疲労回復指数＝(パフォーマンス時間－実質発声時間)/パフォーマンス時間

長期疲労回復指数＝安静(休憩)日数/パフォーマンス日数

となり，**表 4C-1**に示した通りである。

わかりやすい例としてボクシング選手を取りあげてみる。ボクシング選手の場合であれば，実際の試合では，3分間15ラウンドで，各ラウンド間に1分間の休憩が入る。試合回数が年3～4回程度だとすると，短期疲労回復指数は0.25，長期疲労回復指数は0.99と計算できる。同様に，声を使うオペラ歌手の場合，2～3時間の公演で実際の歌唱時間は20～30分間で，公演回数は1週間に3回程度として計算すると，短期疲労回復指数は0.8，長

期疲労回復指数は0.6となる。単純にボクシング選手と比較するとオペラ歌手では長期的な音声疲労が推測される。教員やテレフォンアポインターと比較しても，どちらもオペラ歌手よりもさらに長期的な音声疲労が予想される。そのうえ，テレフォンアポインターの場合は，短期的な音声疲労も大きく，就業時間中にも声の安静時間が必要なことがうかがえる。

この指標を用いれば，声の多用や濫用を避け，休息をとるよう単にことばで指導するよりも，具体的にかつ数値化して患者に示すことができ有効である。

さらに喉頭微細手術後の声の安静についても，従来は1週間程度の声の絶対安静が必要とされてきた。しかし近年，術後3日間の声の安静のほうが1週間の声の安静よりも発声機能の回復が早いとする報告もある。一方で，声帯粘膜組織の創傷治癒の動物実験では，粘膜組織の再生に5日間程度はかかるとする研究もあることから，声の安静については慎重な適応が必要である。

❹ 咽喉頭逆流症の影響

多くの先行研究では，咽喉頭逆流症と喉頭肉芽腫のような疾患との関連性を示唆するものが多い。特に慢性の声門後部炎症所見は留意が必要であると言われている。明らかに咽喉頭逆流症が疑われる場合には，PPI(プロトンポンプ阻害薬)などの薬物の服用に加えて，下記のような食生活などの生活指導が必要となる。

- 食生活の改善〔暴飲暴食，たばこやアルコール，コーヒー(カフェイン)，炭酸飲料や柑橘類のような嗜好品，揚げ物を避ける〕。
- 就寝時の枕の高さの調節(頭部が少なくとも胃の位置よりも高くする)。
- 飲食直後の就寝を避ける。
- コルセットのような腹圧を上昇させるような服装は控え，前屈姿勢をとらない。
- 動物性脂質の過剰摂取による肥満の防止。高脂肪食は下部食道括約筋圧低下につながる。摂取エネルギー量に比して摂取脂質量(特に動物性脂質)が，近年わが国でも増加傾向にあり，中年男性の1/3は肥満ともいわれている。したがって高脂肪食の摂取を控えるだけでなく体重もコントロールが必要である。

Ⓒ 自宅学習

音声治療は，(発声という)運動の学習である。“運動学習は練習や経験に基づく一連の過程であり，結果として技能的行動を行える能力の比較的・永続的な変化をもたらすものである”と運動学習理論では定義している。Nudoらが行ったリスザルの運動野の手指領域を人為的に破壊した動物実験では，数千回にわたる麻痺側の手指の強制運動により，運動野の可塑性が認められ，麻痺側手指の運動が認められたとしている。音声治療の適応となる患者はほとんどの場合，発声に関する運動野損傷はないのでこの実験ほどの繰り返しは必要ないと思われる。

しかし，治療場面で「できる発声」から，日常生活での無意識に「している発声」になるまでに，かなりの発声練習回数が必要であることは言うまでもない。筆者らの研究では，健常成人女性の場合，少なくとも1,500回の繰り返しが必要であった。1セッションを20分とすると実際に治療場面で患者が発声を繰り返す回数は，せいぜい50回程度である。したがって仮に8回のセッションを行った場合でも計400回程度の繰り返ししかできない。これでは治療場面で望ましい発声はできても日常生活で「している発声」にはほど遠い。また筆者らの研究では，同じ繰り返し回数でも，週1〜2日の頻度よりは週5日間の集中的な頻度のほうが日常生活で「している発声」になる可能性が高いこともわかってきた。音声治療の頻度や回数についてさらなる研究が必要であるが，適切な頻度と反復回数についての先行研究はほとんど見あたらない。しかし少なくとも一定頻度の反復回数が必要であることは言うまでもない。また，これらのことから，自宅学習の重要性も示唆される。

さらに前述の健康行動科学理論からも自宅学習の実施状況の把握は，**アドヒアランス**の指標となりうる。すなわち，動機づけ，健康信念，段階的変化をどれだけ反映しているか，発声練習の反復回数を記録させることで測定できる。これまでの医療分野でのアドヒアランスに関する先行研究では，①長期にわたる病歴があること，②地方都市(農村)に在住していること，③通院の交通手段がないこと，④患者自身が忘れっぽいこと(健忘)，⑤精神神経科的症状が見受けられること，⑥医学的知識がほとんどないこと，⑦何度も複雑な治療の受診歴があること，⑧治療における副作用が認められることなどが，アドヒアランスを下げる要因となるという報告がある。

したがって，アドヒアランスを下げないためには，①治療に対する患者の信頼感を高めること，②健康状態に関する患者の知識を増やすこと，③それぞれの患者に応じたことばによるコミュニケーション方法を確立すること，④患者と常に温かく友好的で心地よい関係を築くこと，⑤患者の行動変容に対する動機づけと段階的変容を支援すること，⑥患者が自宅でも正確に実施できるように指示内容を記載したものを渡すこと，⑦患者の自己モニターを記録する手段を提案して実行させること(例えば自分の自宅練習中の声の録音など)，⑧患者を助ける家族や友人関係などの社会的支援を活用できること，⑨早期に患者と信頼関係を築くだけでなく，患者が実感できる治療効果を早く出すこと，などが提案されている。このなかの⑥患者が正確に実施できるように指示内容を記載したものを渡すこと，⑦患者の自己モニターを記録する手段を提案して実行させることは，自宅学習の際に特に重要である。

d 環境調整

騒音環境下や教育現場での声の使用制限についての記載は多いが，検証された報告はない。前述したように，教育現場での携帯型拡声器の使用が有効であったとする報告のみである。携帯型拡声器の使用のほうが，無意識に声の濫用の制限ができ，プログラムの履行率も高かったとされている。

e カウンセリング

主に動機づけ面接法や認知行動療法が用いられる。これについては本章Aに詳細を述べているので参照されたい(➡ p.95)。

f ストレッチ(姿勢)やリラクゼーション(呼吸を含む)

従来は直接訓練の一部として挙げられていたが，発声を伴わないということで間接訓練に分類されている。具体的な方法は，本章Dの「呼吸訓練」(➡ p.133)と「喉頭や共鳴腔の筋緊張と姿勢の調整訓練」(➡ p.138)を参照されたい。

2 間接訓練と直接訓練

すでに「音声障害診療ガイドライン」にも記載されているように，間接訓練と直接訓練のそれぞれの単独の治療効果に関しては現在のところ認められていない。両訓練の併用訓練が望ましいとされている。音声障害を専門とする言語聴覚士の多くは，全セッションのうち2/3〜3/4が直接訓練で，残りを間接訓練の割合で音声治療を実施していると報告されている。さらに初回から数セッションは間接訓練の割合が多く，徐々に直接訓練の割合が増えるともされている。また音声障害の原因疾患によっても，間接訓練と直接訓練の割合と，その内容も変わると言われている。例えば炎症性疾患や急性疾患であれば，間接訓練の割合は増えるとされている。機能性発声障害の間接訓練では，器質性音声障害よりも環境調整やカウンセリングに時間をかけるとされている。

このように間接訓練も，対象となる患者の病態やアドヒアランスなどの要因に応じたオーダーメイドな指導が必要なので，すべての音声障害患者に声の衛生に関するパンフレットを配布したり，全く同じ声の衛生項目の指導を行うだけでは効果はないと言える。

3 グループ訓練と個別訓練

近年，音声治療のグループ訓練の効果を示す報告が増えてきた。患者相互の情報交換やピア・サポートによる治療効果や保険診療の効率性などの観点から推奨されているようである。その一方で，グループ成員の構成や人数など，まだ不明なことも多い。前述の「ⓐ発声に関する解剖生理学的教育」などは，訓練の効率性を勘案するとグループ訓練が望ましいと考えられる。しかし，それ以外の項目は患者個々によって異なるので，個別訓練が望ましいと考えられる。

音声治療のグループ訓練と個別訓練を比較した研究では，どちらの訓練形式であっても自覚的評価では治療効果は上がったが，個別訓練のほうが自覚的な治療効果は高かったようである。つまり，患者の視点からすると，個々の患者に応じたオーダーメイドな個別訓練のほうが訓練を実施している意識が高かったと思われる。今後，さらに他覚的評価を含めた研究が待たれる。また，効果的なグループ訓練の要因に関する研究についても，さらなる研究が必要である。

文献

1) Gartner-Schmidt JL, et al：Quantifying component parts of indirect and direct voice therapy related to different voice disorders. J Voice 27(2)：210-216, 2013
2) Bos-Clark M, et al：Effectiveness of voice therapy in functional dysphonia：where are we now?. Curr Opin Otolaryngol Head Neck Surg 19(3)：160-164, 2011
3) Casper JK：Voice Hygiene. Kent RD：The MIT Encyclopedia of Communication Disorders, 54-56, The MIT press, 2004
4) 城本 修：Voice Therapyの最前線. コミュニケーション障害学 20(1)：1-7, 2003
5) 城本 修：嗄声・失声に対する音声治療. JOHNS 22(4)：613-616, 2006
6) 城本 修：音声障害の行動学的治療—言語聴覚士による音声障害の治療—. 耳鼻臨床 100(9)：697-705, 2007
7) Verdolini-Abbott K：Compliance and concordance. Titze IR, Verdolini-Abbott K：Vocology：The science and practice of voice habilitation, 240-249, NCVS, 2012
8) Abrahamsson M, et al：Effects of Voice Therapy：A Comparison Between Individual and Group Therapy. J Voice 32(4)：437-442, 2018

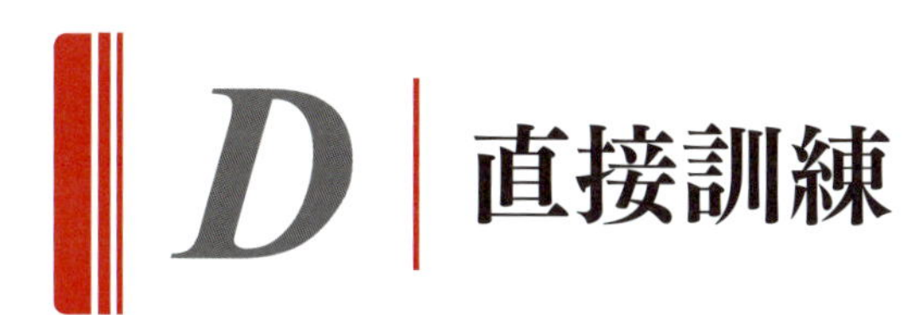

D 直接訓練

1 聴覚弁別力訓練

ⓐ 声質や声の高さや大きさを聞き分ける

発声に必要な聴覚の改善を目指す訓練が，声質や声の高さや大きさを聞き分ける聴覚弁別力訓練である。発声に必要な聴覚とは，①自他の音声が聞こえるかという聴力と，②声の高さや大きさ，声質などを聴き分ける聴覚（フィードバック）に大別できる。例えば高齢者で聴力低下に問題を抱えている患者は，モニタリングが困難なために訓練場面で指示が通りにくく，さらに高周波成分の多い摩擦音などの訓練で苦慮することが多い。適切な聴覚補償が必要であり，時には声の高さや大きさを示すデジタルツールによる視覚的な補助も活用することもある。

音声信号は蝸牛で電気信号へと変換され，下丘から視床の内側膝状体から聴放線を経由して一次聴覚野へ投射される（**図 4D-1**）。一次聴覚野への主な情報は対側から受容し，同側からも受容している。したがって，一方の聴覚野を損傷しても聴覚機能は残存する。聴覚経路上では蝸牛の基底膜に**周波数地図**があり，一次聴覚野には周波数地図が反映されている。一次聴覚野は**コア領野**とそれを囲む**ベルト領野**からなり，ベルト領野はコア領野と視床からの信号を受容している。純音はコア領野を，複雑な音はベルト領野を賦活化させるとされている。

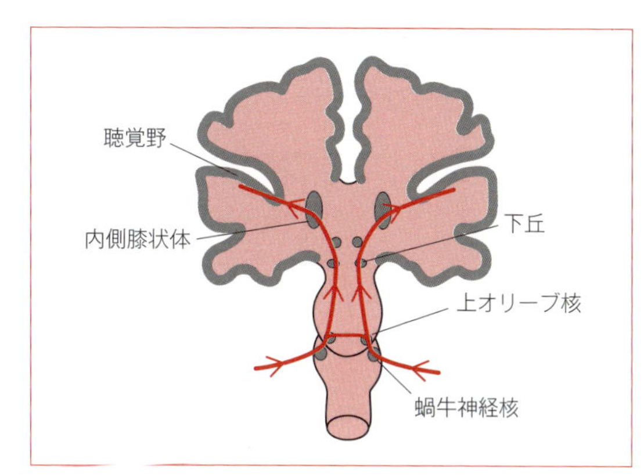

図 4D-1　**聴覚の中枢伝導路**

聴覚系の処理のみでは発声者の計画段階における音素系列の再現と知覚は難しく，音声知覚には音声生成系の関与が必要であるという**運動理論仮説**が，1960 年代から提唱されてきた。その後，1990 年にサルの実験で，自らが手指の運動をする際に賦活化する腹側運動前野が，同じ運動を観察するだけでも賦活化することが発見され，**ミラーニューロン**と呼ばれるようになった。すなわち他者の運動の際の脳活動を，自らの脳で再現（**ミラーリング**）しているとも言える（**図 4D-2**）。このことから自らが発声する時の脳の発声運動領域は，他者が発声した音声を聞く際にも賦活化することが示唆された。つまり音声知覚の際に，発声関連の運動領域を参照しているとも言える。

このミラーニューロンの発見を契機として，2000 年代から fMRI を使った研究により，左運動前野が音声知覚と音声生成において共通する脳賦活部位であるとの報告がなされるようになった。この領域は発声を企画する際に賦活化する領域であり，音声知覚の際に同じ部位が賦活化するということは，発声の企画に関する情報が音声知覚にも利用されていると考えられる。

さらにその後，**音声知覚の二重経路モデル**が提唱された（**図 4D-3**）。このモデルでは，聴覚野から下前頭回に至る腹側経路と聴覚野から下頭頂小葉（縁上回，角回）を経由して運動前野に至る背側経路を音声知覚の情報処理が行われるとしている。左の上側頭回は，音声の明瞭度に応じて賦活化し，また下側頭回は音声のカテゴリー弁別課題において賦活化するとされている。すなわち，腹

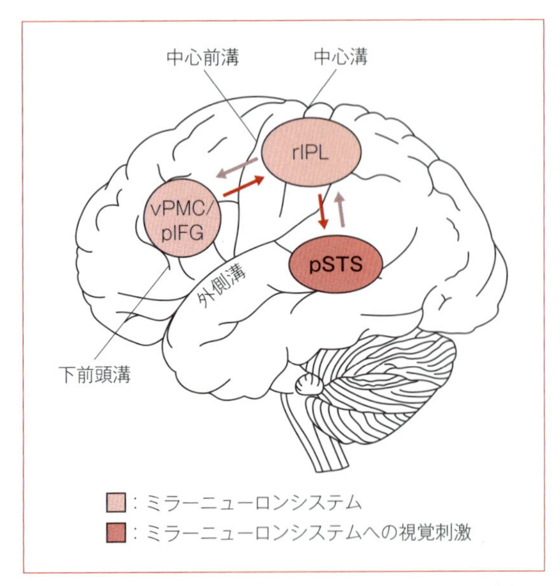

図 4D-2　人間のミラーニューロンシステム(視覚)

vPMC：腹側運動前野，pIFG：下前頭回，rIPL：下頭頂小葉，pSTS：上側頭溝後部

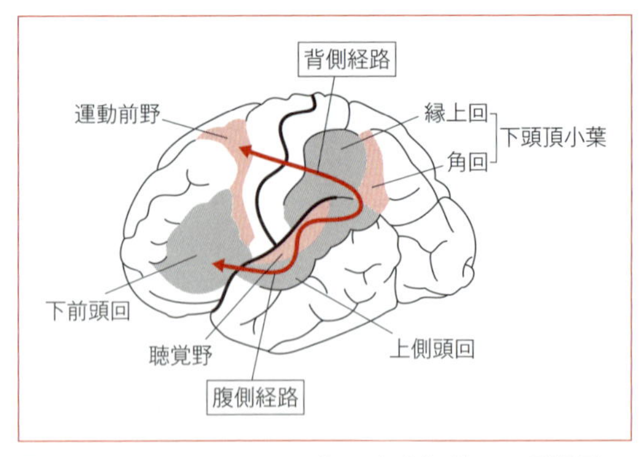

図 4D-3　Rauschecker らの音声知覚の二重経路モデル

側経路は音声の意味理解において中心的役割を果たしていると考えられる。一方，背側経路の下頭頂小葉は**音韻ループ**と呼ばれ，音韻処理に中心的役割を果たすと推測されている。さらに下前頭回と運動前野はつながっており，二重経路モデルはフィードフォワード，フィードバック制御とも関連していると考えられている。腹側経路では，下前頭回と運動前野で**構音ジェスチャ**を生成し，下頭頂小葉でリハーサルするフィードフォワード経路と対応していると推察される。背側経路では，自分が発声した音声が上側頭回を経由して下頭頂小葉に送られる**聴覚フィードバック経路**と対応すると考えられる。すなわちフィードフォワード信号とフィードバック信号の比較が下頭頂小葉で行われ，目標とする音声の聴覚情報と，フィードバックされた聴覚情報との誤差を最小にする制御が行われると考えられるのである。加えて左の補足運動野では，周波数における自然性の変化や継続長の変化に対して，賦活と逆 U 字の関連性があることが報告されている。

これまでの研究から，音声知覚に関与すると考えられる発声運動関連領域として，周波数情報は運動前野で，時間情報は補足運動野で処理されると考えられている。すなわち賦活化する発声運動関連領域は音声知覚の情報によって異なることが示唆されている。また刺激音声が音声として知覚される場合は，刺激音声の自然性を低下させると発声運動関連領域の賦活が増大するものの，音声として知覚されない場合は，発声運動関連領域の賦活が認められないこともわかってきた。

前述の**運動理論仮説**では，音声を知覚する際には，音声生成に関与する脳領域の活動を参照しているとしている。すなわち，ある音声を発しながら異なる音声を知覚する場合には，発声の際は運動前野の活動を参照し，これが音声を知覚する際に参照する運動前野の活動と干渉しあっていると推測される。実際に音声知覚の際に構音器官に摂動(主要な力の寄与による運動が，他の副次的な力の寄与によって乱される現象)を与えて外乱(制御を乱すような外的な作用)が生じると，音声知覚の特性が変わることが報告されてきた。したがって，音声知覚が発声の影響を受けるのであれば，音声障害患者の音声知覚特性は健常者と異なる可能性も考えられる。前述したように，機能性発声障害患者の発声時の fMRI による脳機能画像を検討してみると，呼吸時は健常者と同じ脳領域が賦活化するのに対して，発声時は聴覚フィードバック回路と体性感覚フィードバック回路を示す脳領域の活動が低下し，逆に発声運動領域が過活動化することが報告されている。

身体運動制御の観点から音声生成過程をとらえると，制御対象となるものは発声器官(肺，声帯，軟口蓋，舌，唇，顎など)である。それらを制御するのは，各筋群を動かす運動指令と言える。各筋がそれぞれ所定の時刻に所定の量だけ収縮することで，発声器官は時間的・空間的に適切に制御されて，ある特定の音声が生成される。音声生成における発声運動制御は，生成された音声によって伝達される聴覚情報が所定の目標値になるように，運動指令を調節することが目標である。これは健常者にとっては，日常的かつ無意識的な行為であると言える。しかし，その背景にはきわめて複雑で高度な感覚運動制御メカニズムがあり，発声器官もしくは感覚運動処理系のどこか一部になんらかの異常が生じたり，あるいは加齢による機能低下が生じると，発声遂行は困難となる。

発声運動制御メカニズムを**フィードフォワード制御**，**フィードバック制御**の側面から見た場合の概念図を示す(**図 4D-4**)。外界ノイズが大きくなると音声の大きさや高さが無意識に大きくなるという現象は，日常的によく経験する。この現象は**Lombard(ロンバードまたはロンバール)効果**と呼ばれる。この効果は音声の明瞭性を向上させ，聞き手にとって了解度を高めるのに有効であるとされている。発声中にモニタしている外界ノイズのレベルに応じて，Lombard 効果が起こることから，音声の大きさや高さをあらかじめ設定されている方向へ変化させるフィードフォワード制御メカニズムが必要となる。一方，発声運動の制御目標は，生成した音声によって生起する聴覚情報である。特定の音響特徴をもった音声を生成するには，生起する聴覚情報が目標値に近づくよう運動指令を修正するフィードバック制御メカニズムも不可欠である。

しかし，発声器官が動いた結果は体性感覚としてもフィードバックされることから，**図 4D-4** に示すように体性感覚情報，聴覚情報の双方を用いた制御が行われていると考えたほうがよい。これは発声運動の音響レベルでの制御分解能の個人差が，各個人の音韻弁別能力と対応しているだけでなく，舌表面の触覚空間分解能とも対応しているという報告などからも裏づけられる。発声運動制御メカニズムが正常に機能している限り，体性感覚フィードバック情報と聴覚フィードバック情報

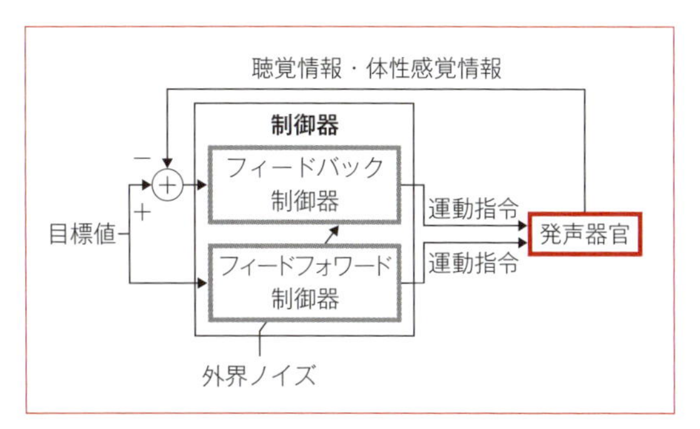

図 4D-4 発声運動制御メカニズムの概念

〔廣谷定男(編)：第 2 章発話から音声知覚へ，第 3 章音声生成における聴覚フィードバック．日本音響学会(編)：音響サイエンスシリーズ 17 聞くと話すの脳科学，コロナ社．2017〕

が，それぞれに制御に貢献していると考えられる。

発声運動制御に聴覚および体性感覚情報がどのように貢献しているか検討した研究では，発声中のフィードバック情報になんらかの**外乱(摂動)**を加えた際の発声運動の変化を観測し，そこから発声運動制御系の特性の同定を試みている。すなわち，フィードバック信号の外乱によって目標信号との誤差が生じると，フィードバック制御器官はその誤差を修正すべく運動を変化させるような補正した運動指令を出す。このような運動変化は，外乱に対する**補償応答**と呼ばれ，このメカニズムにより運動の安定化が達成されると考えられている。

しかし，運動指令が生成されてから，運動の結果であるフィードバック情報が得られるまでの間には，一定の処理時間を要するので，フィードバック誤差に基づいて運動指令を調節するだけでは，運動はぎこちないものとなる可能性もある。日常生活における円滑でかつすばやい運動には，フィードフォワード制御器官からの適切な運動指令が不可欠であり，フィードフォワード制御器官はあらかじめ目標を達成しうる運動指令を学習により獲得していなければならないと考えられる。しかし，制御対象である筋骨格系の特性が変化した場合や，あるいは未知の運動パターンを新たに学習・獲得しようとする場合には，フィードフォワード制御器官そのものの再構築が必要となる。そのためフィードフォワード制御器官は，フィードバック制御器官における誤差修正結果に基づい

て特性を変化させる機能を有していると考えられる。こうしたフィードフォワード制御器官の再学習機能は外乱に対する適応と呼ばれ，このメカニズムにより複雑で高速な運動パターンの獲得が達成されると推測されている。

発声運動制御メカニズムに関する研究は，音声の周波数的側面と時間的側面とについて検討されているものが多い。音声に含まれる周波数的な代表的特徴には，おもに母音発声などに見られるフォルマント周波数と，聴覚的な声の高さ(ピッチ)に影響するF0がある。フォルマント周波数は母音の知覚に関わる重要な音源であり，母音発声時の運動制御はフォルマント周波数を所定の目標値に近づけることを目的としていると考えられている。この制御における主な操作は，唇の開き具合や上顎に対する舌の相対的な位置などの共鳴腔を調節する運動指令である。また，F0は音声のイントネーションやアクセントなどに関わり，意味内容の伝達にも影響を及ぼすことから，フォルマント周波数と同様に，F0も発声運動の制御目標の1つと考えられる。また，歌唱などの課題の場合には，F0はより明確な形で制御目標になると考えられる。

b フォルマント周波数摂動による反応

母音発声中にフォルマント周波数を変化させた音がフィードバックされると，発声運動が変わることを示した研究では，フォルマント周波数を制御量とするフィードバック制御メカニズムの存在が示唆されている。

加えて持続母音の発声中に，第1フォルマント周波数に，ステップ関数的にフォルマント周波数摂動を与え，瞬時的な応答特性を調べた研究では，摂動として与えられたフォルマント変化量の10〜20%を打ち消すように発声を変化させる補償応答が観測されたとしている。さらに同じ実験手続きを用いて，CVC音節の繰り返し発声中に母音の第1フォルマント周波数に摂動を与えた研究でも，第1フォルマント周波数の変化を打ち消す発声補償適応が生じたと報告されている。

このように音声の聴覚フィードバックにフォルマント周波数摂動を与えると補償的な応答が生じるという現象については，すでに多数の研究が報告されている。その背景として，発声(特に母音)の運動目標はフォルマント周波数であり，その目標値に対する誤差を修正するネガティブフィードバック制御メカニズムが存在すると予測されている。さらにfMRI観測技術により，各発声試行間に脳活動を観測すると，発声運動における補償変化の大きさは，境界に近づく場合のほうが遠ざかる場合より大きく，またそのときの脳活動は右の後部上側頭回で大きくなったと報告されている。その時の被験者ごとの発声補償変化の大きさと脳活動(上側頭領域，下前頭領域)の大きさには相関が認められている。これらの領域は，従来，発声運動制御において聴覚フィードバックに基づく誤差修正処理に関与すると考えられてきた領域に合致している。つまり，発声運動制御における聴覚エラー処理が，母音の範疇的な知覚処理と関連していることも示唆している。

さらに母音の種類によってフォルマント周波数の補償に非対称性が生じたとする報告もある。非対称の原因として，発声運動に付随する体性感覚フィードバック情報の寄与レベルの違いも指摘されている。すなわちそのときに得られる体性感覚フィードバックが聴覚フィードバック摂動の影響を減弱させるのではないか，と推察されている。

c 基本周波数 F0 摂動による反応

F0を一定に保つように定常母音を発声させて，F0をシフトした音声をフィードバックしたときの発声者の挙動を調べた報告がある。この報告ではF0は試行ごとに同じではなく，毎回コンピュータから呈示される異なる合成音声を聞いてから，その音声とF0がマッチするよう模倣して発声することが求められた。その結果，毎回の試行においてフィードバックのF0を増加または減少させると，その変化を打ち消すようにF0を下降または上昇させる補償応答が観測されている。

一方，フィードバック音声のF0シフトに対する発声制御系の適応について調べた研究では，母音発声を繰り返す課題において，フィードバックのF0を1試行ごとに増加(Up条件)または減少(Down条件)させる場合と，シフトを与えない場合(Control条件)とで，発声時のF0を比較している。F0はUp条件ではControl条件より低くなり，Down条件では高くなった。さらにその後，シフト量をゼロリセットした状態で発声したときのF0を観測すると，Up条件ではControl条件より高くなり，Down条件では低くなる影響が認められた。これは，フィードバック制御系がF0シフトに適応したことを反映していると考えられる。

また，F0制御における体性感覚フィードバックの貢献を考察するため，フィードバック音声のF0に摂動を加える実験を，声帯麻酔下で行った研究がある。F0摂動に対する補償応答の大きさを麻酔前後で比較すると，麻酔後に大きくなり，F0のフィードバック制御において，体性感覚フィードバックが麻酔により遮断された結果，聴覚フィードバックへの重みが大きくなったことを示唆している。つまり，通常発声では体性感覚と聴覚はともにF0制御に貢献していると考えられる。

さらに，精密な制御が要求される歌唱では，歌唱スキルはF0制御能力にきわめて強く関わっていると考えられる。そこで歌唱訓練を積んだsingers群と訓練経験のないnonsingers群とでF0摂動に対する応答を比較した報告もある。実験では，発声課題は単音節/ta/で，F0は349, 392, 440 Hz(音階ではF4, G4, A4)のいずれかにマッチするように発声することが要請された。実験の結果，singers, nonsingersどちらの群も摂動に対して補償的な発声応答が見られたが，singersのほうが発声時のF0が目標値に近く，より小さな摂動量に対しても応答が生じていた。一方，nonsingersの発声時のF0は，与えられた摂動の方向(増加/減少)とは関係なく，つねに目標値より低くなる傾向を示した。

また，F0制御メカニズムの生理学的な側面に関しては，F0摂動下での発声中の輪状甲状筋と甲状披裂筋の針電極による筋電図で計測した報告がある。3種類のF0レベル(会話，高い，ファルセット)の持続母音発声中に±100，±300 cents(1/100半音)の摂動がランダムに与えられた。その結果，摂動オンセットからの筋電図のピーク潜時は167 msで，F0補償応答の応答時間は224 msであった。3種類のF0レベルの中では，ファルセットにおいてF0補償応答の開始に先立つ反応が認められたが，他の2種類のF0レベルにおいては，補償応答の生成に寄与する反応は認められなかったとしている。ファルセットにおいて見られた短い潜時での筋電図反応から，このときのF0補償応答は摂動に対する反射的な応答であると推察される。

F0フィードバック摂動に対する応答の課題依存性を調べた研究では，聴覚フィードバック発声制御における注意負荷レベルの影響は，聴覚処理ではなく運動制御処理に対して働いている可能性を示唆している。またF0フィードバック摂動が与えられたときの補償応答が，発声者の視聴覚注意の向け方によってどう変わるかを調べた研究では，持続母音発声課題においてF0摂動と非同期なタイミングで視覚刺激が呈示され，発声者は注意の向け方に関して，①視覚を無視して聴覚のみに注意を向ける，②聴覚を無視して視覚のみに注意を向ける，③視覚・聴覚両方に同時に注意を向ける，④視覚・聴覚どちらにも注意を向けないの4種類が指示された。その結果，摂動に対する補償応答の大きさは，聴覚のみに注意を向けた場合に大きくなり，視覚のみに注意を向けた場合には小さくなった。従来からF0摂動に対する補償応答には不随意的な制御メカニズムが関与していると考えられており，この結果は，応答の大きさが選択的注意に依存して変動しうることを示している。

d 聴覚フィードバックに関与する神経機構

近年の脳機能計測技術の進展により，聴覚フィードバックに関する神経基盤がわかってきた。フォルマント周波数摂動下での発声中の脳活動をfMRIで調べる実験では，CVC音節の発声において，第1フォルマント周波数を30%増加または減少させる摂動が加えられた場合と，摂動がない場合とを比較すると，両側の上側頭皮質，右の中心前回腹側部および下前頭回において大きな活動が観測されている。フィードバック摂動がない通常の発声においては，一般に大脳左半球の神経ネットワークの活動が優位と考えられているが，聴覚予測誤差が生じている状況下では右半球の活動も大きくなることが示された。

PET（positron emission tomography）陽電子放射断層撮影法を用いて，遅延聴覚フィードバック中の脳機能計測を行った実験では，遅延の大きさに相関して両側の上側頭回の活動が大きくなることが認められた。これはフォルマント周波数摂動の実験と同様に，上側頭回が音声生成時の聴覚フィードバックにおいて重要な役割を果たしていることを示唆している。

聴覚フィードバック制御に関わる脳部位を調べるため，てんかん発作患者の病巣特定を目的とした外側溝周辺のECoG（electrocorticography，皮質脳波記録）を用いて，発声時のフィードバックにF0摂動を与える実験も行われている。その結果，発声中の聴覚野の活動はフィードバックに摂動がないときには抑制され，摂動が加わると増大することがわかった。この特徴は，後部上側頭回において顕著で，フォルマント周波数摂動下での発声補償に関与する部位でもある。また発声条件において，摂動に対する発声補償動作は聴覚野および腹側運動前野の活動を反映し，さらにそれらの活動の大きさは摂動に対する補償応答の大きさと相関していたとされる。

ⓔ 発声の脳機能モデル（DIVA）

DIVA（directions into velocities of articulators）モデルは，発声獲得，発声運動制御の脳内シミュレーションのための発声の脳機能モデルである。このモデルは，音声生成過程に構音モデル，聴覚モデルおよび脳モデルから構成されている（図4D-5）。

構音モデルにはMaedaモデルが用いられており，顎，唇，舌の位置と喉頭の高さに関する8つの構音制御パラメータにより声道形状を変化させ，音声を生成することができる。聴覚モデルには第1～第3フォルマント周波数の値が入力される。脳モデルは，フィードフォワード制御とフィードバック制御のためのニューラルネットワークから構成されている。DIVAモデルは，音声を生成するために運動指令から声道形状を制御する必要があるが，この運動指令は，フィードフォワード制御とフィードバック制御の統合に基づき決定される。つまり，DIVAモデルには，音声生成における聴覚フィードバックが考慮されている。すでにDIVAモデルを用いたさまざまな研究が行われており，音声生成における聴覚フィードバックの重要性が検証されている。また，フォルマント周波数摂動に対する補償応答のシミュレーションも行われており，DIVAモデルにより実験の結果を予測できることが示されている。さらに近年，与えられた音素系列に対する一連の運動指令のプランニングのために，DIVAモデルに大脳基底核，視床と補足運動野のモジュールを追加したGODIVA（gradient order DIVA）モデルも提案されている。

ⓕ 音声訓練への応用

ⓐ～ⓔで述べたように，発声に関する聴覚フィードバックの重要性は言うまでもない。Booneの“The voice and voice therapy”の第4版（1988年）では，25の促通法のうち①声の大きさの調節，②聴覚訓練（ear training），③新しいピッチの確立，④フィードバック，⑤マスキング法，⑥ピッチの変調などが聴覚フィードバックを利用した音声訓練として挙げられている。音声障害患者では，声の大きさや高さに問題があるために音声障害をきたす疾患をもっていることが多い。さらに音声障害患者の多くは，自分自身の声に対する意識が低く，Seashoreのピッチ弁別検査などから構成された音楽能力検査でも，ピッチの弁別能や音程の記憶が低いとする報告もある。そのため，声の大きさや高さを調節することが困難であることも多い。

聴覚フィードバックを再学習させる訓練では，機器を用いて自分の声の大きさや高さを視覚化さ

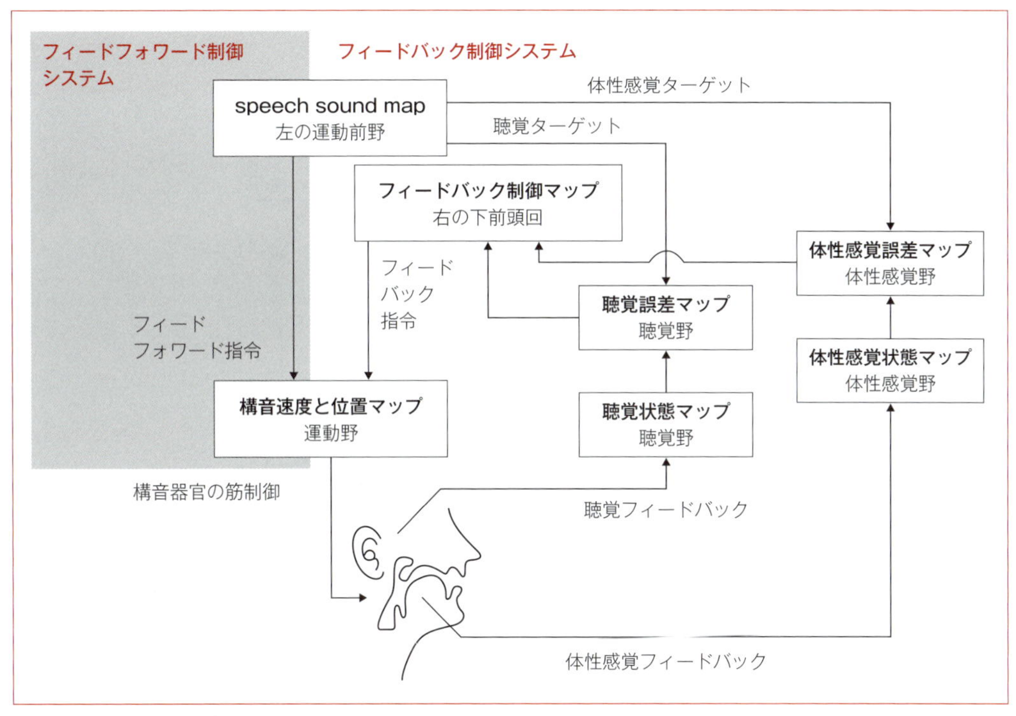

図 4D-5 DIVA モデル
〔Guenther FH : Neural control of speech. 140-145, The MIT press, 2016〕

せることが多い。しかし，前述のようにF0摂動実験では視覚と聴覚に注意を向けさせると，摂動に対する補償応答は聴覚のみが最も大きくなり，視覚のみが最も小さいという結果を示している。したがって視覚に頼りすぎると効果が得られない可能性も考えられる。機器を用いる場合は，録音にとどめておいて自身の録音音声の再生を聴き返すほうがよいかもしれない。Booneはピッチ弁別訓練として具体的に，①自身のピッチ弁別能力のベースライン確定，②ピッチ弁別訓練，③音程の記憶訓練，④否定練習の4段階を挙げている。

まず，①自身のピッチ弁別能力を測定するためにSeashoreの音楽能力検査の中からピッチ弁別検査を用いるか，楽器や歌声などを利用した自作の20対ほどの弁別検査を行う。1対の音を聴かせて，両者の音の高さが同じかどうか判定させる。最終的には人の声を用いた弁別検査が必要である。Booneは1半音の違いを弁別できない場合，聴覚フィードバックの訓練対象とするかは患者によるとしているが，3半音もの弁別ができなければ訓練対象とすべきとしている。

次に②ピッチ弁別訓練を行う。弁別訓練は，1対比較で患者が弁別可能なレベルから始め，1半音の差異が弁別可能となるまで行う。刺激音としては，楽器音だけでなく，いろいろな種類の音について，特に人の声や自身の声について弁別できるようにする。さらに③音程の記憶訓練では，患者が2音の組み合わせの記憶ができれば，訓練は2音の組み合わせから開始する。患者にいろいろな種類の音の2音連続を2組聴かせて比較させ，どの音が変化していたか指摘させる。音の連続は音声治療に必要な音程の記憶として4音で十分であるとされている。つまり，4音のメロディを一組記憶して，1音だけ異なるもう一組と対比できればよい。この後，こうして患者に目標とする音声を実際に出させて録音しておき，再生して目標音と比較させる。

最後に，患者によい声と悪い声を出させる④否定練習を行う。よい声と悪い声を出し分けることができれば，聴覚フィードバック訓練は終了となる。ただしBooneによれば，上達の度合いは患者によるとされ，訓練効果が上がらない患者もいるとしている。その場合は，この訓練は適応がないとしている。この訓練での適応がない患者については，聴覚フィードバックと関係した体性感覚フィードバックを活かした訓練などが有効である可能性がある。

2 声門閉鎖，声の高さの調節，反射性発声(笑い声，あくび，ため息など)などの発声機能訓練

発声機能は，声門閉鎖に関連した自動反射的発声や声の高さの調節を利用して発声様式を矯正する目的で行われる。

a 声門閉鎖に関連した自動反射的発声

1 喉頭の括約機能

下気道の保護のために喉頭を閉じる運動を**括約機能**と呼ぶ。喉頭の括約機能は，本来は仮声帯レベルと声帯レベルで目的に違いがあると言われている(図 4D-6)。樹上生活をする動物では上肢帯を固定して身体を安定させるために，空気が不用意に胸腔内に流入しないように，仮声帯レベルでの括約機能が働くことで喉頭室が拡張し，空気の流入を防ぐ弁の役割を果たす。一方，重いものを持ち上げるような場合には，胸郭がつぶれないように声帯レベルで括約機能が働き空気の流出を防ぐ弁の役割を果たす。つまり仮声帯と声帯は，空気の流出入によって逆方向性の目的をもっている。しかしながら，実際には別々に作用するわけではなく，声帯が近接して完全な声門閉鎖が起こった後に仮声帯レベルでの括約作用が認められる。仮声帯のこの動きは，仮声帯内の甲状披裂筋の一部や喉頭外部の筋の収縮によって成立すると考えられている。

上肢と胸郭は相互に連絡しており，鉄棒にぶら下がる，重いものを持ち上げるなど，瞬発的に上肢に力を入れる動作をすると，胸郭を固定するために括約機能によって必ず息をこらえる。胸郭を固定するためには，胸腔に吸気を取り込んで漏らさないように喉頭を絞扼し，気道閉鎖を行わなければならない。瞬発的に上肢に力を入れることで声門は強く閉じ,「いきむ」という胸郭の固定ができる。つまりこの上肢を利用した「いきむ」という動作を行えば，自動反射的に声門を閉じることが可能となる。健常者で腕を引っ張る上肢の動作に伴う発声時の声門下圧を測定した研究では，発声直前に声門下圧が急激に上昇し，起声と同時に徐々に下降するが上肢の動作を持続する限りは通常よりも高い声門下圧が維持され，強い声門閉鎖が維持されることが示されている。

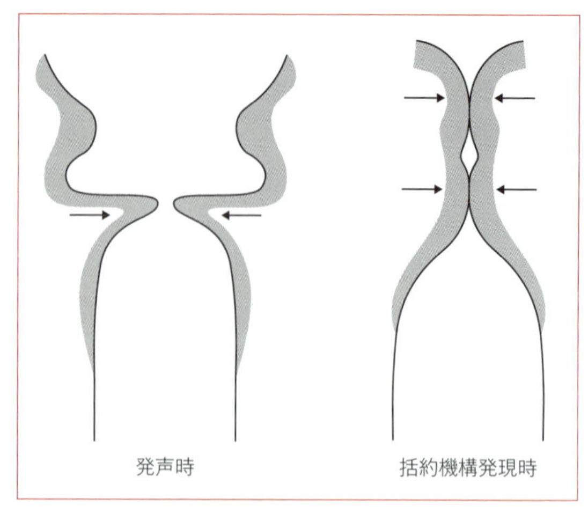

図 4D-6　発声時と括約時の仮声帯と声帯の収縮の様子
発声時には声帯レベルのみ内転し，喉頭括約機構が働くと右図のように仮声帯にも強い内転が起こり喉頭室はほとんど見えなくなる。また，声帯も厚くなる。

一方，咳は下気道内の異物や分泌物を外界に喀出する作用であり，吸気期，閉鎖期，呼出期に分けられる。吸気期では，声門は大きく開き急速な吸気が行われる。その後，閉鎖期に移り，声門は固く閉じる。この閉鎖期に肺の圧縮と下気道内の加圧が起こり，声門下圧は急激に上昇する。そして呼出期に一気に声門が開き大量の呼気が爆発的に流出する。この時，声帯振動も起こり咳に特有な音声が生じる。喉頭の強い閉鎖は，声門下圧を高めて続いて起こる喀出のパワーを準備する。喀出が終了すれば再び閉鎖しようとする。

こうした反射的な括約機能を利用し，意識的に模倣した発声法は，**プッシング法**や**咳払い発声**として紹介されている。留意すべき点は，括約機能

は反射的なものであり，しかも下気道の保護という目的で行われているということである。したがって発声という目的では行われていないので，仮声帯の過内転や声帯の過緊張が生じていることに気をつけねばならない。仮に発声を伴ったとしても，努力性嗄声や粗糙性嗄声となっている可能性が高い。むしろ，発声のためには適度な声門間隙(0.6 mm)と声帯粘膜の粘弾性が必要であり，反射的動作による無意識な発声よりも，あくまで反射的動作を模倣した意識的な発声でなければならない。

❷ 構音器官の自由度

喉頭の括約機能に対して，**あくび**では，あくびに先行する吸気時に咽頭収縮筋が弛緩し，舌骨下筋群の収縮により喉頭全体は下降し，気道が拡張される。その結果，声帯は適度に弛緩すると報告されている。さらに，あくびに引き続いて**ため息**(呼気)をつくと，声帯は弛緩した状態でしかも声門は呼気を通すために少し開いた状態で，やや気息性発声で発声することができる。

さらに**咀嚼**動作では，咀嚼中に口唇，舌，下顎，咽頭などの声道が適度に動くために，連続した声道の一部分のみに過度の緊張を強いることはできない。同様に声道に連続した喉頭にも過度の緊張を強いることはできない。この原理に着目したFroeschels E が1952年に発表した訓練方法が，**咀嚼法**(chewing method)である。この方法は患者が咀嚼運動に意識を集中するので，無意識的に喉頭の緊張を軽減できるとされている。また喉頭だけでなく，発声時に口があまり開かないとか，舌背が挙上し舌が必要以上に緊張しているような構音器官の緊張が認められる場合にも適応があると考えられる。これらは臨床的にもよく経験する。

構音器官の自由度については，自由度が発声にも影響することが報告されている。例えば下顎の**開口**の程度を1 cm，2.5 cm，4 cmの3段階で比べてみたところ，4 cm開けると発声時の声門閉鎖率が最も高くなり，2.5 cmの時に最も声門閉鎖率が低くなるとされている。**舌の突出**についても，舌背の挙上を抑制し，構音器官の自由度と関連すると考えられる。

喉頭の括約機能を利用したプッシング法や咳払い発声，硬起声発声，構音器官の自由度を利用したあくび・ため息法，咀嚼法や開口法，舌突出法は，それぞれ反射や無意識状態を利用した**発声時の筋緊張のコントロール法**であると言える。

ⓑ 声道の準狭窄発声

音声の生成過程は，基本的には**音源-フィルター理論**と呼ばれる線形の物理現象として扱われ，音源部と声道音響管とは線形独立なものとして考えられてきた。しかし実際の音声の生成過程では，発声の音源部と声道音響管の物理現象間でカップリングが生じることがわかってきた。声帯振動の1周期を考えると，声門が開大するには，肺からの呼気圧で声門下圧が上昇し，左右声帯を左右に押し開ける状態にならねばならない。この時，声帯の下部つまり下唇から開き始める〔図4D-7(1，2)〕。この瞬間には声帯上部の上唇は閉じている。したがってそこを通過する空気流はなく，声門音源波形はゼロの状態である。呼気圧が声帯下唇を押し開き，さらに呼気流と声道内の空気柱の慣性によって声門内圧が上昇し，それが両側声帯をさらに左右に押し拡げる〔図4D-7(3)〕。声門が開くと声門の開口面積に応じて声門波が声道内に流れ込んでいく〔図4D-7(4)〕。この時に声道内の空気柱と声門流の相互作用が生じる。つまり，声道内の空気柱にも質量があり，声門流に押されても急には動けないから，声門内の空気は上下から押されて，声門内圧は上昇し，それから左右に押し開けられる〔図4D-7(5)〕。すなわち声門体積速度波形は，声道内の空気柱の慣性に抗して徐々になめらかに立ち上がるのである。そのため左右声帯の開きが最大になる時点でも声門体積速度波形は最大にならない。これが**声門開放期**である。

一方，**声門閉鎖相**では，左右に押し拡げられた声帯の変形が元に戻ろうとするために下唇から閉じ始める〔図4D-7(6)〕。この時，上唇はまだ開く運動をしている。この状態では声門流が制限され，減少し始める。さらに声道内の空気柱は慣性

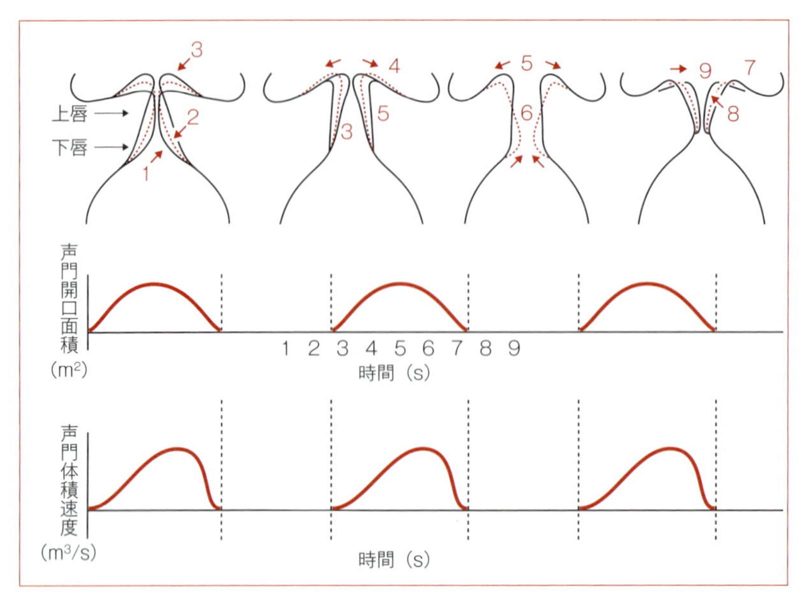

図 4D-7　声帯振動の周期

〔今泉 敏：言語聴覚士のための音響学．医歯薬出版，2007 を改変して引用〕

によって上方に運動し続けるから，声門下からの呼気流供給が減少し，声門上では流れ去る状態で，声門内圧は負の値となり，左右声帯を内側に引き寄せ，声帯下唇に遅れて上唇も急速に閉じ始める〔**図 4D-7（7，8）**〕。声帯下唇が閉じると声門流は遮断されるから声門体積速度波形は急速にゼロに落ちる〔**図 4D-7（9）**〕。すなわち，弾性のある声帯が先ほどの変形に抗して内側に戻ろうとする力が働き，それに加えて呼気流と声道内空気柱の慣性が生み出す負圧が左右声帯の下唇から上唇へと内側に引き寄せる。

声門開大相では，声帯下唇よりも上唇が遅れて開くので，上部のほうが狭い通路となり，声門内圧を上昇させる要因となる。一方，声門閉鎖相では，声帯下唇のほうが上唇より先行して閉じるので，上部のほうが広い通路になり，声門内圧を下降させる要因となる。このように声帯の弾性，呼気流と声道内の空気柱の慣性の相互作用，呼気流と声門形状の相互作用が，声帯を側方に押しやる，あるいは引き寄せる力を生み出し，声帯振動は維持されると考えられる。また，声門体積速度波形は声道内の空気柱の慣性に抗して徐々に滑らかに立ち上がり，声門閉鎖に伴って急激にゼロになる。このため立ち上がりはゆるやかで，下りは急峻な三角形に近い波形となる。

ここで声道の開放端（口唇）を閉じるかあるいは径を小さくすると，声帯振動時に，閉鎖した声道側からの呼気圧の逆流（back pressure）が起こることがコンピュータを使った声道模型のシミュレーション実験で報告されている。その結果，呼気の逆流によって両側声帯がわずかながら開放され，通常よりも振動しやすくなると報告されている。

図 4D-8 に示すように，ストロー発声のように声道長が人工的に長くなると発声閾値圧が下がり，その結果として声帯振動の振幅が大きくなることが示されている。さらに声門上の喉頭入口部の断面積が狭くなると，2,500〜3,500 Hz 周辺にフォルマント同調が起こり，いわゆる**歌声フォルマント**（singer's formant）が発生し，声が響くようになる。

ハミングやトリルや声の配置法のように，口唇を軽く閉じ声道の準狭窄を作ると第 1 フォルマント周波数が 300 Hz 周辺まで下がり，完全に声道内の空気柱の慣性力がなくなる周波数帯域が出現する。その結果，声帯振動の際の衝撃は小さくなり，第 2 高調波成分も小さくなるとされている。よってそれが発声時の発声しやすさにつながると

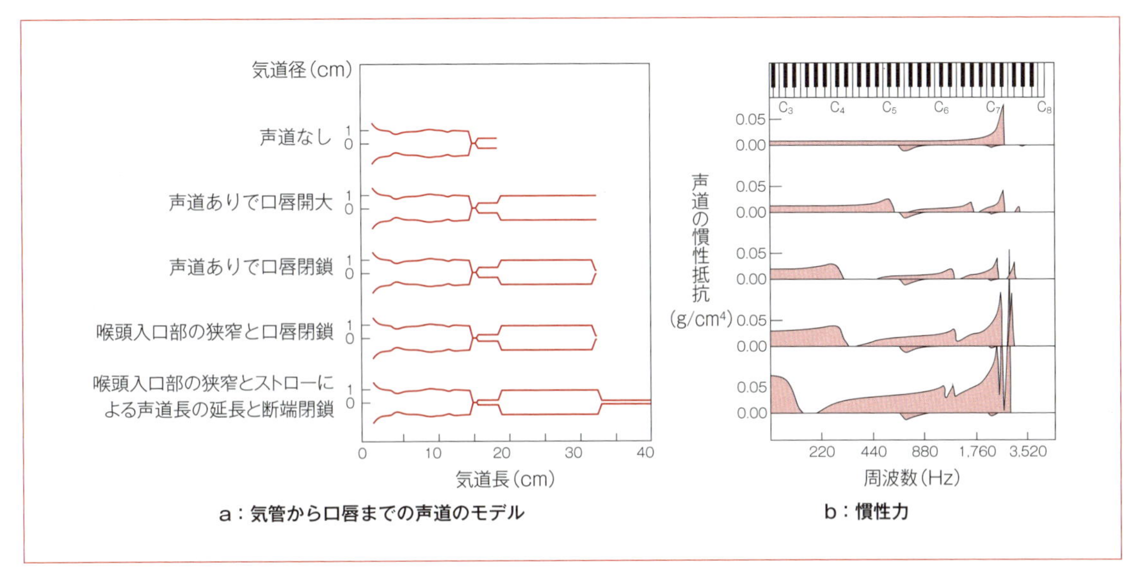

図 4D-8 声道モデルと慣性力

〔Titze IR, et al：Vocology：The science and practice of voice habilitation. Using the vocal tract to enhance the sound source, 286-309, 240-249, NCVS, 2012〕

考えられる。

一方，**図 4D-9** の下 2 つのように逆メガフォン状に口を閉じる場合では，話声位である 0〜350 Hz 周辺に慣性力が作用する。さらに，その 350 Hz くらいに第 1 高調波が重なり，加えて 500 Hz〜1,500 Hz に広く慣性力が作用する。したがって第 1 フォルマント，第 2 フォルマント周波数以下の基本周波数と第 2〜4 高調波成分が増強する。逆に**図 4D-9** の上 2 つのようにメガフォン状に口を開けると 0〜500 Hz の慣性力が作用し，第 2 高調波成分と話声位が増強すると考えられる。

このように声道の狭窄が起こる位置によって，声道内の音響インピーダンスが変化する。すなわち喉頭入口部と口唇部の準狭窄が狭-広，広-広，広-狭，狭-狭の組み合わせによって，それぞれの音響インピーダンス整合が成立する。音声訓練にとって，最も望ましいとされるのは，声の強さが強くて，しかも発声効率が高く(楽に出せる)，かつ声帯へのダメージが少ない声である。そのためには，広-狭から狭-狭，そして最終的に狭-広へと段階を経ていくのが望ましいと考えられる。具体的には，以下の段階を踏む。

①内径の小さなストロー発声(音響インピーダンス高)
②内径の大きなストロー発声(音響インピーダンス低)
③両唇有声音/b/あるいは有声唇歯音/v/
④口唇か舌のトリル
⑤鼻音/m, n/
⑥母音/ɯ, i/

c 声の高さの調節

声の高さの調節は，基本的には輪状甲状筋と甲状披裂筋の拮抗筋の相互作用による。**図 4D-10** は発声時の輪状甲状筋と甲状披裂筋の活動について，それぞれの声の高さ(100〜400 Hz)と大きさ(小さな声と大きな声)の場合の変化を示している。通常の日常会話における抑揚やイントネーションは，**図 4D-10** の第 1 象限のように輪状甲状筋と甲状披裂筋の活動は双方とも最大筋力の 50%以下である。日常会話の範囲内であれば，声が高くなるほど甲状披裂筋の活動の増加も比例しており，小さな声(実線)と大きな声(破線)も近づく。さらに歌声やもっと高い声(頭声)になると，第 2 象限のように輪状甲状筋が優位に働く。また第 4 象限では，通常発声ではありえないが，甲状披裂筋のみが優位に活動する場合を示し，いわゆる**圧迫声**となる。つまり痙攣性発声障害のような

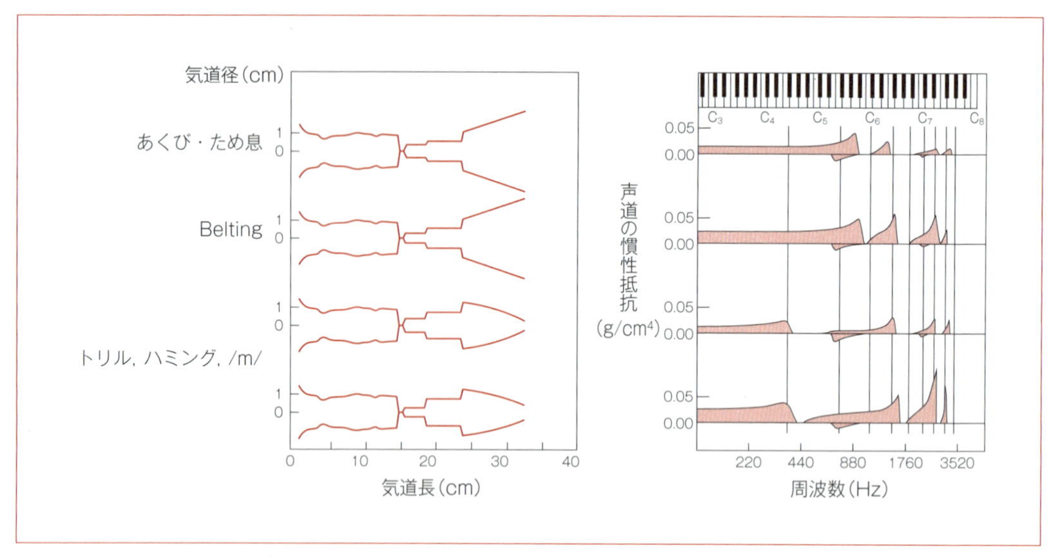

図 4D-9　口唇の開閉モデルと慣性力

〔Titze IR, et al : Vocology : The science and practice of voice habilitation. Using the vocal tract to enhance the sound source, 286-309, 240-249, NCVS, 2012〕

聴覚心理的に**努力性嗄声**が第4象限となる。

また甲状披裂筋が短い場合，つまり声が低い場合は，肺圧の上昇に伴い基本周波数も高くなる。すなわち声帯が短くてゆるんでいる場合には，振幅と長さの比は最も大きくなり，低い声は高い声に比べて，肺圧で音を合わせることが容易であると言われている。

音声訓練のなかには，ある特定の声の高さを長く維持するような練習や，徐々に声の高さを高くしたり低くしたりするような練習がある。これは前述の輪状甲状筋と甲状披裂筋の拮抗作用の調節練習となっている。またこうした相互作用を利用して，発声のウォームアップ練習としても取り入れられている。なぜなら声の高さの調節練習には，いろいろな神経系の関与が推察されるからである。例えば自分の気導や骨導を通じて，自分の声の高さをフィードバックしながら調節する。さらに声の高さの変化に伴って，声帯粘膜の圧や振動に関する感覚受容や声帯の伸長に関する運動の感覚受容や，喉頭軟骨の関節部の感覚受容を同時に行いながら発声していると考えられている。特に歌唱ではこれらの機械的刺激を強くフィードバックしながら声の調節を行っている。したがって上記の①内径の小さなストロー発声(音響インピーダンス高)，②内径の大きなストロー発声(音響インピーダンス低)，③両唇有声音/b/あるいは有声唇歯音/v/，④口唇か舌のトリル，⑤鼻音/m, n/，⑥母音/ɯ, i/の順で，徐々に声を高くしたり低くする訓練を行う。最初は1オクターブの1/5から始め，徐々に1オクターブ，2オクターブというように広げていく。これらの訓練では，正確

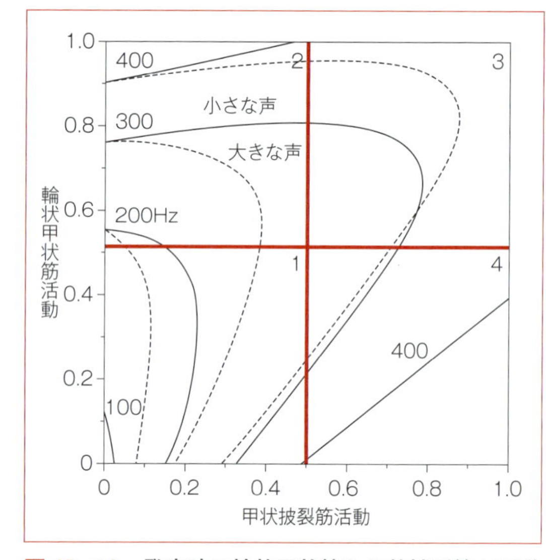

図 4D-10　発声時の輪状甲状筋と甲状披裂筋の活動

〔Titze IR : Principles of voice production. Englewood Cliffs(NJ) : Prentice-Hall, 1994〕

な声の高さを狙うこと，発声時に同じ声の高さで長く維持したり，徐々に同じ声の高さで大きさを変化させる(messa di voce)こと，音の移動の速度や運動範囲を徐々に変化させることで，喉頭や呼吸器のストレッチ運動になると考えられる。

しかし輪状甲状間隙が狭い患者では，甲状軟骨に向かっての輪状軟骨の回転の自由度は低くなるため両軟骨が接近してしまえば，それ以上に声帯の伸長は無理である。こうした個人差を見極めて，練習することが重要である。

これらの声の高さの調節は，最終的には日常生活における抑揚やイントネーションに反映されなければ意味がない。そこで，実際には①内径の小さなストロー発声(音響インピーダンス高)，②内径の大きなストロー発声(音響インピーダンス低)，③両唇有声音/b/あるいは有声唇歯音/v/，④口唇か舌のトリル，⑤鼻音/m, n/，⑥母音/ɯ, i/の順で，数唱や短歌などを声に出しているつもりで，いわゆる**詠唱練習**をする。この時，できればリアルタイムで視覚的に声の高さがモニターできるビジピッチなどを利用して患者に指導するとよい。さらに練習の仕上げとして，実際の数唱や短歌を声に出してみる，あるいは実際に文章の音読などを試みる。そして，最後は自由発声場面での適応となる。言語聴覚士は，音読や自由発声場面で声の翻転や文終末でのフライ発声や努力性発声がないか注意しなければならない。

3 呼吸訓練

声帯振動のための適切で安定した呼気の供給を目的とした呼吸訓練では，息の支えや呼気と発声の協調，さらに声の大きさの調節の訓練を行う。一般に呼吸様式は胸式呼吸と腹式呼吸に大別されるが，発声に必要とされる理想的な呼吸は，**胸腹式呼吸**である。胸腹式呼吸では，胸部と腹部が同じタイミングで吸気時に拡張し，呼気時に収縮する。この胸腹式呼吸を獲得するために，横隔膜呼吸を用いた呼吸運動を促通することで，呼気終末における胸郭運動を十分なものにする。その結果，十分な**息の支え**も可能となる。つまり横隔膜の適切な収縮と弛緩を繰り返すことで可動性を確保でき，さらに胸郭の復元力を利用することで胸腹式呼吸が可能となる。これが発声に必要な呼吸様式である。

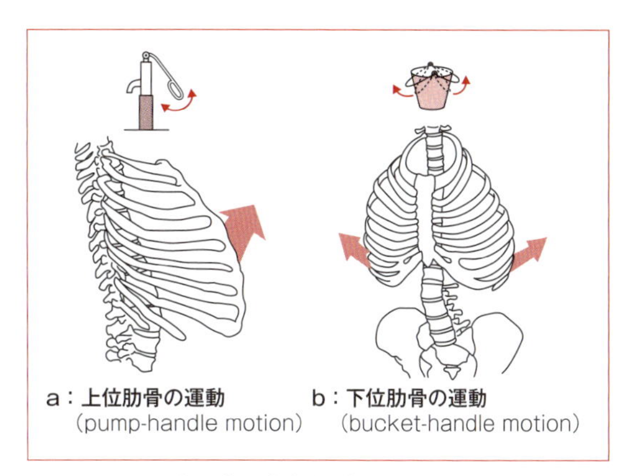

図 4D-11 呼吸時の胸郭運動

〔柿崎藤泰(編)：胸郭運動システムの再建法—呼吸運動再構築理論に基づく評価と治療．三輪書店，2016〕

ⓐ 呼吸のためのアライメント(安静時)

呼吸時の胸郭運動は，主として上位肋骨による pump-handle motion と下位肋骨による bucket-handle motion と呼ばれる運動に大別される(**図 4D-11**)。これらの胸郭の運動は，上背部筋群と腹部前面筋群の両側性収縮か，前胸部筋群と腰背部筋群の両側性収縮によって生じているとされている。

すなわち**上背部筋群**と**腹部前面筋群**の同時収縮では，上位胸郭の肋骨は後方回旋し，下位胸郭の肋骨は前方回旋する。一方，大胸筋や前鋸筋などの**前胸部筋群**と脊柱起立筋群である**腰背部筋群**の同時収縮では，上位胸郭の肋骨は前方回旋し，下位胸郭の肋骨は後方回旋する。臨床的には，深吸気時に上背部筋群と腹部前面筋群の両側性収縮による胸骨が前傾する運動様式を採ることが多いと言われている。なかにはまれに，前胸部筋群と腰背部筋群の両側性収縮によって胸骨が後傾することもある(**図 4D-12**)。

胸腹式呼吸に必要な**胸骨前後傾**とは，胸骨の前傾でも後傾でもなく，胸椎長軸に対して胸骨長軸が前方にも後方にも傾斜せず，ほぼ平行に動くこ

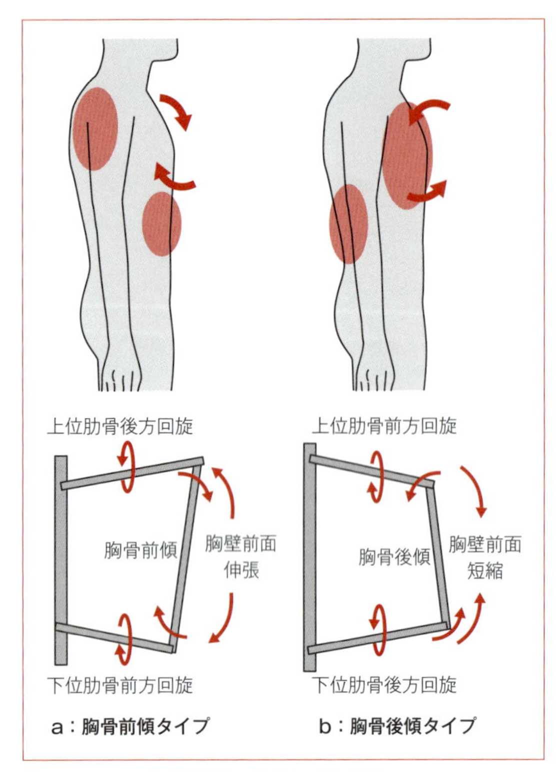

図 4D-12　胸骨前傾，後傾の模式図

〔柿崎藤泰(編)：胸郭運動システムの再建法―呼吸運動再構築理論に基づく評価と治療．三輪書店，2016〕

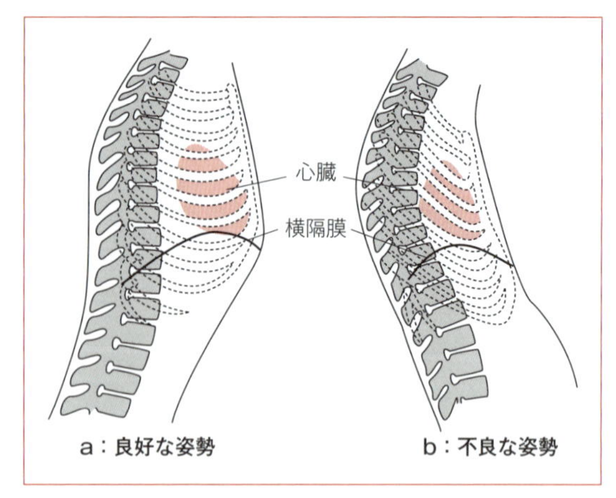

図 4D-13　姿勢が横隔膜アライメントに与える影響

〔柿崎藤泰(編)：胸郭運動システムの再建法―呼吸運動再構築理論に基づく評価と治療．三輪書店，2016〕

とである。この時，胸郭の可動性は大きくなると言われている。したがって胸骨の前傾も後傾も胸郭運動の機能低下を示している。

横隔膜は最も重要な吸気筋であり，吸気活動の60～80％を担っているとも言われている。横隔膜はまず，腹部内容物や腹腔内圧の上昇により胸郭に対して腱が固定されている状態から，腱の中心方向へ下位肋骨付着部を引き上げることで，下位肋骨を外上方へ挙上させる。また横隔膜は，呼吸運動のみでなく，姿勢制御にも関与している。上肢の挙上運動を行うと，呼吸運動とは関係なく，上肢の筋収縮に先行して横隔膜が収縮することが報告されている。つまり横隔膜は呼吸活動と姿勢制御活動の両活動を担っていると言える。したがって，姿勢の悪化によって横隔膜の機能が容易に低下する。良好な姿勢であれば，横隔膜の付着する心臓下部の前方部分が脊柱への付着部よりも高くなる(**図 4D-13a**)。しかし**図 4D-13b** のように胸椎後彎位のような不良姿勢であれば，肋骨の下制に伴い横隔膜前方部が下がり，呼吸時の横隔膜の可動性を制限してしまう。さらに腹部前面筋群が弛緩し，強制呼気で能動的な腹部前面筋群の活動が障害され，腹部内容物を内上方に押し込む受動的な横隔膜の挙上も不十分となる。

横隔膜と**腹横筋**は拮抗筋であり，横隔膜は吸気筋として，腹横筋は呼気筋として，呼吸運動に作用している。すなわち横隔膜は吸気で下位胸郭を外上方に拡張させる筋であり，適切に作用しないと吸気時の下位胸郭の可動性は低下する。一方，腹横筋は呼気で下位胸郭を内下方に縮小させる筋として，適切に作用しないと呼気時の下位胸郭の可動性が低下する。前述のとおり胸腹式呼吸では，胸郭と腹部の協調性が重要である。つまり横隔膜と腹横筋のような拮抗筋が相互に働くことで適切な胸腹式呼吸が可能となる。したがって胸式呼吸優位あるいは腹式呼吸優位であっても，機能的にはそれぞれ呼吸様式の異常をきたしていると言える。

患者の呼吸様式を評価するためには，仰臥位で患者自身か言語聴覚士は，一方の手を胸部に，もう一方の手を腹部に置く。最大吸気を行わせ，胸式呼吸優位か腹式呼吸優位か，あるいは胸腹式呼吸か評価する。また胸腹部の動きの大きさやタイミングについても評価する。胸腹式呼吸であれば，胸部と腹部は協調して同時に拡張するはずである(**図 4D-14**)。

a：触診方法　b：胸式呼吸優位　c：腹式呼吸優位　d：胸腹式呼吸

図 4D-14 呼吸パターンの触診方法

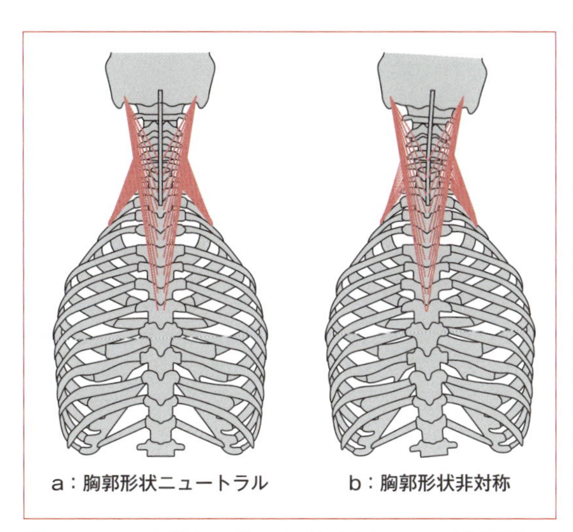

図 4D-15 頭頸部の筋の緊張が胸郭に及ぼす影響

〔柿崎藤泰(編)：胸郭運動システムの再建法―呼吸運動再構築理論に基づく評価と治療．三輪書店，2016〕

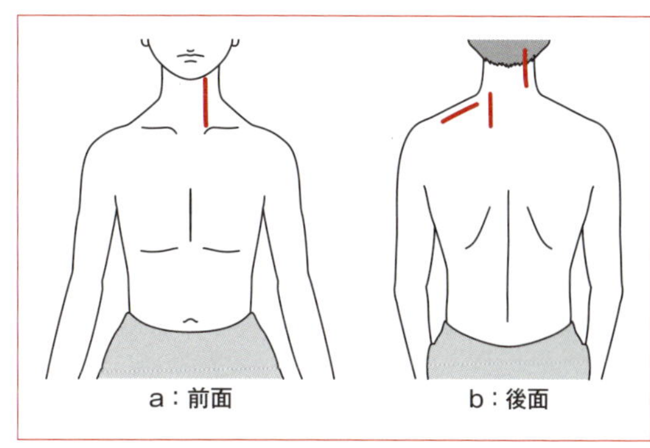

図 4D-16 頸部筋で筋緊張が高くなりやすい部位

さらに頭部と胸郭をつなぐ**頭頸部筋**は胸郭の状態に依存する(**図 4D-15**)。例えば胸郭形状が不良であれば，頭頸部筋の長さや張力に左右差が生じ，片側的な筋緊張が起こる可能性がある。具体的には左側の胸鎖乳突筋，僧帽筋下行部線維，板状筋に過緊張が認められることが多い(**図 4D-16**)。また，上位頸椎を右側に牽引する右側後頭下筋群にも過緊張が認められることが多い。なぜならほとんどの場合，安静時の胸郭形状は，胸骨の右傾斜に伴う左上位胸郭の後方回旋位，右上位胸郭の前方回旋位を示し，共通した非対称パターンとなることが多いとされている(**図 4D-17**)。このため，頭頸部と胸郭をつなぐ頸部筋群に左右差が生じ，さらに頸部運動時に非対称で非効率な頸部筋群の左右差を生むと考えられる。

このような過緊張は胸郭運動の機能低下をもたらし，さらには外喉頭筋群にも作用し，発声時の過緊張を生じさせる要因となりうる。したがって安静時や発声時の頭部の位置の観察は重要である。つまり胸郭に対する頭部の偏位を，(a)頸切痕を通る垂直線に対する頭部の側方偏位，(b)肩峰を通る垂直線に対する頭部の前後偏位，(c)両肩峰を結ぶ線に対する回旋偏位から観察する(**図 4D-18**)。

そのうえで，できるだけ胸郭形状をニュートラルな状態に調整することが重要である。具体的な手技としては，言語聴覚士は仰臥位の患者の右側に位置し，左手を左上位胸郭に，右手を右下位胸郭にあてがい，深呼吸をさせながら，最大呼気に合わせて前方回旋を促通する。その結果，呼気筋群と吸気筋群の過活動が抑制され，呼吸筋群の適切で効率的な呼吸運動を促す(**図 4D-19**)。また，呼気時に腹直筋や腹斜筋などの呼気筋群の過活動が認められる場合には，腹直筋の起始部に手を添えて腹直筋が呼気に関与しないように下内方に軽い圧迫を加えると，呼気筋群の過活動が抑制される(**図 4D-20**)。

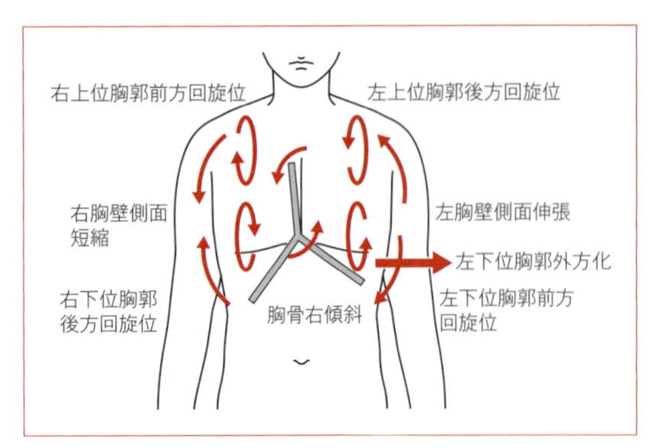

図 4D-17　胸骨が右に傾斜している場合

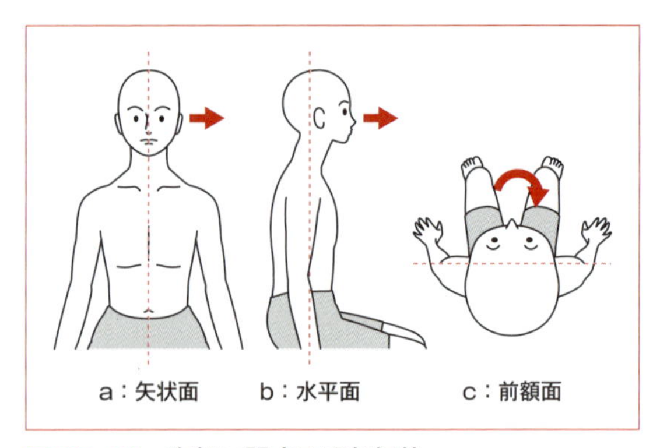

図 4D-18　胸郭に関する頭部偏位

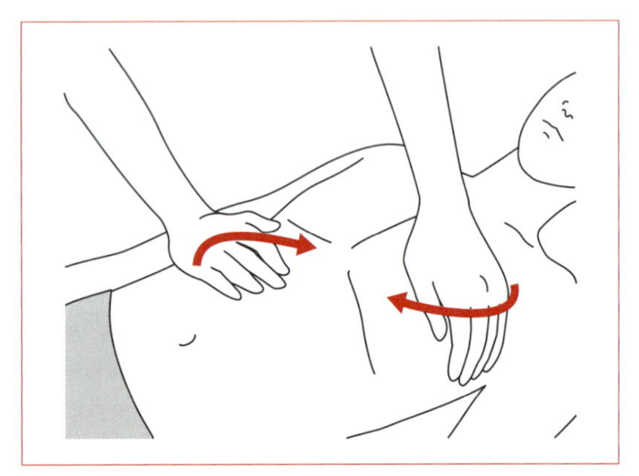

図 4D-19　呼吸運動を用いた胸郭形状へのアプローチ

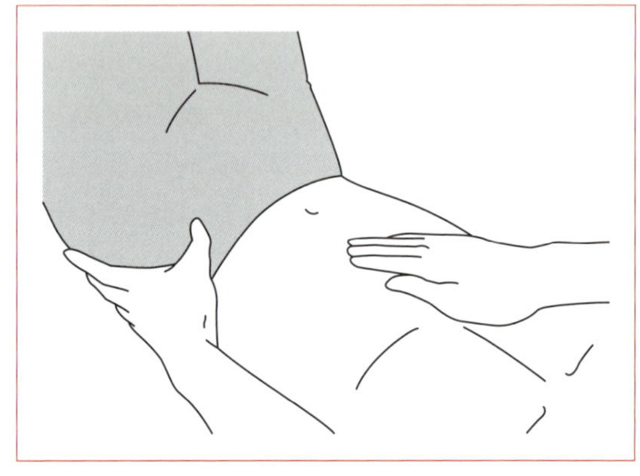

図 4D-20　過剰な呼気筋の活動を抑制した呼気活動の促通

ⓑ パンティング（呼気のコントロールと声門閉鎖の協調）

発声時に重要なことは，いかなる動作や姿勢においても呼吸筋が適切な収縮と弛緩を何度でも繰り返すことができることである。呼吸筋の主たる機能を担う横隔膜は，安静時呼吸量の 75％を占めるとされ，換気機能に与える影響は大きい。さらに横隔膜と，拮抗筋でもある腹横筋の相互作用によって呼吸運動は成り立っている。したがってこの拮抗筋相互の収縮と弛緩が適切に繰り返されることが，発声時の呼吸に必要となる。この呼吸拮抗筋相互の適切な収縮と弛緩を繰り返し練習できるのが**パンティング**である。

パンティングは浅速呼吸とも呼ばれ，息切れのように 1 回換気量が少なく，しかも速いテンポの呼吸である。汗腺が発達していない動物が，気道からの潜熱を放熱することで体温調節をするために，「あえぐような呼吸」をすることに由来している。パンティングの練習では，まず通常の呼気と吸気の時間を計測する。10 秒間で 10 回の呼気と吸気を行えば，1 Hz とする。つまり 1 秒間ごとに吸気と呼気を繰り返してみる。最初は，メトロノームなどに合わせて 1 秒間で吸気を行い，1 秒間で呼気のリズムで何度か繰り返してみる。すなわち 10 秒間に 5 回の呼気と吸気のリズム（0.5 Hz）である。慣れてくれば徐々にテンポを速くする。リズムを 1 Hz から 5 Hz の速さで自由に変えられるように練習を行う。練習には/h/を用いる。この時，声門は完全に閉じていないので声帯を損傷することはない。さらに練習が進むにつれて，/h/のあとに母音をつけて/hi/のように軽く声門を閉じる練習にすることで，起声部で硬起声になることはないので，声帯の損傷を妨げることができる。

さらに，呼気と吸気のリズムを吸気 1：呼気 2 のように日常の発声に近いリズムに変えていく。一般的に，日常の発声では，吸気 1：呼気 4 とされているので，吸気1：呼気5を目標として練習する。これらが可能となれば，/h/で始まる音節数の同じ単語(例えば，博士，拍手，羊，干物，ヘチマなど)を同じリズムで発声してみる。つまり(吸気1)・博士/hakase/3・(吸気1)・拍手3/hakuʃu/・(吸気1)・羊/hitsuji/2のようになる(**図4D-21**)。

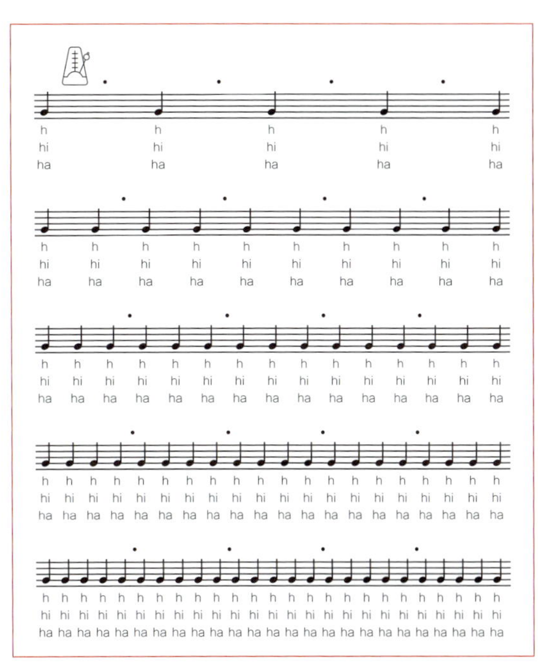

図4D-21 パンティングの練習プログラム例

〔Titze IR, et al：Vocology：The science and practice of voice habilitation. Using the vocal tract to enhance the sound source, 286-309, 240-249, NCVS, 2012〕

C 発声持続時間の延長

会話や歌唱においては，発声の間，気流と肺圧を一定に保つために，肺容積は呼気の間(**呼気相**)一定の割合で減少する。呼気相は適切な肺圧を維持するために，肋骨の弾性復元力を利用する。この際，肺圧が高い場合には，吸気筋である横隔膜が収縮し一定に保つことができる。その後，**内肋間筋**と**弾性復元力**によって胸郭が絞られ，肺圧を一定に保とうとする。弾性復元力が働かなくなると腹筋群が肺圧を一定に保つために働く。場合によっては背筋群も働くことがある。**図4D-22**に3つの呼気相に対する圧力と体積の関係を示す。発声のために0.7 kPaの肺圧を維持すると仮定すると，呼気第1相では，弾性復元力による復元圧は陽圧で，呼気筋による筋圧は陰圧となる。両者の差はいつも同じである。**陰性筋圧**は，横隔膜と外肋間筋の収縮によって生じる。復元圧と要求肺圧が等しくなった時に呼気の第2相が始まる。ここから，呼気筋による筋圧が上昇する。呼気筋による筋圧が，要求肺圧と等しくなった時に呼気の第3相が始まり，すでに弾性復元圧は陰圧へと変化する。腹筋群と内肋間筋による筋圧は連続して増加する必要がある。この呼気の第2～3相がいわゆる「**息の支え**」と呼ばれている。

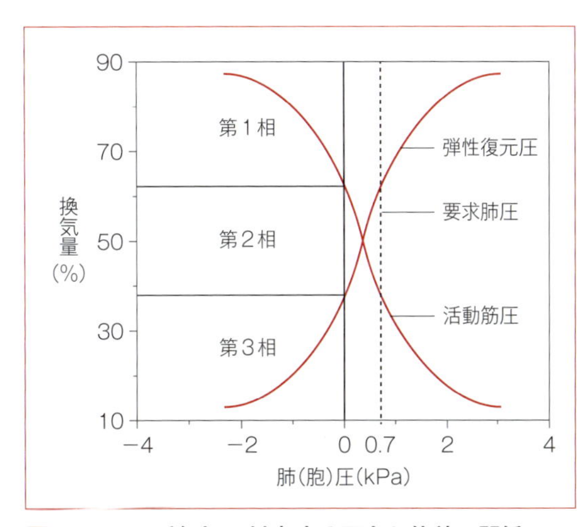

図4D-22 呼気相に対応する圧力と体積の関係

〔Titze IR：Principles of voice production. Englewood Cliffs(NJ)：Prentice-Hall, 1994〕

発声持続時間を延長させる練習として，最初にストローを使って，一息でできるだけ長くブローイングする。次に，ストローで同じようにブローイングをしながら同時に声を出し，一息でできるだけ長く発声する。ブローイング時間と声を出しながらのブローイング時間の比が1になるように練習する。すなわち，発声に伴う声門レベルでの抵抗や口唇狭窄による抵抗をできるだけ小さくすることを目標に発声持続時間や呼気持続時間を長くする。

次に，発声時の肺圧を0.7 kPaとした場合，**図4D-23**のように水を入れたコップにストローを水面から7 cmのところまで差し込みできるだけ長くブローイングする。少なくとも15秒から20秒は続くようにする。さらに，ブローイングの際

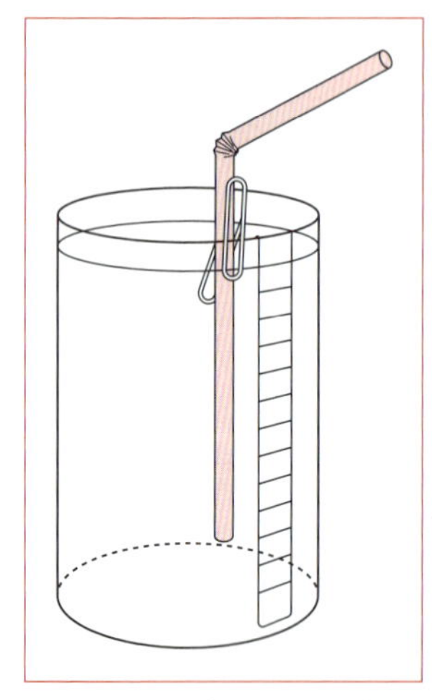

図 4D-23　ブローイング練習

に声を出しながら同じ練習を繰り返す。一息でできるだけ長く続けられるようにする。水中にストローを入れて発声することで，さらに抵抗を強め「息の支え」を長くする訓練となる。

ⓓ messa di voce

肺圧による空気力学的パワーが増加すれば，声の大きさは増大する。18 世紀に発達したベル・カント唱法の一つである messa di voce はだんだん強く発声し，あるところからだんだん弱くしていく歌唱法である。messa di voce の練習は，肺圧の調整として最適である。声を大きくしたり小さくするために，肺圧を増大させたり縮小させたり練習となる。

具体的には，ストローを使って，2 秒で吸気をし，4 秒でだんだん声を大きくし，4 秒で声をだんだん小さくする。声の高さは一定にして練習する。さらにその高さで，スムーズに声の大きさの調節ができるようになったら，1 オクターブのそれぞれの音階で同じように練習する。ストローを使う理由は，ストローを使うことで，声道内の圧力が高まり，大きな声を出す際に声帯接触が強くならないように自動的に調節できるからである。

4 喉頭や共鳴腔の筋緊張と姿勢の調整訓練

発声時の姿勢，発声発語器官の筋緊張の調整や発声発語器官筋のストレッチを通じて，発声時に必要な筋骨格のバランスをニュートラル(正常範囲)にする目的で行う。呼吸・発声発語筋は，発声に際して常に適正な緊張状態を保っていて，拮抗筋群の筋緊張は平衡状態であるとも言える。これが発声に必要な筋緊張である。つまり，発声時の筋緊張の異常とは，発声に必要な呼吸・発声発語器官の拮抗筋群の筋緊張の平衡状態が崩れた状態を意味している。

筋緊張に影響する要因としては，①環境，②意識・注意，③筋力，④関節可動域，⑤疼痛，⑥感覚などが考えられている。①環境は，重力の反作用としての接地面からの反力が考えられ，発声時の適切な姿勢を維持するための筋緊張が求められる。②意識・注意は，発声時の覚醒度と筋緊張の認識と調整を意味している。すなわち，意識が低いと外部からの入力が刺激となり，容易に筋緊張を変化させるか，あるいは筋緊張を認識し調整することができなくなる。③筋力は，発声時の適切な姿勢をつくるための筋力と，姿勢保持をするための筋持久力を指す。④関節可動域は，発声時に喉頭と喉頭周囲の関節に起因する可動域を意味し，可動域制限があると隣接する関節が代償的に働き，過度の運動や無理な姿勢での保持を要求され筋緊張が亢進することがある。⑤疼痛は，発声時に疼痛があると，防御性収縮が起こることがあり，痛みが和らぐ姿勢を保持するために筋の伸張性は低下し筋緊張が亢進する可能性を意味する。⑥感覚は，入力される感覚に障害があると代償的にバランスをとるために筋緊張が亢進しやすくなる可能性を意味している。

ⓐ 姿勢

発声に必要な呼吸・発声発語器官の筋緊張は，常に重力に抗して姿勢を保てる程度には高く，重力に抗して運動できる程度には低いことが必要条件となる。つまり筋緊張は高すぎず低すぎずということである(**図 4D-24**)。

特に舌骨はさまざまな方向から付着している筋のバランスによって位置が決められるので，体幹に対する頭部の位置で頭部に作用する内部モーメントが変化し，結果的に筋緊張も変化すると考えられる。したがって，舌骨の位置は重要である。**アレクサンダー・テクニーク**や**喉頭マッサージ**は，舌骨の位置に対する喉頭の位置の調整法と考えられる。ストレッチは，それに対して筋の柔軟性と関節可動域の自由度の拡張と考えられる。

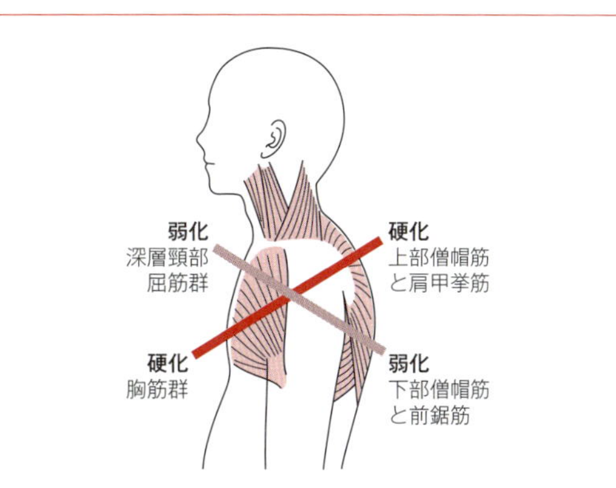

a：座位の際に陥りやすい筋緊張
濃い赤線部の大胸筋や上部僧帽筋，頸部伸筋，後頭下筋の緊張が高まる(収縮)と逆に前鋸筋や下部僧帽筋，深層前頸屈筋の筋緊張が低下する。

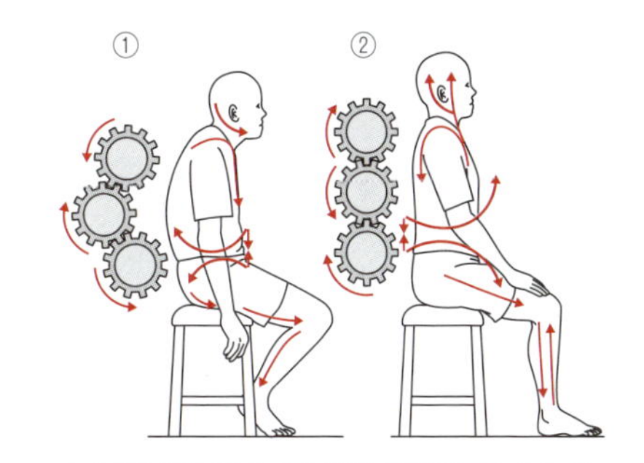

b：働いている力の方向を歯車で示したもの
①は姿勢が悪い時，②はバランスのとれた姿勢。

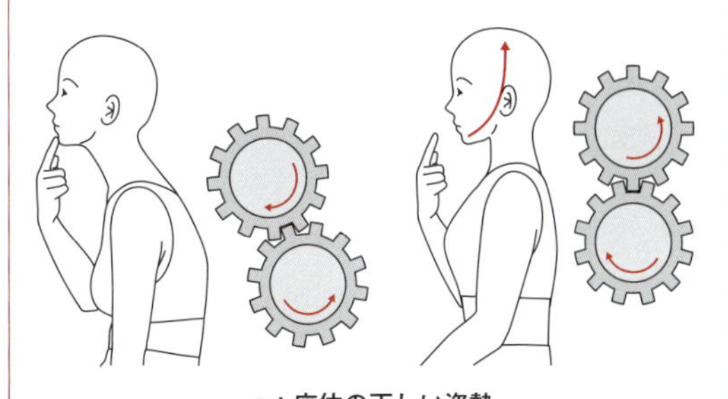

c：座位の正しい姿勢
顎の前に指を 1 本おき，指から離れるように顎を引いて 3～4 秒間保持する。

図 4D-24　座位での姿勢保持

ⓑ アレクサンダー・テクニーク

アレクサンダー・テクニーク(Alexander Technique)は，心身の不必要な自動的な反応に気づき，それをやめていくことを学習する「身体の使い方の技術」で，頭–首–背中の関係に注目することに特徴があると言われている。創始者であるフレデリック・マサイアイス・アレクサンダー(Frederick Matthias Alexander)は，オーストラリアでシェイクスピア作品の俳優としてスタートしたが，舞台上で声が出なくなるという不調に襲われるようになった。彼は原因を突きとめるべく三面鏡の前で自分の発声の瞬間を観察し，声を出そうと思った瞬間に，その「声を出そう」という意識によって，無意識に首の後ろを縮め緊張させていたことを発見したとされている。このため，頭が重たくのしかかり声帯を圧迫していたことと，頸が楽な状態，つまり頭部を軽く脊椎の上でバランスを保っている状態では，声が楽に出ることにも気づいたとも言われている。

これが契機となってアレクサンダーは，発声に限らず他の心身活動も筋を緊張させるなど余計な力を入れなければ，身体への負担や呼吸・運動といった機能の制約が減り，本来の力(**初源的調整作用**：primary control)が発揮されるとした。すなわち，無意識的な癖(身体の間違った使い方)のために，何かをしようという際に不必要な緊張を生じ，その行為・動作を妨げていると考えた。したがって，そのような癖を抑制することで改善するというのが基本的な考え方である。アレクサンダー・テクニークにおいては，この癖の抑制は随意筋を動かしてできることではなく深層の筋肉に働きかける必要があるため，はじめは指導者の手を借りながら，気づかせる経験が必要とされている(**図 4D-25**)。

また初源的調整作用による自動調節が機能しやすいように，「首を楽に，背中は長く広く」など，首や背中に自ら積極的に方向性を示すことを“方向づけ・方向性(direction)”と呼び，これがアレクサンダー・テクニークの基本的な指導法の 1 つとなっている。具体的には，自分がこれからやろうとする動きを導く先端(リーディングエッジ)を決めて，その先端を動かすことを意識して動作を行う。例えば「背筋を伸ばす」のではなく，「頭の位置を高くする」のである。つまり過剰な緊張を抑制するには「先端を導く意識で動作する」ことがよいのである。アレクサンダー・テクニークにおける適切な“姿勢”とは，「体重を足裏の接地面に預け，体の前側の秘密の杖に体重を乗せ，かつ頭をいつでも動かせる感覚」が必要である。その際に，筋緊張を適度なレベルまで下げるが，筋緊張がないわけでもなく，倒れそうで倒れない絶妙なバランスである「**プレイシング**」も必要な感覚となる。

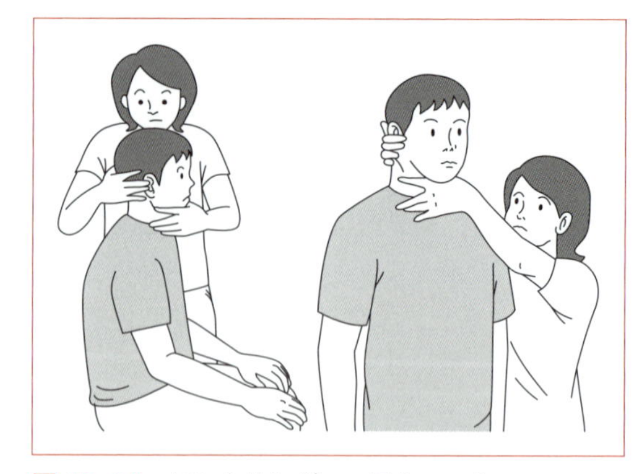

図 4D-25　アレクサンダー・テクニーク

C 喉頭マッサージ

発声時の筋緊張が，外喉頭筋の筋緊張のアンバランスに起因する場合には，発声時に喉頭の位置がきわめて高い位置に上がり，舌骨と接触固定し，関節可動域の制限が生じる。さらにこの可動域制限が習慣化すると，肩凝りならぬいわゆる“喉凝り”状態となる。喉頭全体が挙上すると声帯筋(甲状披裂筋)が前後に伸長され薄くなる。その結果，声はやや甲高く硬い声となる。**図4D-26**に示すように，実際に外喉頭筋の筋緊張が高くなると甲状軟骨後縁部と上端および舌骨後縁部周辺に疼痛を感じることが多いとされている。

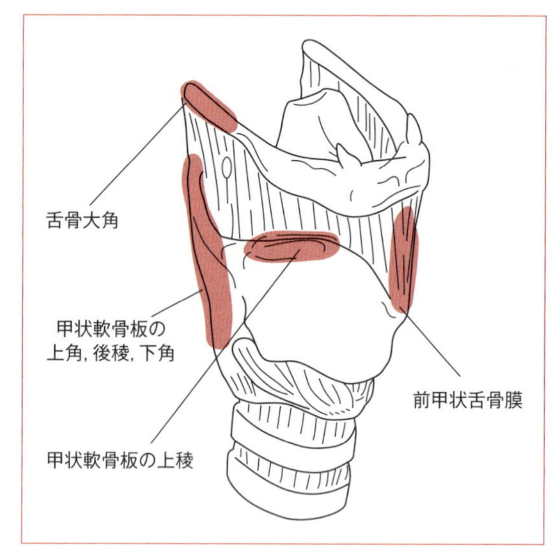

図 4D-26　喉頭周囲筋の疼痛部
赤く塗った部分が甲状軟骨後縁部と上端および舌骨後縁部。

喉頭マッサージは，喉頭全体を外部から直接触って緊張の高い外喉頭筋をマッサージしながら喉頭の位置を徐々に下げて，外喉頭筋の筋緊張のアンバランスを調整し，筋緊張のバランスをニュートラルな状態に戻すことを目的として行われる。疼痛部周辺からマッサージを始め，疼痛が軽減し筋緊張が下がったところで，実際に喉頭全体を下げ，甲状軟骨と舌骨の間に空間ができるようにする。Roy らの先行研究では，機能性発声障害患者の88%は疼痛を訴えると報告されている。

この方法は，1990 年に Aronson が発表し，その後 Morrison，Rammage，Roy らが発展させた。先行研究では，75 名の機能性発声障害患者にこのマッサージを施行し，施行前後で母音の音響分析を行ったところ，全例で第 1 フォルマントから第 3 フォルマントまで有意に周波数が低下し，明らかに喉頭位置が下がり，声道長が延長したことが示されている。さらに 9 割の機能性発声障害患者が 1 セッションのみで改善するが，7 割の患者はほぼ 4 日以内に症状が再発するとも報告されている。ただし，再発しても患者自身が自分で改善できるようになっていたと追記されている。

Boone は，安静時に喉頭位置の上昇や頸部の過緊張が認められない音声障害患者ではこの方法は無効であり，あくび・ため息法でも改善しない患者にのみ，この方法をとることを勧めている。**Boone の指圧法**(digital manipulation)のなかに

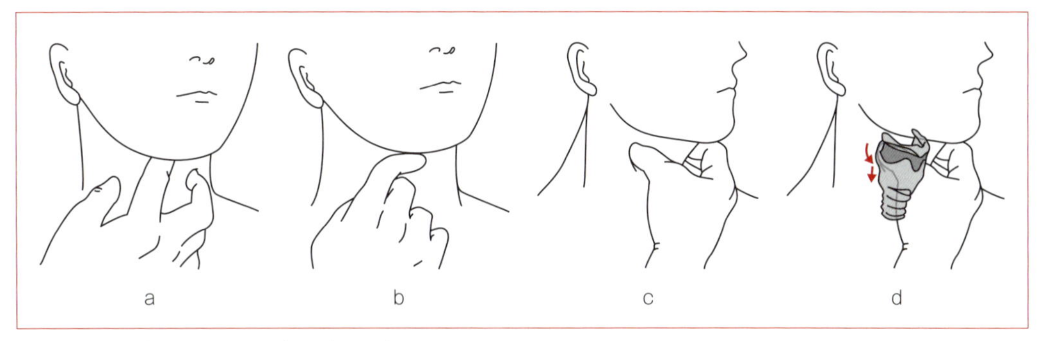

図 4D-27 喉頭マッサージのポイント

も声帯の緊張を軽減するために喉頭の上下運動を抑制する方法として述べられているが原理は同じである。

さらに，Roy らは，この方法を痙攣性発声障害と機能性発声障害との鑑別に有効であることも示唆している。すなわち，10～20 分程度の喉頭マッサージを施行して，改善が認められるなら機能性発声障害であり，改善しない場合は痙攣性発声障害である可能性が高いと報告している。ただし，施行する言語聴覚士に高い技術が要求されるうえ，患者の外喉頭筋に直接触れるので，言語聴覚士自身が喉頭の機能解剖や構造に熟知しておくことが前提である。

❶ 喉頭マッサージの手順

(a) 事前準備

言語聴覚士はマッサージの前に，指の爪を短くし，患者の肌を傷つける可能性があるものは外す。さらに，冷たい指でマッサージをすると，冷刺激によりかえって触れた筋肉を緊張させることになるので，マッサージする指は温めておく。

(b) 説明

マッサージをする前に，患者に喉頭全体の位置が上昇していることと頸部が過緊張で凝った状態であることを告げ，マッサージをすることで過緊張を緩和し，喉頭の位置を下げることを具体的に説明する。

(c) マッサージの実際

①まず，実際に母音/e/やハミングをしてもらい声質と声の高さを言語聴覚士と患者で確認しておく。また母音/e/発声時に舌背の後退がないか確認しておく。その後，安静時の舌骨の位置を確認する。最初は甲状軟骨が挙上しており，舌骨の位置もわかりにくいことが多いので，まず甲状軟骨の切痕部を探す。切痕がわかればその位置からゆっくり指で上方へ探りながら上がっていくとやや奥まった位置に舌骨体が触れる(**図 4D-27a**)。舌骨体から大角に沿って親指と中指(人差し指)でゆっくり背側へ触っていくと舌骨の全体がわかるはずである(**図 4D-27b**)。何回もこの操作を繰り返し，指の力加減を変えながら舌骨の全体像をつかむ。次に，慎重に舌骨の周囲を親指と中指(人差し指)で取り囲む。この時，指を立てずに指腹を使うようにする。舌骨大角に触れるまで両指を後方へ移動する(**図 4D-27c**)。

②舌骨大角の両端から指で軽く押しながら円を描くようにマッサージをする。患者に疼痛がないか確認する。不快感や疼痛がないか顔色も読み取る。この時，患者によっては次第に後方へ反る(不快感や疼痛に対する無意識の反応)ことがあるので，マッサージをしている手と反対の手で後頭部を軽く支える。
疼痛や不快感の程度に応じて圧の強さを変えるか描く円の大きさを変えて繰り返しているうちに疼痛や不快感は次第に軽減されるはずである。

③さらに，甲状軟骨の切痕部(喉仏)から甲状軟骨上縁に沿って甲状軟骨後端周辺部を上記の舌骨と同様にマッサージする。甲状軟骨後端部のマッサージの際に，胸鎖乳突筋の内方に触るはずである。この時，胸鎖乳突筋の緊張もないか確認し，必要に応じて同様に筋の走行に沿って

マッサージする。

④同様に舌骨と甲状軟骨の間隙に対してもマッサージを行う。ほとんどの患者で，舌骨と甲状軟骨の間隙がわからないほど甲状軟骨が上昇していることが認められる。患者によっては甲状軟骨の上縁が触れないほど舌骨に接触していて指が入らないことがある。その場合には，患者を笑わせるかあくびをさせると緊張がほぐれ一時的に甲状軟骨が下降するので，その瞬間に指を入れてマッサージを始めるとよい。甲状軟骨の上縁を親指と中指(人差し指)で探り，指腹をあてて喉頭全体を徐々に下へ押し下げる。ときどき押し下げながら左右方向へも交互に動かし関節可動域を拡げる。押し下げる目安は，甲状軟骨と舌骨の間が広がって，指1本分ぐらいの間隙ができることである。甲状軟骨を押し下げながら，患者に母音/e/発声やハミングをしてもらい，声質がリラックスした感じとなり声の高さが低くなるかどうか確認する。この際，声質の変化が認められれば，喉頭位置が下がって甲状軟骨と舌骨の間に間隙ができたと考えられる(**図 4D-27d**)。母音/e/発声では舌背の後退がないことを確認する。舌背が後退していれば舌を突出させる。

⑤この段階で，患者自身に自分の喉頭を触れてもらい，喉頭の位置や舌骨の位置を確認させる。

⑥その後，ハミングを頭につけた単語や文章でも安定して出るように繰り返し練習する。うまくいかない場合は，患者に自分の指で甲状軟骨の上縁を再度押し下げさせながら発声させる。声質の変化が他の母音や単語，短文でも保てるように繰り返し練習する。

⑦最終的には，患者が自分で喉頭マッサージができるようになることが目標である。

(d) 留意点

患者によってはすぐに声質の変化が認められる者もいるが，時間がかかる者もいる。マッサージの目安は10～20分である。

マッサージの最中に疼痛を訴えることがあるが，その場合は手指を疼痛点から少し外してその周囲からやさしくマッサージしながら疼痛点に近づける。この過程を何度も繰り返すと疼痛は軽減するか消えるはずである。マッサージの際，指を立てると圧点が小さくなるため疼痛を感じやすくなるので，できるだけ指の腹全体を使うとよい。

指にかける圧の程度は，爪を立てたときに爪痕が残るくらいの圧とされている。注意すべき対象者は，60歳以上の患者であり，喉頭軟骨が化骨化傾向を示すので，特に慎重に行わなければならない。

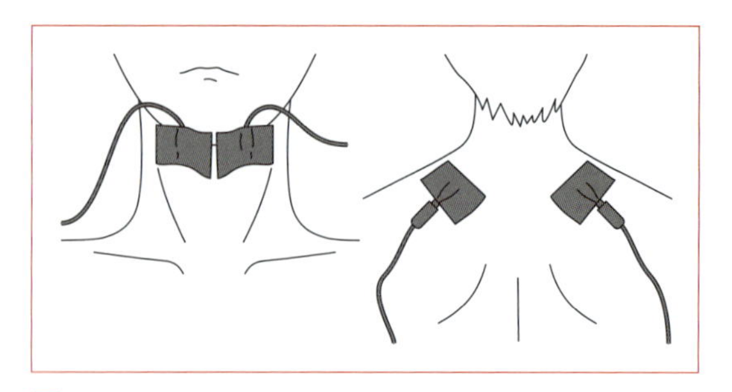

図 4D-28　TENS

d 経皮的末梢神経電気刺激法

喉頭マッサージの効果は，言語聴覚士の技術に依存するところがあり，エビデンスレベルは高いとは言えない。近年，経皮的末梢神経電気刺激法(transcutaneous electrical nerve stimulation；**TENS，テンス**)を喉頭マッサージの代替として用いる先行研究が報告されている。経皮から電気で末梢神経を刺激すると**疼痛コントロール**効果があるとされ，経皮から電気で末梢神経を刺激して鎮痛させたい痛みの局所や周辺部，あるいは支配脊髄神経起始部などに表面電極を置き，低周波電流を通電し鎮痛させる電気療法の一種である(**図 4D-28**)。

1965年，Aβ求心線維を選択的に刺激し，脊髄後角での痛み伝達を抑制するというゲートコントロール理論がWallとMelzackによって提唱され，電気刺激による疼痛のコントロール方法が臨床応用されるようになってきた。しかし，当初は電極の埋め込みなどの侵襲性を伴うものであった。その後，1976年に非侵襲性の経皮的末梢神経電気刺激法による疼痛コントロールの効果が報告され，現在ではリハビリテーション医学領域で広く使用されるようになってきた。

TENSの疼痛コントロールの原理は，ゲートコントロール理論とオピエート媒介理論をもとにしていると言われている。**ゲートコントロール理論**では，閾値の低い非侵害受容器であるAβ求心線維を電気刺激により選択的に興奮させると脊髄後角での痛み伝達を抑制することが確かめられている。このような電気刺激は，パルス周波数100〜150 pps程度の「従来型あるいは高周波TENS」と呼ばれ，この疼痛コントロール効果は，電気刺激が行われている時のみ発揮されると言われている。一方，**オピエート媒介理論**は，電気刺激によってエンドルフィンやエンケファリンのようなモルヒネ様物質の産生と放出を促進し，オピエート受容体に結合させ，神経伝達物質あるいは神経修飾物質として作用することで疼痛がコントロールされると考えられている。この電気刺激は，パルス周波数2〜10 pps程度の「低周波あるいは針麻酔様TENS」と呼ばれ，この疼痛コントロールの効果は，電気刺激後4〜5時間にわたり持続するとも言われている。ただし，1回の施行において，長時間の反復筋収縮は遅発性筋痛を起こす可能性があるので，30分以上の連続刺激は行うべきでないともされている。

慢性疼痛症状に対するTENSのエビデンスに関しては，RCT 19論文のメタ分析の結果，TENSの短時間の疼痛軽減効果はあるものの持続性に欠けると報告されている。さらに，TENSの刺激条件が確立されておらず，刺激強度や刺激時間などについて一定の見解が得られていない。特に刺激部位に関しては，多くは経穴を選択しているが，検討の余地を残している。

禁忌は，デマンド型心臓ペースメーカまたは不整脈，頸動脈洞上の電極設置，静脈もしくは動脈血栓症または血栓性静脈炎の範囲，妊婦の腹部または腰背部とされている。

音声障害へ適応を検討した先行研究では，18〜45歳の30名の機能性発声障害(器質的疾患のある者も含む)に対して無作為に各20分間の喉頭マッサージもしくは10 Hzの低周波TENSを施行した結果が報告されている(**図4D-28**)。その報告では，低周波TENSの施行で，頸部(前後部)と肩，背部(背中，腰部)の自覚的疼痛と母音/a/の不安定さの聴覚印象の改善が認められた。一方，喉頭マッサージの施行では，後頸部と肩，側頭部の自覚的疼痛と母音/a/の全体の声質と努力性成分および自発声の気息性成分の聴覚印象の改善が認められた。またどちらも施術直後に喉頭や構音の自覚的改善を認めた。ただしどちらも音響パラメータの改善は認められなかった。この先行研究では，喉頭マッサージも低周波TENSも自覚的疼痛や音声の聴覚印象および患者の自覚的改善を認めたが，特に低周波TENSのほうが効果的だったと結論づけている。喉頭マッサージでは，施術者の技術に結果が依存するのに対し，この低周波TENSは施術者の技術ではなく電極の設置部位に依存すると考えられるが，今後の研究の発展が期待される。

e ストレッチ

本邦でストレッチの重要性が認識されるようになったのは，スポーツ人口の増加に伴い運動前後にラジオ体操によるストレッチが導入されようになった1960年代とされている。その一方で，ラジオ体操で用いられるような反動をつけた筋の伸張，いわゆる**バリスティック・ストレッチ**は伸張反射を助長するので筋緊張が逆に亢進し，関節可動域減少や筋あるいは結合組織の傷害を引き起こす危険があるとして，反動をつけずにゆっくりと筋を伸張しそのまま数十秒間保持する**スタティック・ストレッチ**が提唱された。その後，スタティック・ストレッチ単独と筋収縮，特に等尺性収縮あるいは等張性収縮を併用したストレッチとの効果を比較検討した報告がされるようになった。しかしながら，対象者やストレッチの施行時間，あるいは筋緊張の状態などが異なるため，一定の結論には至っていないようである。

ヒト筋紡錘からの求心性神経の自発放電では，①伸張反射に関与する筋紡錘からの求心性神経が自発的な放電をしていないとき，すなわち筋がリラックスした状態では，等尺性収縮を行うと逆に自発放電が発生し，伸張反射が起こるまでの潜時も短縮し，伸張反射の閾値が低下すること，②筋紡錘からの求心性神経に自発放電がみられるとき，すなわち筋緊張が亢進した状態では，等尺性収縮によってその放電活動は消失し，筋がリラックスした状態になることが報告されている。さらに筋緊張が亢進した状態では，等尺性収縮後のストレッチにより，伸張性の改善を示す可動域の拡張とストレッチ時の筋放電が減少したとの報告もある。これらの結果は，臨床的には等尺性収縮を含むストレッチが筋緊張亢進状態の筋に対し効果的であるが，筋が弛緩した状態では，等尺性収縮を組み入れたストレッチが逆に筋緊張を亢進させる結果につながる可能性を示唆している。したがって，ストレッチを行うときは，筋の生理的緊張状態をよく把握し，スタティック・ストレッチ単独と等尺性収縮を含んだストレッチとを使い分ける必要性がある。

スタティック・ストレッチには，①1つの運動方向の筋群をまとめてストレッチできるため，短時間で多くの筋群をストレッチできる，②治療者，パートナーがいなくても1人でできる方法が含まれている，③専門的知識をさほど必要とせず，特に1人で行うストレッチでは各運動方向を知っていれば，その運動方向に関与する筋群がストレッチできる，④ベッドやマットの設備がなくても簡単にストレッチを行うことができ，場所を選ばない，などの利点もある。

さらにそのスタティック・ストレッチのなかでも，**IDストレッチ(個別的筋ストレッチ)**は，伸張性の低下した個々の筋を対象とし，可動域および柔軟性の改善などを目的として，個々の筋線維の走行および筋連絡を意識した他動的ストレッチであり，筋緊張抑制のためにIb抑制および等尺性収縮が取り入れられている。IDストレッチの効果に関しては，①筋緊張の低下，②可動域(柔軟性)の改善，③筋痛の緩和，④血液循環の改善，⑤傷害予防，⑥競技的パフォーマンスの向上などが報告されている。

❶ ストレッチの実際(図4D-29)

(a) ストレッチ前

筋緊張亢進や筋肉痛がある時は，その原因となる筋硬結部位を見つけ，筋線維と垂直方向に拇指指腹を動かして，筋硬結に対するマッサージを先行して行う。

(b) ストレッチの時間

スタティック・ストレッチの効果が出現する時間について，一定した結論は出ていない。30秒や60秒のストレッチで可動域の改善が認められたとする報告や，ストレッチを20秒間行うと血流量が安静時の1.4倍に増加したという報告がある。

IDストレッチでは，スタティック・ストレッチの時間は，ストレッチ中にIb抑制により筋からの抵抗が弱まり，筋の伸張性が拡大するまでの時間，すなわち10〜20秒間としている。ストレッチの時間が統一できないのは，1つの筋は多くの脊髄前角細胞からの支配を受けており，ゴルジ腱器官からのIb求心性線維などの影響で，前角細胞の電位の低下とともに，脱分極が抑えられるのは，その時々の前角細胞の静止電位の状態に依存することが予想されるからである。

❷ 施行時の注意点

(a) 筋温を上昇させておく

ウォーミングアップの効果として，①筋温の上昇による筋粘性の低下，②柔軟性の増加，③神経機能の亢進などを挙げられている。また，結合組織には収縮機構はないが，わずかな柔軟性があり伸張可能で，温熱によりさらにその程度は大きくなる特徴があるとされており，ストレッチ前の循環改善の重要性がうかがえる。

(b) 進め方

ストレッチは，原則として表在筋から深部筋，近位筋から遠位筋へと進める。表在筋の筋緊張が亢進した状態では，深部筋へのストレッチは表在筋に痛みまたは伸張反射を助長することになり，逆効果となる。また，一般的に近位筋は遠位筋による運動を固定する役割があり緊張しやすいので，ストレッチは近位筋から遠位筋へと進めていく。

ストレッチの留意点
- ・各ストレッチ動作は 20～30 秒くらい.
- ・ストレッチは各部位が少し痛いが気持ちよいぐらい（痛過ぎず楽過ぎず）.
- ・ストレッチ中は鼻からゆっくり深く吸って，口から吐きながらストレッチを行う（決して呼吸を止めないこと）.

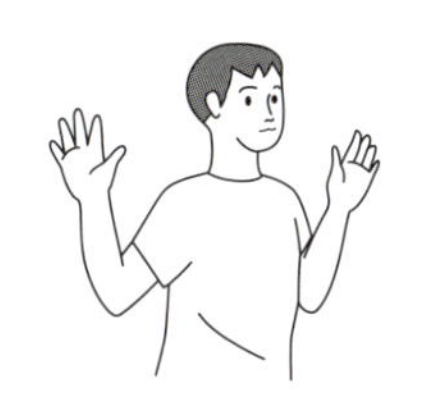

1．胸郭の拡大　胸の前で手を合わせ，手を掌が正面を向くまで後ろに引き胸を拡げる.

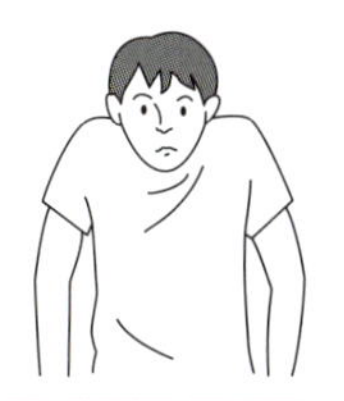

2．上半身のストレッチ　両肩の上げ下ろし，両耳に肩がつくくらい早い切り上げ，ストンと肩の力を抜いて落とす．これを 2~3 回繰り返す.

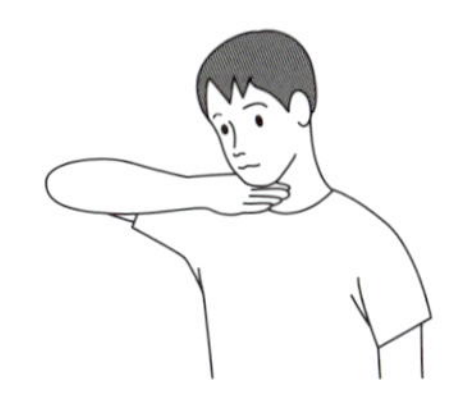

3．頸部のストレッチ ①　顎の下にどちらかの手の人差し指，中指，薬指の 3 指をつけてそのまま 3 指が胸につくまで顎を引く．その状態からゆっくり顎を 3 指につけたまま（3 指は胸につけたまま）左右に動かす（顎は胸の上を C の形を描きながら左右に動く）．各々の手で数回繰り返す.

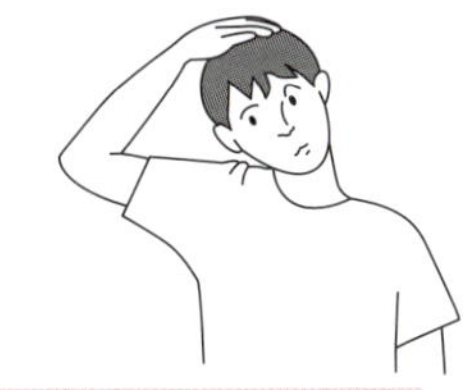

3．頸部のストレッチ ②　右手で図のように頭の上を持ち，右に首を倒して左頬部を伸ばす．このとき左手は下方向へ降ろしておく．左についても左手で同様に行う.

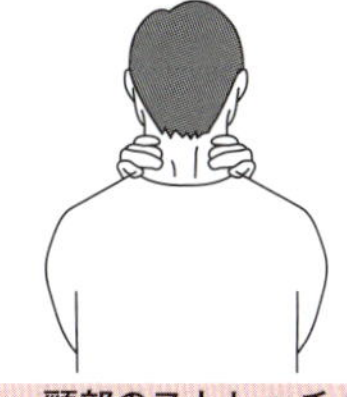

3．頸部のストレッチ ③　首の後ろの付け根から肩にかけて両手で揉みほぐす.

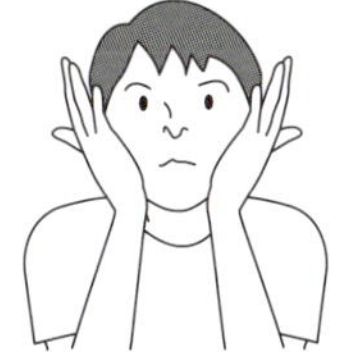

4．顎のマッサージとストレッチ ①　掌の付け根を頬骨からゆっくり下顎にかけて引き伸ばすように下げていく．頬の力を抜いて口が自然に開くこと．このとき，ゆっくりとため息をつく要領で「アー」とやさしく発声してみる.

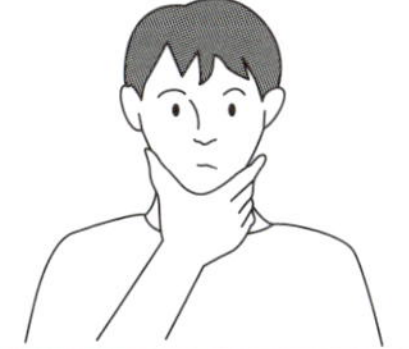

4．顎のマッサージとストレッチ ②　どちらかの親指と人差し指を使って下顎の上に V の字をつくり，下顎を上下に動かす．下顎がスムーズに動くように下顎の力を抜く．このとき，ゆっくりとため息をつく要領で「アー」とやさしく発声してみる.

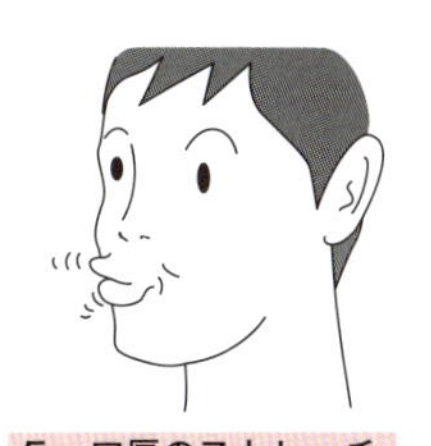

5．口唇のストレッチ　上下口唇を軽く閉じ，口唇のトリルを行う．トリルがむずかしい場合には，やわらかく「パ」の無声音を繰り返す.

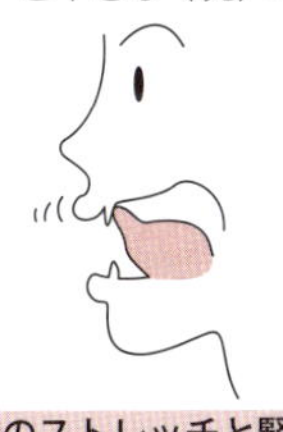

6．舌のストレッチと緊張緩和 ①　舌のトリルで上前歯の後ろに軽く舌先をつけて，巻き舌でスペイン語の r をつくる．これがむずかしい場合には同じように舌先を上前歯の後ろにつけたまま「ラ」の音を繰り返してもよい．ただし力を入れない.

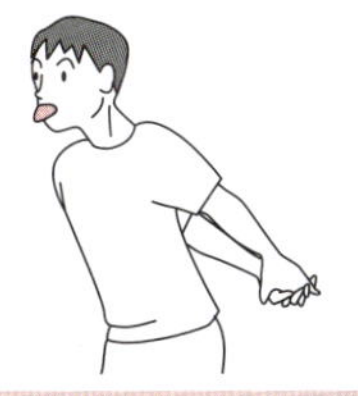

6．舌のストレッチと緊張緩和 ②　ヨガのライオンのポーズで（両指を背中で組んで腕をできるだけ高く上げて），口を開けて舌を出したり引っ込めたりする．このときもやさしくため息をつきながら「アー」といいながら行う.

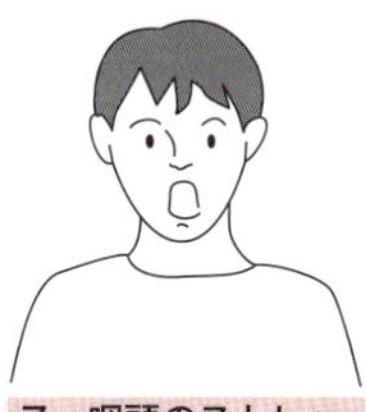

6．舌のストレッチと緊張緩和 ③　ため息まじりに「アー」といいながら，下顎のちょうど口腔底の部分をどちらかの手で拳をつくるか親指で押し上げ，舌の緊張を緩和する.

7．咽頭のストレッチ　軽く「アー」と発声しながらあくびをする.

図 4D-29　発声発語器官の筋緊張緩和のためのストレッチ

〔城本 修：Lessac-Madsen 共鳴強調訓練．廣瀬　肇（監）：ST のための音声障害診療マニュアル，130-136，インテルナ出版，2008〕

(c) 筋連結に注意する

ストレッチする筋の緊張が亢進しているときには，その筋と筋連結をもつ筋に注目する必要がある。筋連結を有する筋同士はお互いに影響し合い，筋緊張を増す傾向にあるとされている。

(d) 筋走行を常に思い浮かべながら行う

筋は三次元的に走行しているので，起始部から付着部まですべて触診できることは少ない。しかしながら，触診可能な筋腹あるいは腱組織がどの筋に相当するか判別できれば，筋走行を思い浮かべ，より的確にストレッチすることが可能となる。

(e) 伸張反射が発生しないようにストレッチ強度を調節する

ストレッチはゆっくりとした速度で行い，筋からの抵抗を感じたら，その位置で保持する。過度の伸張は主に筋腱移行部に顕微鏡学的な断裂が起こり，瘢痕組織を形成することにより，筋の弾力性が減少するとされている。筋緊張は前日までの運動の負荷量や精神的状態，痛みなどによって容易に変化するので，その日の筋緊張の状態に応じたストレッチの強度を決定しなければならない。また，筋緊張の度合いは個人差が大きく，さらに使い方により緊張度の高い特定の筋群があるのが特徴である。

(f) ストレッチにより痛みが起こらないように留意する

ストレッチ時の痛みは当該筋あるいは拮抗筋，その他周囲筋群の筋収縮を誘発するため，ストレッチが無効となることがある。ストレッチの程度は気持ちよく伸ばされている感じでよい。また，高齢者のように痛みに対する閾値が高くなっている場合には，筋・腱の断裂，血管の損傷にもつながるので，あくまでも痛みを与えない強度を保つことが重要である。

(g) 呼吸が楽に行えるように留意する

ストレッチ中はリズミカルな吸気と呼気を繰り返しているかを注意しておく。呼吸を止めるのは逆に筋を緊張させる。

(h) 可動域の制限が存在している場合

主動筋の痛みによる可動域制限の場合には，痛みを有する筋または筋線維を特定し，その部位を中心に温熱療法または軽いマッサージを施行した後，ID ストレッチする。

(i) 関節面を引き離すように牽引をかけながら行う

より効果的なストレッチをするために，関節の動きをよく理解し，関節面が接触してストレッチの妨げとならないように工夫する。

(j) 術者の肢位や固定位置に注意する

(k) ストレッチ時は当該筋を圧迫しない

❸ 禁忌

ID ストレッチの禁忌は，整形外科疾患，例えば関節障害，骨折，捻挫，筋断裂，五十肩，腰痛症などの急性期，脳血管障害などの中枢神経系疾患の急性期などである。

5 発声に関与する体性感覚訓練

体性感覚は，内臓と脳以外の身体組織に存在する受容器の興奮によって生じる感覚とされ，触覚，圧覚，冷覚，温覚，(表在の)痛覚などの皮膚感覚と，運動覚，位置覚，(深部の)痛覚などの深部感覚に分けられる。また，皮膚の2か所を同時に触られたときにその2点を識別する能力，表在感覚と深部感覚に基づいて複合的に触れたものや持っているものの形や性質を識別する能力を立体認知といい，これらを総称して複合知覚とも呼ばれている。感覚は，受容器または生理学的意義により，**表 4D-1** および**表 4D-2** のように分類されている。

体性感覚のうち，運動に関連して意識にのぼる身体の位置や動き，力の発揮などに関する感覚を特に運動感覚と呼ぶ。運動感覚は，①関節位置や体幹の動きなどの位置覚，運動覚，②努力感，筋張力，重量など筋力に関連した力覚，③筋収縮のタイミングに関するタイミング感覚，④姿勢および身体の大きさなどの身体図式に分類されている(**表 4D-3**)。これらの感覚は，固有受容器からの求心性入力に皮膚感覚などの他の種類の感覚および中枢からの運動指令に伴う活動が統合されて生じるとされている。また，随意的であっても他動的であっても，関節運動が実行されると，筋は伸張されたり短縮されたり長さが変化する。この筋の長さの変化という機械的刺激が，筋紡錘からの求心性インパルスを変化させ，現実に随意運動を

表 4D-1　受容器から分類される感覚種

受容器に対する適刺激の種類による分類	刺激が発生する場所と受容器の所在による分類			
	外受容器		内受容器	
	接触性受容器	遠隔受容器	固有受容器	内臓受容器
機械受容器	皮膚感覚｛触覚 圧覚	聴覚	平衡感覚 深部感覚｛運動覚 位置覚	臓器感覚
侵害受容器	皮膚感覚（痛覚）		深部感覚	内臓痛覚
光受容器		視覚		
化学受容器	味覚	嗅覚		（頸動脈洞反射）
温度受容器	皮膚感覚｛温覚 冷覚			（体温調節反射）

破線から右は自律神経によって，左は脳脊髄神経によって起こされる感覚である。
〔小川 尚：標準生理学 第７版，214，医学書院，2009〕

表 4D-2　生理学的意義から分類される感覚種

A. 特殊感覚：視覚，聴覚，味覚，嗅覚，平衡感覚
B. ｛1. 表在感覚（皮膚，粘膜） 触覚，圧覚，温覚，冷覚，痛覚 2. 深部感覚（筋，腱，関節）
C. 内臓感覚

〔田崎京二：序論．田崎京二，小川哲朗：新生理科学大系 第９巻 感覚の生理学，2，医学書院，1989〕

表 4D-3　運動感覚の従属要素

運動感覚の従属要素	
位置覚，運動覚	四肢，体幹の動きの感覚
力覚	努力感，筋張力，重量の感覚
タイミング感覚	筋収縮のタイミングについての感覚
身体図式	姿勢や身体の大きさ

〔Gandevia SC：4. Kinesthesia：Roles for Afferent Signals and Motor Commands. Handbook of Physiology Section 12 Exercise：Regulation and Integration of Multiple Systems, Rowell LB, Shepherd JT(eds.), 128-172, Oxford University Press, New York, 1996 より改変して引用〕

実行しなくても，あるいは他動運動を行わなくても，運動知覚はある感覚からの求心性入力さえあれば誘導されうる。随意的な筋活動によって生成される運動の場合には，その運動知覚に大きく関与しているのは筋紡錘であると考えられる。

しかし，喉頭の場合，内喉頭筋群は他の横紋筋にみられるような典型的な筋紡錘や腱器官についてはその機能を含めた完全な報告はないとされている。形態的に筋紡錘としか考えられない筋の存在と関節に近い腱内に受容器があって喉頭の運動調節に関与しているという報告も散見され，長い間議論されてきたが，近年，数は少ないながら筋紡錘の存在が確定された。ただし，固有知覚を担う他の受容器の詳細は不明である。また，上気道すなわち三叉神経，舌咽神経支配領域に与えられた刺激によっても，反射性声門閉鎖は惹起される。刺激に対する受容器の閾値は低く，喉頭に刺激が与えられた場合とほぼ同等の反射性変化が生じるとされている。さらに突然の強い音刺激や光刺激に対しても，一般の体性感覚，内臓感覚刺激によっても同様の反射性の声門閉鎖が起こると言われている。これらの刺激による反射性声門閉鎖は驚愕反射や疼痛反射の一部とされ，反射弓は存在するものの受容器の馴れや中枢における抑制が速やかに起きるので，連続的な声門閉鎖は起こらないとされている。

このような一連の刺激は，発声時に，声門閉鎖筋群のみならず上気道や舌などの構音器官を構成する筋群に刺激によって反射性の筋緊張が起こり，発声に影響することが推測できる。喉頭内に存在する受容器からの信号は主として上喉頭神経内枝を介して迷走神経の節状神経節の細胞体を経由し，延髄孤束核に伝達される。上喉頭神経内枝は，喉頭の知覚神経の主たるものであるとされるが，反回神経や上喉頭神経外枝にも知覚神経は含まれているとされている。反回神経内の知覚枝は声門下からの知覚を，外枝は前連合直下からの知覚を伝達していると言われている。また，上喉頭神経内枝と反回神経には交通があり，これをGalen吻合と呼んでいる。延髄へと伝えられた情報は，視床を中継として，視床皮質投射系にて大脳皮質の一次体性感覚野へ投射される。喉頭からの体性感覚は中心後回に存在するとされている。

ⓐ 運動知覚と体性感覚

末梢の体性感覚受容器からの感覚入力によって，運動に関連した運動知覚が生じる。複数の研究によると，実際の運動に伴う感覚入力がない状態でも運動感覚が惹起されたことが報告されている。健康な被験者では，一次運動野，背側運動前野，および一次体性感覚野に対して連発経頭蓋磁気刺激(rTMS)を実施することにより，運動感覚が惹起されたと報告されている。そのなかで，背側運動前野への刺激で生じた運動の知覚は，求心性入力の影響を受けるものではないので，これまで随意運動に伴って生じるとされてきた随伴放電には，背側運動前野がかかわっていると考えられている。また，脳腫瘍症例に対しても，頭蓋内で電気刺激を行った研究例では，下頭頂小葉(ブロードマン40野，39野)に対する皮質電気刺激が運動感覚を惹起したことが報告されている。

このように，運動に関連する感覚の知覚は，感覚入力が処理された結果として生じるだけでなく，脳活動に起因したトップダウンプロセスの結果としても生じることがわかる。体性感覚刺激直後に一次運動野の興奮性が瞬間的に変動し，さらに，体性感覚刺激を反復することによって，一次運動野の興奮性が変動した状態が一定時間継続するとされ，新しい運動を学習する際には，一次体性感覚野の活動が重要であることがわかる。一次性体性感覚に関連する大脳皮質領域は，中心溝の直下から後壁を形成している。ブロードマンの3a野，3b野，1野，2野の4領域が一次体性感覚野にあたる。3野は，3a野と3b野に分けることができ，それぞれ入力される体性感覚の種類が異なる。

① 3a野は中心溝の深層に位置し，深部感覚の求心性情報が入る。
② 3b野は中心溝の後壁に位置しており，表在感覚の求心性情報が入る。
③ 1野と2野は，3野の後方に位置しており，それぞれ表在感覚と深部感覚の両方の求心性情報が入るが，1野は主に表在感覚情報が入力し，2野は主に深部感覚情報が入力する。

中心溝の前壁を形成するのは一次運動野(ブロードマンの4野)であり，一次体性感覚野とも密接な関係にある。しかし，3野と4野との直接的な連結は弱く，逆に2野と4野には密な線維連絡があるとされている。また，一次体性感覚野には，体部位局在性があり，体性感覚地図としても知られている。体性感覚地図は，身体の表面積の大きさには必ずしも比例せず，口唇や舌，咽頭などは他の部位に比べても大きいことから，これらの発声発語器官から与えられる信号の重要性と関連していると考えられる。つまり，皮質の面積が大きいほど情報処理能力も高くなっていると推測される。

1野の後方には，5野および7野が位置しており，体性感覚情報処理の役割を担っているとされている。人間の場合，5野および7野を合わせて上頭頂小葉といい，7野のみ，または5野と7野を合わせて後頭頂皮質とも呼ぶ。一次体性感覚野の3野は体部位局在が著明であるが，1野や2野では体部位局在が不明瞭になり，5野，7野はさらに不明瞭となるとされている。5野，7野は一次体性感覚野からの情報が伝わり感覚情報を統合し，さらに，後頭頂皮質は，さまざまな感覚情報と運動出力との関連にも重要な役割を果たしていると考えられている。

二次体性感覚野は，外側溝の内側で頭頂弁蓋の上部に位置しており，ブロードマンの43野にあたる。痛覚刺激時などに強く活動することから，痛覚刺激の中枢であると考えられていたこともあったが，単純な触覚刺激や他動運動刺激，末梢神経刺激など，さまざまな体性感覚入力に反応することが明らかになっている。その役割はまだ明確でないが，二次体性感覚野は視床だけでなく，同側一次体性感覚野，対側一次体性感覚野，対側二次体性感覚野からの入力も受けている。また，二次体性感覚野は隣接する島や7野，体側二次体性感覚野のほか，運動野や運動前野にも投射されている。一次運動野は中心溝の前壁を形成しておりブロードマンの4野であり，4野は4a野と4p野に分かれている。運動指令の最終的な出力部であり，体性感覚求心性入力によっても活動することが知られている。近年，人間を対象とした脳イメージング手法によって，随意運動時や他動運動時には4a野も4p野も活動し，複雑な表在感覚刺激時にも4a野が活動することが報告されている。随意運動時には，4a野，4p野，3a野，3b野，1野，2野のすべてにおいて活動が認められている。一次体性感覚野(3a野，3b野，1野，2野)の活動は運動に伴う表在感覚や深部感覚からの求心性入力によると考えられる。

一方，他動運動時においても，運動出力がないにもかかわらず4a野および4p野ともに活動が認められている。末梢神経刺激直後に一次運動野の興奮性が増減することは数多くの報告がある。さらに，末梢神経に一定時間電気刺激を行った後，比較的長時間にわたって一次運動野の興奮性が変動することも報告されている。しかし，電気刺激の刺激強度，刺激周波数，刺激継続時間，刺激と休息の組み合わせなどがその後の皮質脊髄路興奮性の変化に大きく影響するため，電気刺激によって一次運動野の興奮性の増大や減弱などの報告など混在しており，まだ議論の余地があるとも言われている。さらに，末梢神経電気刺激は一次運動野の興奮性を増大させるだけでなく，運動の学習効果を促すことも報告されている。また，他動運動中も一次運動野の興奮性が変動し，他動運動による筋伸張過程では一次運動野の興奮性が減弱し，筋収縮過程では一次運動野の興奮性が増大するとも言われている。

したがって，喉頭マッサージや指圧法のように直接喉頭に触る方法や，あくび-ため息法のように反射性の運動の場合，喉頭の位置が下降し，収縮した甲状披裂筋や外喉頭筋群が伸張すると推測され，一次運動野の興奮性が減弱する可能性が考えられる。つまり，これらの音声訓練の手技は，

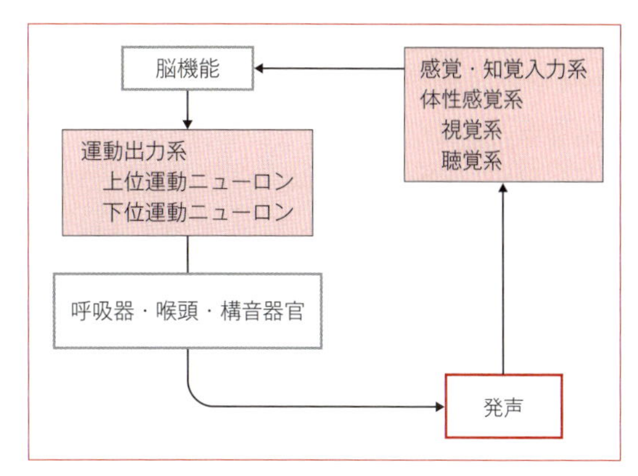

図 4D-30　発声に関与する運動と知覚の経路

他動運動による一次運動野の興奮性を変動させているとも言える。このように感覚入力によって，一次運動野の興奮性は変化すると考えられる。こうした先行研究によれば，運動学習には小脳や基底核をはじめとするさまざまな神経系のネットワークが関与するだけでなく，一次体性感覚野の活動も運動学習に重要な要因の1つであると言える(図 4D-30)。

b 異種感覚入力と運動感覚

人間が自身で運動を実行する，あるいはイメージしなくとも，適当量の感覚刺激を付与することによって，目的とする運動の感覚を当事者の脳内に誘導できるとされている。この運動感覚は，深部感覚や視覚など，異種の感覚種に対する刺激を組み合わせて与えることによって，より明瞭に知覚させることができるとも言われている。さらに，それぞれの受容器に対する刺激量を調整することで，知覚する運動の特徴を意図的に操作できるとも言われている。さまざまな感覚受容器からの入力が統合され，運動感覚が誘導されることについては，すでに一定の見解が得られているが，深部感覚，表在感覚，視覚への刺激に伴う感覚入力が統合される過程において，それぞれの感覚受容器からの入力が等しい割合で運動感覚の生成に寄与するわけではないようである。

実際にそれら3つの感覚種への刺激を組み合わせて与えた研究では，“深部感覚と表在感覚”あるいは“深部感覚と視覚”への2種の刺激を与えた

場合と，“深部感覚，表在感覚，視覚”への刺激を3種すべて同時に与えた場合で，知覚する運動感覚の強さに差はなかったことが報告されている。それに対し，深部感覚以外の2種，つまり“表在感覚と視覚”へ刺激を与えた場合よりも3種を同時に刺激した条件のほうが，強い運動感覚を知覚するという結果になっている。つまり，単に組み合わせる感覚種を増やすことで運動感覚が強くなるのではなく，深部感覚を他の感覚種と組み合わせることによって，知覚する運動感覚が強まると考えられている。このことからも，深部感覚，表在感覚，視覚はそれぞれ運動感覚に影響するが，それらが運動感覚の生成に寄与する割合は等しくないようである。このように感覚入力によって運動感覚が誘導され，複数の異なる感覚種からの入力が統合されることで知覚は強化される。そのため，目的とする運動の知覚を，より明瞭に生じさせたい場合には，単独の感覚種を対象として刺激を行うよりも，各種の感覚種に対して適当量の感覚刺激を組み合わせて付与するほうが効果的かもしれない。

❶ 体性感覚フィードバック摂動による反応

発声運動の目的は所定の音響的特徴をもつ音声信号を生成することなので，発声運動制御における目標値の表現は聴覚領域において与えられる。しかし一方で，発声運動課題中に体性感覚情報に摂動を与えると，特定の条件のもとで種々の反応動作が生じることからしても，発声運動制御に体性感覚フィードバックが貢献していると推測される。ここで生じる疑問は，そのような体性感覚領域における情報表現が，発声運動の目標値そのものである可能性はないのかということである。単音節発声課題において，顎に固定された力発生装置を用いて外力を加え，発声運動がどのように変化するかを観測した研究では，発声運動の制御目標が，必ずしも聴覚情報としてだけではなく，体性感覚情報としても表現されている可能性が示唆されている。

さらに後天性聴覚障害をもつ患者群5名（うち4名は人工内耳使用者）と，聴覚が正常な対照群6名に対して，発声中の顎の開閉運動時に負荷を加える実験を行い，300回繰り返し発声訓練を行ったときの運動変化を顎の開閉軌道の曲がり具合（曲率）で評価した結果，患者群，対照群どちらも初期試行では外力の影響により曲率が大きく変化し，試行を重ねるにつれて曲率が小さくなった。また，両群とも訓練中に発声時のフォルマント周波数は変動しなかった。すなわち，聴覚障害者も体性感覚フィードバック摂動に対する発声運動適応能力を有することが示された。すなわち，発声運動制御における運動目標が体性感覚情報としても表現されていることを支持することを示唆していた。体性感覚摂動下での反復発声課題により適応学習が生じることが示された。さらに，そのようにして生じた適応学習の結果，適応学習が生じた被験者群には識別境界の移動が生じ，適応しなかった被験者群は識別境界も変化していない。また，適応学習が生じた被験者群に関しては，運動変化の大きさと知覚変化の大きさとに被験者間相関が認められた。なお，発声訓練を通じて，発声時のフォルマント周波数には変化はなかった。

これらより，音声知覚変化は，感覚運動系が適応学習したことによるものであり，学習課題中に与えられた体性感覚摂動の直接的な影響によるものではなく，また学習課題中の聴覚フィードバックの変化によるものでもないことが示された。つまり，同一の感覚運動系が発声運動制御と音声知覚処理の双方に関わっている可能性を示唆している。

❷ 振動感覚の視覚化

さて，チューブ発声や口唇や舌のトリルや声の配置法などを繰り返し行うと，口唇周辺部に皮膚振動感覚が生じる。これは，声道の一部を狭める発声を行った際に声門レベルにおける空気力学的エネルギーと音響エネルギーの変換効率を表していると考えられる。つまり，口唇周辺部の皮膚振動感覚とは，音響エネルギーがそこに集中していることを示しており，皮膚振動を感じることは音声訓練の1つの到達目標となりうる。しかし，口

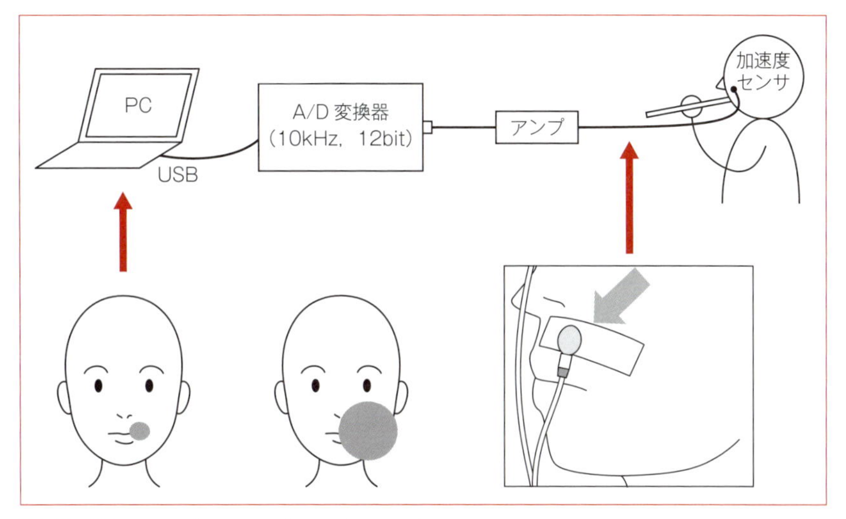

図 4D-31　バイオフィードバックシステム

〔川村直子, 他：チューブ発声時の皮膚振動を利用したバイオフィードバックシステムの開発と効果の検証. 音声言語医学 59(4)：336, 2018〕

唇周辺部の皮膚振動感覚は，これまでその大きさについて客観的に把握することはできなかった。また，通常，音声訓練中は，言語聴覚士が声の聴覚的印象，発声時の口唇周辺部や喉の振動感覚，紙片を用いた呼気の視覚的確認など，基本的に主観的なフィードバックで行うのみで，客観的な基準はなく，患者の固有感覚に任せている。したがって，チューブ発声時に，発声時の皮膚振動感覚は目に見えないため，言語聴覚士と患者の認識が一致していない可能性も考えられる。加えて，反復練習を行うにつれ，その振動感覚そのものの感じ方が変化する可能性も考えられる。

川村は，客観的な皮膚振動感覚のフィードバック指標として，チューブ発声時の口唇周辺部の皮膚振動に着目した。発声時の皮膚振動の計測については，皮膚に接触する加速度センサを用いた研究や非接触型のスキャニング型レーザードップラ振動計を用いた研究を報告している。どちらも声道の形態が変わり音響エネルギーが集中すると顔面の皮膚振動パターンが変化することを明らかにしている。また，加速度センサを鼻梁に付けてResonant Voice Trainingを行い，訓練後の鼻梁の皮膚振動が大きくなったとする報告もある。川村は，加速度センサを上唇部に貼り付けてチューブ発声訓練中の皮膚振動の大きさを経時的に計測し，さらにその大きさを視覚的かつ即時的にフィードバックできるバイオフィードバック(BF)システムを構築した(**図 4D-31**)。このBFシステムの効果を測るために，チューブ発声時の皮膚振動をより大きくすることのみを目標としたチューブ発声50回を行い，BFを用いた時と用いないときの2条件において比較検討した。その結果，対象者の主観的な皮膚振動感覚は両条件とも経時的に有意に強くなっていた。一方，実際の皮膚振動は，BFあり条件のみ有意な振幅の増大を認めた。これらの結果は，主観的な皮膚振動感覚と実際の皮膚振動が必ずしも一致しないことを意味している。したがって，客観的な指標によるBFは有効であることを報告している。

c 運動イメージの臨床応用

運動イメージとは，実際には運動を行わない(筋活動のない)状態で，運動にかかわるさまざまな感覚を関連づけながら身体運動を心的に想起する認知機能であると定義できる。すなわち，運動イメージとは，脳内で個々の運動を意識的に企画する，あるいはその実行をリハーサルすることを意味している。運動イメージはスポーツ分野におけるメンタルプラクティスだけでなく，近年，脳卒中，パーキンソン病，脊髄損傷などの中枢神経疾患のリハビリテーションに用いられ，その有効性も報告されている。運動イメージは，そのイメージ方法の違いから一人称運動イメージと三人称運動イメージに分類されると言われている。

一人称運動イメージは筋感覚的運動イメージを意味し，イメージを想起している本人があたかも実際に運動を行っているように想起，つまり，関節が動く感覚や筋あるいは皮膚が伸張されるような感覚を介して運動をイメージすることを意味しているとされる。

一方，三人称運動イメージは視覚的運動イメージを意味し，本人が運動を行っている様子を外部から第三者的に観察しているようなイメージを指している。同じ運動イメージであっても一人称と三人称運動イメージの神経基盤あるいは運動イメージアプローチの効果は異なるため両者は明確に区別する必要がある。

近年，機能的磁気共鳴画像法(fMRI)を用いて運動イメージに伴う脳内活動を全脳レベルで観察した研究では，一貫して補足運動野，運動前野，頭頂葉皮質，大脳基底核，小脳などの運動関連領域に活動が認められたと報告されている。これらの脳領域は随意運動の企画および実行を担う脳機能に相当すると考えられている。これに加え，一次体性感覚野，前帯状回，視床，前頭前野の活動も認められる。また，随意運動時に著明な活動を示す動作肢と対側の大脳皮質一次運動野に，運動イメージ中にも活動が認められる。つまり，運動イメージは，実際の運動や筋活動を伴わなくても目的とした随意運動制御に強くかかわる脳領域を賦活化すると考えられる。とりわけ，ブロードマン6野に存在する補足運動野および運動前野は運動イメージに強く関与する領域であると考えられている。補足運動野は運動企画に関与することがよく知られている。運動前野は一次運動野，体性感覚野，補足運動野からの運動感覚情報あるいは運動計画を統合する役割を担っており，運動前野の一部である「前背側運動前野」は，運動イメージで賦活化する前頭葉領域と一次運動野などの運動関連および皮質下領域とのネットワークを結ぶ中継地点として機能している可能性が示唆されている。つまり，運動前野は運動企画から運動実行という実際の行為の一連の流れ，あるいはこの流れをシミュレートする運動イメージにおいて重要な役割を果たしていると考えられる。

このように運動イメージは，運動企画や運動実行と類似した運動関連領域ネットワークの機能により生成されると考えられる。運動イメージ中には一次運動野の興奮性が増加し，皮質内抑制は減弱するとされている。また，筋運動的運動イメージでは，大脳基底核や小脳など運動制御に関与する脳領域の活動が優位になり，視覚的運動イメージでは，視覚イメージを生成するための視覚野の活動が優位になるとされている。つまり，筋感覚的運動イメージと視覚的運動イメージにかかわる脳の運動関連領域も異なるのである。運動イメージは主観的な要素が強いため，運動イメージの質が個々で異なる可能性が高く個人差が大きい現象であると言える。

運動イメージに関する個人差の研究では，運動あるいは課題の習熟度の違いが運動イメージ能力および運動イメージ生成に伴う脳活動に影響を及ぼしていることが明らかとなりつつある。つまり，運動イメージ時の脳活動はイメージを行う対象者個々の課題習熟度合いに依存すると言える。熟練した身体運動は，すでに本人のなかにその動作に関する内部モデルが存在するため，脳内で身体運動を企画するところから運動実行過程までのイメージが生成されやすく，実際の随意運動に類似した脳活動が得られると考えられる。さらに，加齢も運動イメージ能力に個人差をもたらす要因と言える。

健常成人の運動イメージでは，イメージをしている筋収縮量の増加に伴い一次運動野を含む皮質脊髄路の興奮性を高めることが可能であることや，リラクゼーションの運動イメージでイメージのターゲットとなる筋を支配する皮質脊髄路の興奮性を低下させることが可能であることが報告されている。また，運動イメージをさらに効率的に行う方法として，運動観察と運動イメージを組み合わせて行う方法が挙げられている。つまり，運動イメージが困難な対象者には映像による運動観

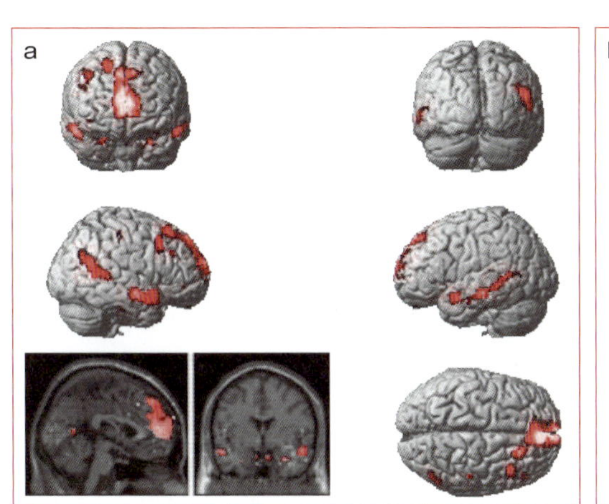

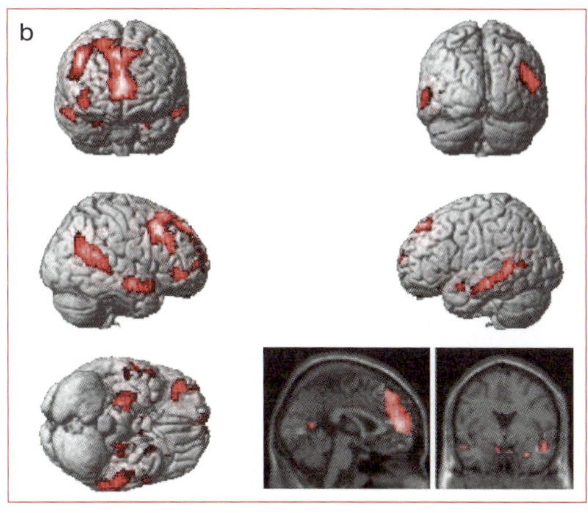

図 4D-32　fMRI によるチューブ発声とイメージ発声に共通する脳の活動部位

〔科学研究費助成事業研究成果報告書「脳科学的検証にもとづくイメージトレーニングによる発声訓練法の開発」 https://kaken.nii.ac.jp/ja/file/KAKENHI-PROJECT-25560265/25560265seika.pdf〕

a：チューブ発声のイメージ発声時に賦活化する脳部位

上前頭回，中前頭回，下前頭回，内側前頭回の賦活が認められた。また，上・中側頭回，角回，縁上回，楔前部，帯状回，海馬傍回の部位で賦活が生じ，その他に，構音のプログラミングに関与する島の賦活が確認された。

b：実際の発声とチューブ発声のイメージ発声に共通する脳賦活部位

実際の発声とイメージ発声と共通した脳賦活部位は，上前頭回，空間位置関係の統合を行う中心傍小葉の部位で生じた。また，内側前頭回，上・中側頭回，角回，縁上回，帯状回，海馬傍回にも賦活が認められた。また，ワーキングメモリーに関与する中前頭回，自己の内的な心の表象を行動に移行させる下前頭回，感覚情報を入力する中心後回の賦活がみられた。

察と運動イメージを組み合わせた方法が有効である可能性が示唆されている。しかし，現在，リハビリテーションに有効な運動イメージ効果が報告されているのは，リハビリテーションあるいはニューロフィードバックと運動イメージを組み合わせた多種法であり，運動イメージ単独のリハビリテーション効果は明らかにはなっていない。したがって，動作観察などを組み合わせて患者が運動イメージを生成しやすくするなどの工夫も重要であろう。

大西らは，若年健常成人19名にチューブ発声とチューブをくわえたままでチューブ発声のイメージ想起を行い，その際の脳機能画像を比較検討している。その結果，チューブ発声時とイメージ想起によるチューブ発声のそれぞれの脳賦活部位は，図 4D-32 に示すように内側前頭回・上前頭回・中側頭回などの賦活が認められ，発声に関与すると考えられる脳部位がどちらも賦活化していたことを示している。さらにチューブをくわえたままの発声イメージ想起では中心傍小葉に，チューブをくわえたままの呼気による発声イメージ想起では下前頭回・中心後回などの賦活化が特異的に認められたと報告している。これらのことから，発声イメージを想起する際に，できるだけ実際の発声に類似した状態のほうが角回や縁上回の賦活領域が拡大し，自己の身体イメージが想起しやすくなると考えられる。加えて，音声訓練により，上前頭回・中側頭回・帯状回が新たに賦活化し，新たに左半球領域の賦活も認められたとしている。帯状回では，発声に関する記憶の検索を行い，左半球領域は論理的理解・思考を行うと報告されている。他の先行研究では運動トレーニングが進むことで，運動を「特別な行動意義をもつ実体」と捉えるようになり，活性化する脳領域が運動スキル獲得前後で変化するとも報告されている。すなわち，音声訓練による左半球の新たな賦活は，発声に関するイメージや運動を，1つのまとまりある運動として捉え，口唇や頬の振動感覚を漠然と想起するのではなく，運動を企画しながら発声想起を行った可能性が高いと考えられる。

6 音声治療の研究法について

言語聴覚士が自らの専門領域（音声障害）に関す

る知識を常にアップデートすることは，自らの音声治療技術の向上に直結すると考えられる。専門家であれば，当然，研究を行い，自らが臨床で感じた疑問を検証していかねばならない。しかしながら多忙な臨床業務をこなしながら，研究を行うことは容易ではないのも事実である。それでも，研究ができないなりに，少なくとも最新の知見を得る努力はすべきであろう。そういう意味では，音声障害診療に関わるすべての言語聴覚士が何らかの研究に携われることが望ましい。それがひいては音声障害診療に関する研究分野の発展につながると信じている。

さて最新の知見を得る努力には，①毎日のように公開される論文から自分の臨床に必要な論文を入手すること，②入手した論文を読み解き，得られた知識を自分の患者に還元すること，③その結果，目的に即した効果を科学的に測定できなければならないことが挙げられる。論文を読み解くにあたっては，論文を批判的に吟味することが重要である。論文の中には，目的に合致しない方法で研究が進められていたり，得られたデータから拡大解釈された考察が記述されている論文も少なくないからである。

近年，**根拠に基づく医療（Evidence-Based Medicine：EBM）**を音声障害診療の分野においても耳にするようになった。そういう意味でも音声障害診療に関わる言語聴覚士は常にエビデンスを適切に評価し，眼前の患者に適応しなければならない。日々の臨床において，例えば「間接訓練と直接訓練はどちらが声帯結節には効果的なのだろう」というような臨床場面で生じる疑問を**クリニカルクエッション**と呼んでいる。ここから研究として立案するには，さらにこれを**研究的疑問（リサーチクエッション）**に洗練していくことが必要となる。つまり，明らかにしたいことを具体的かつ明確に言語化し，さらに研究の実施が可能な形に構造化するのである。この言語化と構造化の過程が研究の骨組みともなる。この時，いわゆるよい研究であるという基準は，**FIRMMNESS基準**と呼ばれている。すなわち，Feasible（実施可能性），Interesting（真の興味深さ），Relevant（問題の切実さ），Measurable（科学的な測定可能性），Modifiable（要因・介入の修正可能性），Novel（新規性・独自性），Ethical（倫理的），Structured（構造化されている），Specific（具体性・明確さ）である。

具体的には，どんなに意義深い研究でも，実施可能性がなければ最初から計画する意味はない（Feasible）。特に対象とする症例数（サンプルサイズ）の実施可能性は重要である。また，倫理審査委員会で承認されずに研究を実施することはできない（Ethical）。さらに真に興味のあるテーマで，新しさや独自性があることが研究には必要である（Interesting，Novel）。加えて，研究の新奇性や独自性だけでなく，臨床現場や社会にとって本当に切実な疑問であるかどうかが特に重要である（Relevant）。その際，研究で取り扱う要素はすべて変数化できなければならない（Mesurable）。また，臨床研究の本質は，診療の質や患者のアウトカムを変える，つまり介入や改善が可能であることが重要である（Modifiable）。そしてよい臨床研究とは，具体的かつ明確に構造化されていなければならないのである（Structured，Specific）。これらの視点は，論文を批判的に吟味する際にも役立つ基準である。

逆に臨床研究で，ご法度と呼ばれているのは，以下の7点である。

①データをとってから研究デザインを考える泥縄式である。
②リサーチ・クエッションが曖昧で，具体性に欠ける。
③対象とセッティングを明示していない。
④主要な要因やアウトカムを設定していない。
⑤変数の測定方法の信頼性と妥当性を検討していない。
⑥研究の型や解析デザインを事前に決めていない。
⑦結果の解釈（臨床的・社会的な意味の検討）がなされていない。

臨床研究論文を読むうえで，以上の7点が疑われる論文は，読むに値しないとも言える。

さらに論文を深く読み解くには，研究デザインについて熟知しておく必要がある。つまり研究に

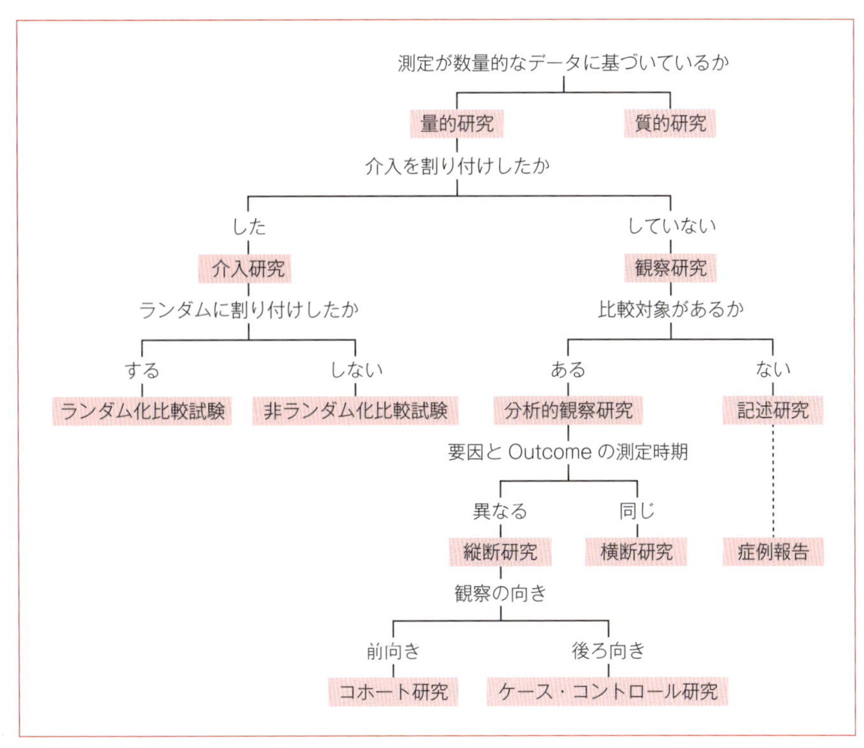

図 4D-33 研究デザインの分類

〔中山健夫(監)：PT・OT・ST のための診療ガイドライン活用法．医歯薬出版，2017〕

よって示したいことが明示され，研究が適切な方法で実施されデータが適切に収集されたかどうか批判的に検証するうえで，必要不可欠な知識でもある。

さて，実際の研究デザインは，**図 4D-33** のように収集するデータの種類と分析方法から，**量的研究**と**質的研究**に分けられる。量的研究では，測定したい集団について，複数の対象からデータを測定し，要因に統計学的な関連や差の有無を分析する。一方，質的研究では，対象者から得られた対象者の考えや思考について主観的な内容に焦点をあてて分析する。

量的研究は，さらに測定したい集団をある治療を受けるか否か決めて分ける場合を**介入研究**，分けない場合を**観察研究**として分類する。また介入研究で治療を受けるかどうかについてランダムに決める場合を**ランダム化比較試験**と呼んでいる。

観察研究は，比較対象があるか否かで，分析的観察研究と記述研究に分けられる。さらに**分析的観察研究**は，関連する要因とその転帰について，測定する時期により**縦断研究**と**横断研究**に分類される。さらに，縦断研究では関連要因を先に測定してから転帰を測定する**コホート研究**と，転帰を測定してから関連する要因を測定する**ケース・コントロール研究**がある。

ⓐ 観察研究

研究を目的とした治療を行うのではなく，すでに行われている治療の成果やその予後を観察する研究デザインで，ある疾患やこれに対する診療の実態をありのままに観察し記述する研究で，臨床研究の王道ともされている。また，長期間かけて発症する疾患や稀にしか観察できない疾患も対象にすることもある。

❶ 記述研究：症例報告

個別の症例の治療を経験した後，教科書的な経過をたどらなかったものや，あるいは教科書的な治療を超える工夫を実施した症例について，将来的に参考とするためにその詳細を報告する。またごくまれに観察される疾患の場合には今後の治療の参考にもなり，未知の疾患を最初に報告するきっかけともなりうる。さらに，単独または少数の施設において，ある疾患の患者が集まっている場合，過去の治療内容や予後をクロス集計するケース・シリーズ報告もある。

記述研究は，研究を初めて行う場合に最も推奨される研究デザインで，筆者もまずは症例報告の指導から受けた。このように記述研究は，誰でも比較的短時間に研究計画を作成し実施することができる。その一方で，ある要因と転帰との関連性やある治療法の臨床効果を分析検証することはできない。なぜなら比較対照がないからである。

さらに記述研究では，観察対象となる対象者を選ぶ際の「**選択バイアス**」や，要因や転帰を測定する際の「**情報バイアス**」(発見徴候バイアス，面接者バイアス)などの影響を常に勘案しておかねばならない。

❷ ケース・コントロール研究

疾患や事象が生じた集団と生じなかった集団のそれぞれについて，治療や有害事象への曝露などの背景因子の存在程度を調べて比較する研究デザインである。要因と転帰との相関の強さを定量的に測定できるが，因果関係を証明しようとする場合には，要因と転帰との関連の時間性を測定しなければならない。ただし，事象が生じた集団と生じなかった集団に過去のことを尋ねる際に「**思い出しバイアス**」や「**面接者バイアス**」などの思い出し方や尋ね方による偏りが生じることがあると言われている。さらに観察対象者を選ぶ際の「選択バイアス」の影響も考えておかねばならない。

❸ コホート研究

異なる生活習慣・疾患・治療などを経験した複数の集団を一定期間追跡し，あらかじめ定められた疾患などの事象の発生割合を比較する研究デザインである。保険診療データなど大規模データにアクセスできる場合，発症に影響するさまざまな要因を列挙したり，その相互関係も洗い出したりことができる。

コホート研究で気をつけるべきバイアスは，症例の観察を追跡する場合に生じる「**ランダムでなく脱落するバイアス**」である。つまり，研究対象集団への参加の際の選択に偏りが生じる可能性がある。また，集団への参加の際には，選択過程で「**診断バイアス**」が生じることもある。

一般に，ケース・コントロール研究は，「後ろ向き，速い，安価，効率的，バイアスが多い」のに対し，コホート研究では，「前向き，大規模，長時間，費用がかかる」と言われている。

ⓑ 介入研究

上述のようなさまざまなバイアスをできるだけ排除して，研究を目的として実験的に治療などの介入を行う研究を介入研究と呼ぶ。介入を行うので，対象者の個体差，背景因子の差異に左右されない結果が得られることが期待される。しかし，倫理面，費用面から，多くの対象者数を用いたり，長期間かかって発症する疾患を対象にすることは問題がある。この研究デザインは，新しい治療法の有効性，安全性の評価を主目的とする研究によく用いられる。

❶ 前後比較研究

個人または集団を対象に介入前・後の2回以上の観察を行って比較する介入研究である。観察者の主観を排することが難しく，治療効果の判定にはほとんど用いられないとされている。しかしながら，言語聴覚療法分野の学会発表や論文では最も多いスタイルでもある。この研究デザインの問題点は，経時的変化と平均への回帰である。すなわち，時間経過による自然治癒の可能性や介入以外の知識や技能の向上の可能性を否定できない。さらにほとんどの分野において，大規模集団で事前検査を行うと平均よりも高い検査数値を示した集団とその反対に低い検査数値を示した集団は，いずれも事後検査で平均値へ回帰する傾向を示すと言われている。仮にこの平均よりも低い検査数値を示す参加者だけが集まった場合，介入の結果ではなく，平均への回帰として検査数値が上昇する可能性もあることに留意しなければならない。

❷ N-of-1 デザイン，クロスオーバーデザイン

N-of-1 デザインは，複数の治療法または実験的治療と偽治療とを，個人ごとにランダムな順序で行い，その治療効果を観察する研究デザインである。

一方，クロスオーバーデザインは患者をグループに分けて，一群では A→B，他群では B→A の順に介入を加える研究デザインである。各介入の間には治療効果が消失するための期間が設けられる。多くの参加者数を見込めない研究では有用であるが，治療の効果が見られるまでに時間がかかったり，その効果が長期間続く場合には用いられない。

❸ ランダム化比較試験

治療効果について検討する場合には，現在最もその有効性が広く認められている研究デザインである。集団をランダムに複数の群に割り付け，一方には実験的介入を，他方には既存の治療法かあるいは無治療を行ってから一定期間観察し，治療効果の有無を観察する。さらに厳密には二重盲検法が取られることもある。すなわち「参加者がどちらの群に属しているのか」を明らかにせず，治療者・治験参加者・観察者・統計解析者の四者のうち，少なくとも二者以上からは分からないようにするのである。治療者側の「この人は統制群だから症状は改善しないはずだ」といった思い込みや，患者側の「この治療はよく改善すると言われているから症状がよくなるはずだ」といった思い込み(**プラセボ効果**)によるバイアスの排除がその目的である。

ランダム化比較試験は非常に強力な研究デザインであり，強く推奨されている。しかし，得られた結果はあくまでもその研究対象者の中でのみ正しい結論と言える。つまり，サンプリングバイアスの影響まで排除できるものではなく，結果の外的妥当性(ランダム化比較試験の参加に同意してない対象者は除かれている)に関しては慎重に判断しなければならない。さらに，日本では，文化的土壌からランダム化比較試験に参加を拒む対象者が多い。特に介入による益・不利益が明らかな場合，つまり，どちらの群に割り付けられるかによって不利益を被る可能性がある介入には参加を拒否するし，倫理的にも問題が生じる。また，すでに介入方法が実際の臨床で普及していて，一定の効果が認められる場合にも，あえてランダム化比較試験を実施する意義が問われる。

ⓒ 交絡因子

これまで述べたように，さまざまな研究デザインによって要因やその転帰を測定し，異なる要因間で転帰を比較することが臨床研究の最終目的であることは言うまでもない。しかし，実際には①対象者を選ぶ段階，②要因，比較対照を設定する段階，③要因と転帰を測定する段階，④差や効果を推定する段階で誤差が必ず生じる。①から④までのすべての段階で，特定方向に偏らない，いわゆる**偶然誤差**が生じる。一方，ある方向に一定して起こる**系統誤差**は，選択バイアスや情報バイアスによって①から③の段階で生じるとされている。④の段階では，複数集団で比較する場合に，それぞれの集団がもっていた転帰のもともとの起こしやすさの群間の違いと介入効果が混在している交絡という現象が起こる。

図 4D-34 に示すように，交絡因子は転帰に過大評価や過小評価といった影響を与える可能性がある。したがって，できるだけ偶然誤差や系統誤差および交絡を防ぐ質の高い比較研究が必要となるのである。

ⓓ エビデンスレベル

EBM の定義において，最新最善のエビデンスとは，いくつかのランダム化比較試験の系統的レビューか個々のランダム化比較試験を意味している。

仮に音声障害診療分野での根拠に基づく医療(EBM)を実践する上で十分なエビデンスが見つからない場合，もしその疑問が臨床上重要なテーマであり，倫理上の問題もなく，資金的・人員的に実際に行える規模の研究であれば，臨床研究として掘り下げる必要がある。エビデンスは与えら

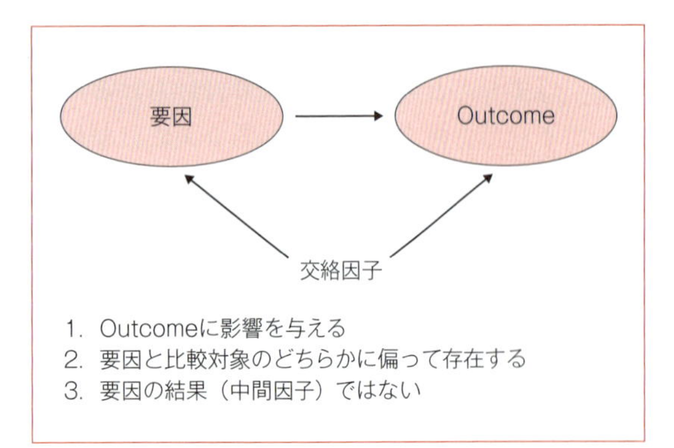

図 4D-34　交絡因子

れるものではなく，むしろ日常臨床のなかから自らエビデンスを作り上げていこうとする姿勢こそが，EBM 実践の中で重要なことである。

ⓔ EBM に対する批判

EBM に対する批判は根強く，学会や大学においてさえ，あからさまな反感があることも事実である。以下に実際の代表的な批判の例を挙げる。

①エビデンスでは患者の心はわからない。
②音声治療は科学ではない。
③エビデンスによって特定の介入(治療技法)やアプローチを批判すべきではない。
④エビデンスは統計的多数者の重視であり，少数者を切り捨てる。
⑤EBM は治療の画一化を招く。
⑥ランダム化比較試験は非倫理的である。
⑦EBM は音声治療の医療化をいたずらに推し進めてしまう。
⑧エビデンスは大事だがそれだけではない。

これらの批判は，基本的にはEBM の初歩的な誤解に基づいていると言える。

EBM とは，そもそも数字や統計で患者の気持ちを理解しようとするものではない。ここでいうエビデンスとは，単にその治療法に効果があるのかというシンプルな問いに答えるものである。研究によって明らかになった効果のある治療法を臨床で用いようとするのがEBM である。

また，音声治療が科学であるか否かという議論の余地はなく，音声治療は科学であるべきである。さらに，過去に権威者が示したような治療法にはエビデンスがないという発言に対して，特定の治療法やアプローチを批判してはいけないという雰囲気が学会などで見受けられる。しかし，科学的エビデンスに基づいた合理的かつ健全な批判と根拠のない批判や感情的な批判は相容れない。どんな権威者が示した治療法であれ，あるいは経験的に長く用いられてきた治療法であれ，効果を支持するエビデンスがなければ，批判されて然るべきであり，それを信奉する研究者は，科学的な実験検証に基づく反論をすべきである。場合によっては，その治療法を放棄することも必要である。音声治療は言語聴覚士のためではなく，音声障害患者のためのものである。

EBM は，その定義において「エビデンスだけでよい」，「データだけでよい」などということではなく，音声障害患者の背景や価値観や好みなどをよく聞いたうえで，エビデンスを適用させていくものである。EBM において最も重要な言語聴覚士の裁量は，最善のエビデンスを音声障害患者の背景に応じて適用する臨床技能という意味での裁量であり，決して恣意的に治療法を選択したり，アレンジするという裁量ではないのである。

■ 文献

1）廣谷定男(編)：第 2 章発話から音声知覚へ，第 3 章音声生成における聴覚フィードバック．日本音響学会(編)：音響サイエンスシリーズ 17 聞くと話すの脳科学，52-118，コロナ社．2017
2）Guenther FH：Neural control of speech. 140-145, The MIT press, 2016
3）Boone DR, et al：The voice and voice therapy(4th ed). Englewood Cliffs(NJ)：Prentice-Hall, 1988
4）城本 修：第 1 章音声障害—6 指導・訓練．熊倉勇美，今井智子：標準言語聴覚障害学〈発声発語障害学〉第 2 版，77-88，医学書院，2015
5）今泉 敏：言語聴覚士のための音響学．医歯薬出版，2007
6）Titze IR, et al：Vocology：The science and practice of voice habilitation. Using the vocal tract to enhance the sound source, 286-309, 240-249, NCVS, 2012
7）Titze IR：Principles of voice production. Englewood Cliffs(NJ)：Prentice-Hall, 1994
8）柿崎藤泰(編)：胸郭運動システムの再建法—呼吸運動再構築理論に基づく評価と治療．三輪書店，2016
9）城本 修，他(訳)：実践音声治療マニュアル．インテルナ出版，2012
10）青木紀和：心と体の不調を解消するアレクサンダー・

テクニーク入門．日本実業出版社，2016
11) Roy N, et al：Muscle tension dysphonia and spasmodic dysphonia：the role of manual laryngeal tension reduction in diagnosis and management. Ann Otol Rhinol Laryngol 105(11)：851-856, 1996
12) Conde MCM, et al：Transcutaneous Electrical Nerve Stimulation(TENS) and Laryngeal Manual Therapy (LMT)：Immediate Effects in Women With Dysphonia. J Voice 32(3)：385.e17-385, 2018
13) 鈴木重行(編)：ID ストレッチング．三輪書店，2004
14) 斉藤秀之，他(編)：筋緊張に挑む．文光堂，2015
15) 斉藤秀之，他(編)：感覚入力で挑む―感覚・運動機能回復のための理学療法アプローチ(臨床思考を踏まえる理学療法プラクティス)．文光堂，2016
16) 川村直子，他：チューブ発声時の皮膚振動を利用したバイオフィードバックシステムの開発と効果の検証．音声言語医学(印刷中)，2018
17) 大西英雄：脳科学的検証にもとづくイメージトレーニングによる発声訓練法の開発．科学研究費研究成果報告書，2015
https：//kaken.nii.ac.jp/file/KAKENHI-PROJECT-25560265/25560265seika.pdf(2018 年 8 月 9 日閲覧)
18) 中山健夫(監)：PT・OT・ST のための診療ガイドライン活用法．医歯薬出版，2017
19) 原田隆之：心理職のためのエビデンス・ベイスト・プラクティス入門―エビデンスを「まなぶ」「つくる」「つかう」．金剛出版，2015
20) 高田治実(監訳)：頭痛・頚部痛のためのマッサージセラピストガイド．ガイアブックス，2011.(F Sandy, Chaiow L：A massage therapist's guide to treating headaches and neck pain)
21) 城本 修：Lessac-Madsen 共鳴強調訓練．廣瀬 肇(監)：ST のための音声障害診療マニュアル，130-136，インテルナ出版，2008

5章

音声治療の臨床

A 音声治療の基本的な考え方

B 音声治療の取り組み方

C 機能性音声障害—分類と特徴

D 機能性音声障害の音声治療

E 代表的な症例の音声治療—過緊張（重度）型

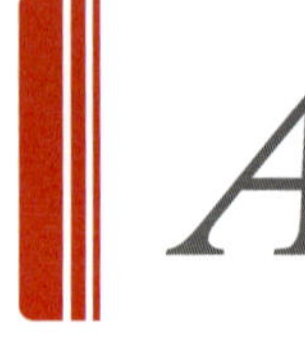

音声治療の基本的な考え方

音声治療は「科学と芸術の両方が含まれる」とか「科学と芸術のはざまにある」ともいわれる。ここには多くの意味が含まれ，解釈の仕方もさまざまである。音声治療の臨床にあたり，以下の5つの基本的なことをあらためて確認する。

1. 医療の一部である。
2. 医学的治療と同等の治療である。
3. 行動学的治療(行動変容法)である。
4. リハビリテーションの領域に含まれる。
5. 適応に基づいて行う。

1 医療として

音声治療は医療の一部である。広辞苑によれば，「**医療とは医術で病気を治すこと**」である。さらに「**医術とは専門的な医学的知識に支えられた専門的な技術のこと**」である。専門的な技術を狭義に解釈し，目の前の患者を人としてではなく，“病気” にだけ注意を注いではならない。

ⓐ 医療としての原則

以下の5点は，現代の医療における大原則であり，音声治療の臨床における大原則でもある。

- 患者に合わせたテーラーメード
- 患者を主体としたチームアプローチ
- インフォームド・コンセント
- 全人的・包括的なアプローチ
- EBM(Evidence based Medicine)

ⓑ 究極のサービス業

上記の広辞苑のことばを正しく理解すれば，医療者が患者と出会った瞬間からすでに “治療” が始まると解釈できる。また，医療者の言動・行動は，検査や治療などの場面にかかわらず，一挙手一投足のすべてが医学的知識に支えられた専門的な技術であると解釈できる。医療は，究極のサービス業なのである。

ⓒ 基盤はコミュニケーション技術

究極のサービス業である医療の基盤は，患者と医療者とのやりとり(双方向の対話)＝コミュニケーションである。このコミュニケーションは医学的知識に支えられた専門的技術でなければならない。専門的技術ならば習得できるはずである。医療者個人のコミュニケーション能力や社交性などの性格傾向とは無関係に専門的技術として，コミュニケーション技術を習得し医療現場で実践しなければならない。現在の医療者の養成過程において，そのような技術習得のカリキュラムが十分に組まれているとはいえない。したがって，個人が試行錯誤しながらコミュニケーションしているのが現状である。

2 医学的治療と同等の治療として

音声治療は，明らかな治療効果がある。薬物療法になぞらえると，その適応や方法を誤れば，毒にもなりえる。医学的治療と同等の治療であることから，音声治療においても以下のことを実践する。

- 医学的態度を貫く
- クリニカルマネジメントの実施

ⓐ 医学的態度

❶ EBM

医学的理論と技術による診療(検査・診断・治療などすべて)を実施し，医学的態度を貫く。

音声治療を成功させるためには，EBMを実践する。医学的に正しい検査・情報収集，その所見を正しく評価することから始まる。

❷ 医師との密接な連携

言語聴覚士が音声治療を実施するには，リハビリテーションの依頼が医師から処方箋として出されて初めて可能になる。医学的な態度と医学的なクリニカルマネジメントを貫くには，医師との密接な連携が必須である。

ⓑ クリニカルマネジメント

クリニカルマネジメント(診療の管理)とは，診療の開始から終了までのすべての過程を管理することである。すなわち，情報収集(問診・検査)⇒評価・診断⇒治療適応の判定⇒治療方針(内容とタイムマネジメント)の決定⇒治療の実施，の過程を経て，治療の終了までを管理することである。この場合，治療実施過程で治療終了の目安を立て，さらに治療中と治療終了時にはその効果を判定することも含まれる。

効果的かつ効率的な診療と，円滑にゴール達成に至って終診することが目的である。これによって診療の停滞・長期化，中断や失敗というようなリスクから患者を守ることができる。

音声障害の治療，特に音声治療の実施にあたっても，このような医学的管理が要求される。なお，音声治療の適応となるのは機能性発声障害のみであるので，次項以降では，機能性音声障害のクリニカルマネジメントについて，さらに具体的に述べる。

3 行動学的治療として

音声治療は行動学的治療＝行動変容法である。行動学的治療の基礎となるものは大きく分けると**認知行動療法**，**運動学習理論**の２つである。

ⓐ 認知行動療法

- 行動を促し目標達成させるコミュニケーション技法
- 知識学習で理解を促し障害の受容を促す
- 小さな成功体験による達成感を積み重ねる

患者の日常生活における行動変容を必要とする場面では，認知行動療法が導入されてきた。精神疾患も身体疾患もその多くが適応対象になっている。糖尿病や高血圧症などがよい例である。

❶ 認知行動療法とは

もともと認知行動療法は精神医学分野から発展した。例えば，うつ病で日常生活が送れなくなった場合などに，精神的に元気になってから日常生活を過ごせるようにするのではなく，「朝は普段着に着替える」「玄関先まで新聞を取りに行く」など，その人に合わせてごく簡単にできる行動から開始して，徐々に日常生活が送れるようにする。その結果，うつ病も改善するというように，日常生活の行動変容から精神障害にアプローチするのが，認知行動療法である。

知識学習の実施とともに，障害の受容を促しつつ，ごく小さな行動を起こすことから開始するので，ある一定の(短)期間で成果をあげていくことが可能である。従来の精神分析に基づいた精神療法とは異なる。

音声治療は行動学的治療であることから，認知行動療法の手法と技術を利用して，発声の行動変容を促す。しかし言語聴覚士が認知行動療法によって精神疾患を治療しようとすることは絶対にしてはいけないし，そもそもできない。

❷ 知識学習と障害の受容

認知行動療法の開始時点での意欲は人それぞれである。最初に知識学習から開始していき，やりとりのなかで，患者は自分自身の症状と病態への理解を深める。音声治療では正常な発声のメカニズムについての理解を深めるところから開始する。それに続いて，何が正常な発声のメカニズムを妨げるのかということを理解し，患者が自分に照らし合わせて，症状や，自分の症状が出現していく前後の病歴や生活歴を整理する中で，自分の病態や症状など自分の現状について「腑に落ちる」ことが重要である。別のことばにすれば障害の受容の過程である。これが治療のための行動の最初の一歩を踏み出す意欲につながる。音声治療では，こうした知識学習と本人の病態と症状への理解(障害の受容)は，医師による診察から始まっているが，実質的には，初回セッションの間接訓練で実施されることがほとんどである。初回セッションは音声治療の成否を左右する。

❸ 小さな成功体験と達成感を積み重ねる

患者にとって治癒が最終目標である。それに向けて患者個々人にあった途中のゴール(目標)をできるだけ小さく決めて少しずつ達成していくことが重要である。小さな成功体験と小さな達成感が次への意欲を引き出す。この積み重ねによって行動変容は成功する。

❹ 他のコミュニケーション技法の応用

意欲を引き出し，継続的な行動＝トレーニングによって目標を達成できるようにするための，さまざまなコミュニケーション技法・カウンセリング技法は認知行動療法以外にもある。例えば「コーチング」「メディカルコーチング」「スポーツメンタルトレーニング」「動機づけ面接法」などである。スポーツ競技でのコーチの技術を発展させたのが，「**コーチング**」技術である。これはビジネス分野で多用されている。部下の意欲を引き出し，本人に目標を決めさせて，その目標が達成できるようにすることで，ビジネスの組織も発展させる。「**メディカルコーチング**」というのも開発されてきた。対象は医療現場のスタッフや患者が想定されているが，精神疾患のクライアントは適応外となっている。スポーツでは「**スポーツメンタルトレーニング**」というのもある。オリンピックなどの大舞台で本領発揮できるように，日常から，心身をトレーニングしていくときの指導技術である。技法はコーチングに近いといわれている。

喫煙癖やアルコール依存症などで本人に意欲が全くない場合に行動変容は困難である。意欲が全くない状態から開始できるカウンセリング技法が「**動機づけ面接法**」である。認知行動療法に動機づけ面接法を併用することで，難治の喫煙癖やアルコール依存症の治療を成功させたことが報告されている。

ⓑ 運動学習理論

- 簡単にできることから開始する
- 系統的にステップアップ
- 反復繰り返し
- 継続的な学習
- 自主練習

何かを学習して習得しようとするときにそれを促すのは学習理論とよばれるものであり，そのなかでも運動や行動を伴う運動学習理論が基礎となる。例えば語学も，楽器も，スポーツ競技もこうした運動学習理論があって習得できる。何かを学習し習得するには，実は早道も魔法もなく，基本的なやり方はほぼ決まっているということは筆者だけでなく読者の多くの方が身にしみて体験済みではないかと思う。音声治療も同じである。

ⓒ 行動変容の難しさ＝自主練習

自主練習が難なくできれば，患者にとっても言語聴覚士にとってもこんなに楽なことはない。音声治療はまだオンライン診療が普及していないこともあり，患者は1週間か2週間に1回通院し，あとはひとりで練習をすることになる。英会話教室に週に1回行くだけでは絶対に英語は身につかないのと同様だ。音声治療全体の時間を見ても言語聴覚士と練習する時間よりも自主練習の時間のほうが圧倒的に長い。患者には，“正しい”練習をくじけずに“継続”してもらう必要がある。

筆者のクリニカルマネジメントにおいて音声治療の工夫の多くは自主練習の管理に集約されるといっても過言ではない。それほど，自主練習を成功させることは重要なのである。

d 行動変容の道具＝日記記録

行動変容を目的としたツールとしてよく使われる手法の1つが，日記記録法である。何を記録するのか書くのかということについて，大きく2つに分けることができる。精神(メンタル)・認知・感情についての記録方式と，運動なり行動の事実の記録方式である。書式は，まさに日記のごとく文章を綴る形式もあれば，何らかの数値のみを記録する方式もある。こうしたことを組み合わせることも可能である。筆者は，発声運動の成功体験と実際にできたという達成感の積み重ねが重要であると考え，記録方式の中心は実際の運動と行動など「やったこと」の記録を中心にしている。

4 リハビリテーションとして

一般的に音声治療を担当する医療職は言語聴覚士である。音声治療は言語聴覚療法としてすなわちリハビリテーション医療の1つとして取り組まれる。リハビリテーションではこれまで述べた 1 ～ 3 の医療として，医学として，行動学的治療として実施する。

a 3つの柱

一般的なリハビリテーションの実施の柱とされているのは以下の3つである。

- **新奇性**：ステップアップしていく。飽きのこない課題にする。
- **多様性**：多様多種な取り組みをする。
- **達成感**：成功体験を積み重ねて意欲を向上させ次の行動につなげる。

b non-failure＋ポジティブ志向方式

3つの柱に加えて筆者のリハビリテーションの進め方の骨子としていることが **non-failure＋ポジティブ志向方式**である。

non-failure 方式は患者に「失敗」させないようにする，または「失敗」した，「できない」と感じさせないようにする進め方である。**ポジティブ志向方式**は，患者に「できた」成功体験に注目させることである。つまりまず患者には「成功」する「できる」ことをさせ，言語聴覚士がそれを承認して強化する。患者も自分の「できた」ことに注目でき，自分自身を承認し強化できるようにする。

音声障害の患者は個人差はあれ，自己評価が低く自己効力感が低下している状態である。「失敗」への嫌悪や恐怖や不安も強い。自分の声や発話の駄目なところに意識が向き，何事にもネガティブに厳しく評価しがちである。non-failure＋ポジティブ志向方式は，自己効力感を高め，発声行動を楽な愉しいものと認知するための重要な方式である。

リハビリテーションでは，最初の一歩として，こちらの誘導や働きかけに対して何らかの行動をしようとしてくれなければ始まらない。目の前の医療者のことばや行動に乗って，とりあえずやってみよう，思わずやってしまうようにすることが出発点である。その出発点での体験において non-failure 方式によって成功することが次の行動を起こす原動力になる。出鼻をくじかないことが重要なのである。自己効力感が減退しているところに「失敗」すると，次の何らかの行動を起こすことを躊躇させ，リハビリテーションが停滞する。

❶ non-failure 方式のポイント

non-failure 方式のポイントは，医療者が「検査」をしているのか「治療」をしているのかを明確に患者にわかるようにすることである。「検査」では「失敗」や「できない」ということがいくら起こってもよい。患者が「検査」に協力しており指示したことをやろうと努力して実施できれば，検査として「成功」だからである。その意味では，検査のときに，患者が「失敗」をおそれず，安心して検査に協力できるようにすることが大事である。

❷ 望ましい発声の誘導の場合

検査の段階で，さまざまな発声様式を試しておくことが大事になる。検査として，トライアルでやっているので，いろいろと声を出すことにご協力くださいという姿勢で実施する。治療に入れば，患者のなかのすでにできることから誘導していくこと，すなわちnon-failure方式で進めていくことが可能になり，ポジティブ志向をスタートさせることが可能になる。音声治療に入ってから治療方法を決定しなければならない場合は，検査としていろいろとトライアルで試しているということを明確にすれば患者は安心して行動することができる。

5 適応に基づいて

ⓐ 適応のある音声障害

❶ 音声治療の観点からの音声障害の分類

音声障害の分類としては廣瀬の分類やガイドラインもあるが，筆者は，音声治療の観点から，音声障害を以下の3つに分けている。

◉**器質性音声障害**＝声帯の形の異常によるもの

◉**運動性音声障害**＝声帯の運動の異常によるもの（麻痺・不随意運動）

◉**機能性音声障害**＝発声の使用方法や発声様式など発声の機能の異常によるもの

痙攣性発声障害や音声振戦症は機能性ではなく脳神経系の異常による不随意運動であるので，運動の異常によるものに分類する。音声障害は身体疾患である。心因性失声症は見た目は声が出ないという音声の障害ではあるが，身体表現性障害であり，精神疾患として分類される。

❷ 適応のある音声障害

音声治療とは日常生活習慣や発声習慣（発声使用方法や発声様式など）の行動変容により音声障害を改善・完治したり予防したりすることである。したがって，音声治療の適応は，音声障害の要因が機能的要因によるもの，すなわち**機能性音声障害**だけである。機能性音声障害は器質性の障害や運動性の障害の有無に関わらず起こる。機能性音声障害が重複して起こることもある。

ⓑ 適応条件

音声治療を成功させるためには，まず適応の有無を見極める必要がある。適応を考えるうえで，以下の医学的条件，患者の条件，音声治療を実施する医療者（言語聴覚士）の条件について検討する。

❶ 医学的条件＝改善が期待できる

1. 機能性音声障害があると診断されている。
2. 音声治療により機能性音声障害の改善が期待できることが医学的に診断されている。
3. 効果的な治療方針（方法と手技）の決定ができ，かつそれを合理的に説明できる。
4. ゴール・目標設定が可能である。

❷ 患者の条件＝定期的通院と継続的自主練習ができる

1. 患者のニーズがある。
2. 治療を継続するために必要な身体的・精神的・社会環境的・時間的・経済的条件が整っている（定期的通院と自宅での継続的自主練習が可能である）。
3. 治療を受ける意欲があり，治療方針に同意している。

❸ 医療者の条件＝専門的技術がある

1. 望ましい発声様式が正しくできているかをその場で判断できる聴覚判定技術がある。
2. 望ましい発声様式の誘導ができ，その際に多種類の手技を運用できる。
3. 機能性音声障害のクリニカルマネジメントができる。

B 音声治療の取り組み方

1 2本の柱

本章Aで紹介した音声治療の基本的考え方を礎にした音声治療の取り組み方について述べる。2本の柱からなっており，「**全人的音声治療プログラム**」と「**クリニカルマネジメント**」である。

ⓐ 全人的音声治療プログラム

冒頭に述べたように，音声治療とは全人的で包括的な治療である。そこで，従来の音声治療方法を基に，常時，効果的に効率的に臨機応変に活用できるように筆者なりに整理したものが「**全人的音声治療プログラム**」（表5B-1）である。このプログラムでは，機能性音声障害の種類や症状の程度により，各々の訓練にどのくらいの時間と労力をかけるかということを決定し，実践すればよい。

ⓑ クリニカルマネジメント

本章Aで既述したように医学的態度で音声治療を実施するにはクリニカルマネジメントが必須である。音声治療は機能性音声障害のクリニカルマネジメントに含まれる。クリニカルマネジメントには，**ゴール設定**と**治療方針の決定**と**治療計画**が必須である。具体的には，音声治療の，●内容や手順とともに，それらを，●いつ，どのくらいの回数とどのくらいの期間で，●どのくらいの変化や改善を期待するかの目安に逐次照らし合わせながら，臨床をする。

2 間接訓練

ⓐ 知識学習—説明・情報収集・対話と障害の受容

❶ 発声のメカニズムと音声障害の理解

正常な発声のメカニズムと音声障害の病態生理

表5B-1　全人的音声治療プログラム（生井による）

間接訓練	直接訓練
a. 知識学習：説明と情報収集と対話を通して障害の受容を促す	a. 望ましい発声の誘導と作成
①発声のメカニズムとその破綻による音声障害の理解	①誘導して望ましい発声を作る
②本人の症状・病態の理解とともに障害の受容	②望ましい発声の自己判定
③音声治療方針の理解と同意	③望ましい発声法の患者自身による作成
b. 日常生活習慣の行動変容の訓練：体調を整え声を健康にする	b. 望ましい発声の習得と般化
①体調・声帯を整える（水分補給・加湿・睡眠・風邪予防など）	①習得のための通常の系統的訓練
②疾患の受診と治療（耳鼻科疾患，他科疾患など）	②般化のための日常での使用と修正の系統的訓練
③悪癖の除去（咳払いの除去など）	
c. コミュニケーション習慣の行動変容の訓練	c. 望ましい発声での発声機能調節力の向上拡大訓練
①過剰に対して：安静と楽な発話の工夫	・持続性の向上拡大
②過少に対して：発話機会の増加の工夫	・高さの調節力の向上拡大
d. 心身の基礎力向上訓練：発声のための心身を整え鍛える	・大きさの調節力の向上拡大
①リラクゼーションと姿勢とストレッチ	①3機能の調節力の向上拡大セット訓練
②呼吸調節力の向上（マインドフルネスも）	②各機能に特化した訓練
③体幹を鍛える	

の説明を，患者の理解を確認しながら進める。

❷ 病態理解と障害の受容

患者の病歴と生活歴などについても情報収集する。その際，心理的ストレスや葛藤ではなく，患者の生活と声の状態とそれらの変化など事実の履歴に焦点をあて「**訊く**」ことが重要である。こうしたやりとりのなかで，患者は自分の状況をすり合わせて，自身の音声障害について，患者なりに「腑に落ちる」。障害の受容が促されていく。医療者にとっても，説明しながら患者の機能性音声障害のさらなる理解を深める。こうして患者に合わせた治療が可能になる。なお，患者の症状について，医学的な検査所見などを提示しながら，正常との差異を説明する。

❸ 音声治療方針の理解と同意

長期的な短期的ゴールと目標と治療方法と治療計画の説明をする。理解を進めるために，必要に応じて過去の治療前と治療後の改善や完治した例を視覚的に聴覚的に提示することもある。治療費や治療時間などについても説明する。1〜3回トライアルとして実施することの提案もする。患者が安心してゆとりをもって検討できるようにする。

ⓑ 日常生活習慣の行動変容 —体調を整え声を健康にする

❶ 体調・声帯を整える

(a) こまめな水分補給

最も効果のある間接訓練手技である。重要なのは，こまめに頻回摂取することである。結果として1日の摂取水分量は増加し，1日1.5L前後の摂取になることが目安である。筆者は特に，この頻繁に少量ずつ水分摂取することを徹底して指導している。カフェインとアルコールは飲んでよいがここで求めている水分補給には含まないことをわかりやすく説明する。

・**水分補給の実際**：初回セッション時から温かい白湯を用意しておき，水分摂取の習慣づけを開始する。最初はまだ知識学習も始まっていないので，「よかったら，とりあえず一口どうぞ」と飲むように促す。知識学習の際に，声帯の保湿の重要性を学習するので，「一口ちょこっと飲んでください」と勧められるとその意味をさらに理解できる。患者が自ら進んで飲むようなことがあれば，ほめて行動変容をさらに強化する。

筆者は水分補給の声の日記ノートへの記録を必須の課題にしている。そのなかで水分摂取の回数を“正”の字でつけてもらう。このとき，厳格性よりも，こまめに飲むことを意識づけることを優先する。

(b) 加湿

睡眠時に濡れたバスタオルを寝室にかけるだけでも加湿になるということなど，日常的に簡単にできる加湿について具体的に説明する。

(c) 睡眠

体調のチェックとして，まずは睡眠を重視している。

❷ 全身状態の確認(逆流性食道炎，耳鼻科疾患，他科疾患など)

これも非常に重要である。何らかの症状や訴えや既往がある場合にはすぐに医師と相談する。

❸ 悪癖の除去

咳払いが多ければ，咳払いを除去する。頻回のこまめな水分補給と合わせて実施する。

咳払い除去の実際：最初は咳払いをしていることに気づくことから開始する。咳払いの回数をカウントすることを続けてもらう。咳払いをしたことを責めず，気づき，カウントできたことを患者自らほめながら記録を続ける。医療者がほめながら強化することが重要である。カウントは水分補給と同様に厳密性を追求するのではなく，記録し続けるように努力することが大事である。

記録は次のような階層に分けてそれぞれの回数をカウントし“正”の字でつけていく。

- 咳払いをやってしまった後で咳払いをしたことに気づいた

↓

- 咳払いをやっている最中に気づいた(その場合には即座に水を飲むようにする)

↓

●咳払いをする前に気づいて，唾を飲む，または水を飲むという対策で咳払いをせずにすんだ

カウント記録だけで自動的に減少していく。朝など一定時間だけでもよいから意識して記録してもらう。回数がとても多くてもよいし，つけ方がまばらでもよいと伝えて，とりあえず開始する。

c コミュニケーション習慣の行動変容—方法と量を調整する

❶ 過剰に対して：安静と楽な発声の工夫

(a) 安静

声帯結節は，無理な発声，声帯の酷使，心身の負荷により生じると考えられている。そのため，声の安静を最優先とする。安静には絶対安静と相対的安静がある。

(b) 楽な発声

楽な発声でコミュニケーション力を上げる。楽な発声とは持続・大きさ・高さを過剰にしないということ。軟起声で少し小声気味の穏やかな声にする。発話速度を低下させ，フレージングや子音の強調や母音の引き伸ばし，口を大きく動かすなどを実施する。さらに，間のとりかたや，話す内容の順番，位置やアイコンタクトのとりかたなど多岐にわたる。本人に即した課題文で，日常でのリハーサルを兼ねて訓練する。

❷ 過少に対して：発話機会の増加の工夫

(a) コミュニケーション機会を増加させる

(b) 発声機能調節力の拡大訓練や音読や歌を勧める

発声機能調節力の拡大訓練や音読，歌を勧め，発声機会を増やすようにする。

d 基礎体力の向上—心身を整え鍛える

初回から必ず導入し，自主練習課題にもする。発声しない訓練なので，誰でもすぐに取り組める。効果も実感しやすい。ポイントは，種類は少なく，すぐに覚えられ，日常的にやりやすいものにすることである。

①リラクゼーションと姿勢とストレッチ

まっすぐなよい姿勢をつくり，その姿勢を崩さず，リラゼーション(筋弛緩)をはかる。

例：肩と顔にギューと力を入れストンと抜く。

②呼吸調節力を向上(マインドフルネスも)

例：数を頭の中で数えながら腹式呼吸をする。

③体幹を鍛える

例：日常的に姿勢をよくし，お腹を引っ込めるようにする。いわゆるスロートレーニング，腹筋や背筋の筋力トレーニングもよい。

Side Memo 15　マインドフルネス

「今，この瞬間に意識を向けること」とされている。いろいろな技法がある。手軽にできるのが数を数えながら呼吸する方法である。数と呼吸に意識が向けられるので，それ以外のことからは解放されている状態を作り出す。いろいろと音を同時に聞かせて，そのうちの１つの音に注意を向ける手法などもある。マインドフルネスは，リラクゼーション効果や注意集中力の向上などが報告されている。

3 直接訓練

a 望ましい発声の誘導と作成

❶ 誘導して音を作る

誘導の方法には大きく3つある。実際はこの3つを組み合わせることが多い。患者ができる(と思える)動作を利用し望ましい発声を誘導する。

(a) モデリングとコピー方式

医療者がモデルを示し，患者にその真似をさせて誘導する。患者が恥ずかしさを感じたり失敗を恐れないように，わかりやすいモデルを示しテンポよく楽しく誘導することがポイントである。

(b) 動作と意識の手順説明方式

口の開け方や舌の位置など，発声にいたるまでに身体と意識をどのように準備していくかを，手順を追って具体的に説明し実施する。その手順を患者とともに声の日記ノートに記載し，自宅でも手順通りにやれば望ましい発声を再現できるようにする。患者は手順確認することで，誤りがあれば，自己修正できる。

(c) イメージング方式

有名人の声や動物の鳴き声などを患者にイメージさせて誘導する。このイメージがぴたりとはまると，本人はすぐにいつでも望ましい発声をしやすくなることが多い。患者なりに明確なイメージをもっていると定着も速い。

❷ 望ましい発声の自己判定

医療者によって誘導された望ましい発声と，患者にとって望ましい発声が一致しなければ，患者が自分で望ましい発声をすることはできない。したがって，患者本人が自身の望ましくない発声と望ましい発声との違いを判定できることが前提となる。その違いを患者が自身の聴覚と体性感覚で区別することができ，さらに自身でも出し分けができるようにする。医療者が誘導した望ましい発声を患者が受容できない場合には，たとえ弁別できたとしても音声治療の適応はない。

(a) 自己フィードバックを可能にする

望ましい発声の学習にあたって大切なことは，患者自身が正しく発声できているかどうか判断(自己フィードバック)できるようにすることである。

自己フィードバックの効果的な学習には，最初は，患者の毎回の発声ごとに正しくできているか否かを，医療者が口頭でフィードバックし，徐々に毎回の発声ごとではなく5回ごと，10回ごとにまとめてというように医療者のフィードバックの回数を減らしていく。

最後は医療者がフィードバックをしなくても患者が自身で自己修正できるようにする。最初のうちはnon-failure方式にのっとり，丁寧に誘導して確実に望ましい発声で発声できるようにして，できるだけ正の強化をすることが重要である。

Side Memo 16　視覚的フィードバック

喉頭ファイバーで自身の喉頭所見を見ながら，また音響分析ソフトなどを利用して大きさ，高さ，サウンドスペクトログラムのモニターを見ながらといった視覚的フィードバックの手段がある。

(b) 複数の誘導方法の使用

望ましい発声の誘導方法は多種類を用いる。複数あるほうが患者の飽きが来ず習得も早い。

❸ 望ましい発声の患者自身による作成

患者が自身ひとりで，望ましい発声で持続的な有声音をいつでもどこでも確実に作成できるようにする。これが望ましい発声の習得の第1歩になる。

ⓑ 望ましい発声の習得と日常への般化の訓練

❶ 習得のための通常の系統的訓練

(a) 系統的訓練

系統的・段階的な音声治療(訓練)は，その方法は確立されている。すなわち，簡単に確実にできることから開始して，少しずつステップアップさせて複雑にしていくのである。望ましい発声の習得では1音を作るところから開始して単語，文へと練習し，日常会話へと般化させていく。筆者は，1音など簡単な発声であればあるほど限りなく100％に近く患者が発声できるようにならないと，次の段階に移らないようにしている。

(b) 反復繰り返し・必要な量と時間

何を，何回ぐらい，どのくらいの時間やればよいかということについては，EBMとなるような先行研究はまだない。また患者の状態によっても異なり，実施する練習内容によっても異なる。

筆者は，初回〜3回目までの自主練習では，どのような練習であれ，1つの宿題のセットは1分から長くても3分未満でできるものにしている。このくらいであれば，時間を見つけて練習が可能である。その宿題を1日に1セットから，訓練が進めば宿題の時間を延長したり，1日に1セットではなく，朝と夕の2セットの複数セット以上のように段階的に負荷をかける。要は継続して反復繰り返し練習ができるようにすることが重要である。

Side Memo 17　日常生活習慣の系統的訓練

望ましい発声の習得の訓練だけでなく，行動変容のすべてにおいて系統的・段階的に訓練することは重要である。例えば，声の日記ノートの記述の場合，水分補給をするようにする場合など，すべてのことにおいて，まずは「やる」ことに慣れるというところから開始する。短時間で簡単にできることから開始する。徐々にステップアップする。患者は「できた」「できる」ことに少しずつ目を向けられるようになる。

❷ 日常生活での使用と修正の系統的訓練

(a) 使用の訓練

日常への般化を早期から開始する。日常生活のなかで望ましい発声を使用するために，最初はたった一言から開始する。例えば，望ましい発声で最初は1日1回朝だけ「おはよう」と言う，というような宿題から開始する。この訓練は通常の系統的訓練で，単語レベルが可能になったら開始する。

従来のように文章や歌で望ましい発声が使えるようになってから，日常生活での使用練習を開始すると，日常生活への般化が進まないことが多い。訓練室での課題練習と，日常生活のなかで使うこととの乖離は大きい。1日1回の挨拶のことばだけから開始して，徐々に回数を増やし言葉の長さも長くする。

(b) 修正の訓練

望ましくない発声で，言ってしまった後に一言だけ望ましい発声に修正して言い直すということを1日1回やることから始める。この訓練は前述の使用の訓練であいさつだけではなく短文レベルでの使用も可能になったら開始する。

Ⓒ 発声機能調節力の向上拡大訓練

①持続性を伸ばす訓練，②高さの調節力の向上拡大訓練，③大きさの調節力の向上拡大訓練がある(図5B-1，図5B-2)。この持続性・高さ・大きさの3つをセットにした調節力セット訓練と，それぞれいずれかに特化した訓練，(YUBAメソッド，トワング，ベルティングなど)がある。調節力

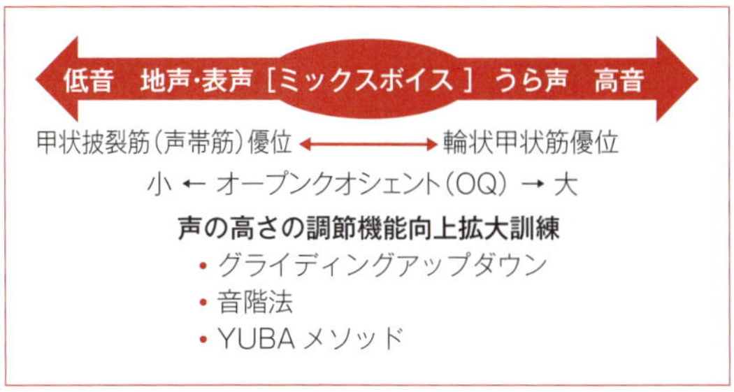

図5B-1　声の高さの調節

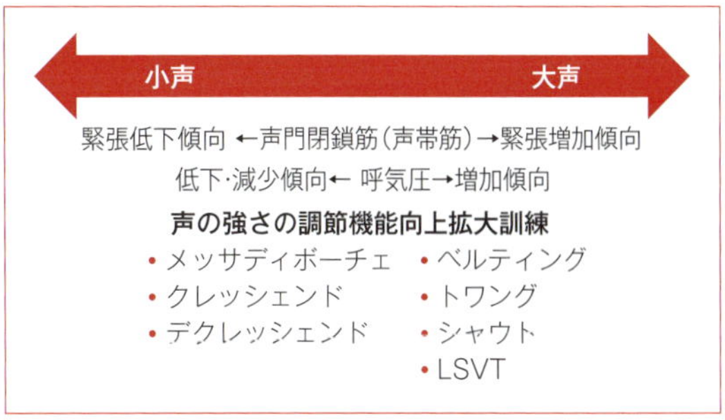

図5B-2　声の大きさの調節

セット訓練では，チューブ法，レゾナントボイス，リップトリルを使用することが多い。

誘導しやすく，患者本人にも体得しやすい望ましい発声で練習する。

大小の調節訓練では，まずはだんだん強くするクレッシェンド・だんだん弱くするデクレッシェンドを練習する。重要なことは大声で発声ができるようにするのではなく，大小の調節の訓練をするということである。非常に小さい音から徐々に大きくする練習であれば必ずできる。喉に力を入れることで声を大きくするのではなく，腹部への意識を強め，実際に腹部の筋肉の動きを大きくすることで大小の調節ができることを体感させる。

Side Memo 18　YUBAメソッド

弓場 徹による発声メソッド。輪状甲状筋を鍛えることに注目して，うら声と地声を出し分ける練習をする。徐々に音階を上げていく音階練習もある。効果としては声域が拡大，地声とうら声を融合させたいわゆるミックスボイスの調節が向上する。

Side Memo 19 ベルティング

ミュージカルなどで使用される発声法。地声の高音発声で強い声の高音になる。リラックスして地声のまま高音域で発声させるが，無理に行うと，喉をしめつけて声を張りあげることになり，喉頭への負担が大きい。うら声を混ぜるミックスボイスにすると，喉の負担がなくなるが，声の強さは若干減少する。応援や遊んでいるときの呼びかけに用いるような高めの大声に適しており，小児・中高生を主に訓練してきた。恥ずかしがる患者もいるが，発声できるようになると幼稚園や学校ですぐに使えるので満足度は高く有用である。

Side Memo 20 トワング

音響学的には周波数 2,000〜4,000 Hz あたりにパワースペクトルのピークを伴うフォルマントをもった歌声で，米国のカントリーウエスタンの発声法ともいわれている。

誘導方法は，成書に詳しいので参照されたい。筆者は騒ぐ子どもたちを相手にする母親や教師などに訓練してきたが，患者の満足度は高く有用である。筆者も医師との診察時に難聴や傾眠傾向の患者への呼びかけに利用している。なお，声帯への負担は少ないとはいえ，多用すれば酷使にはなるので注意する。

4 クリニカルマネジメント

ⓐ 音声治療の流れ

情報収集から，診断・適応決定の過程を経て，トライアル⇒治療の実施に進み，治療の過程で効果判定を行って，治療継続あるいは治療終了の目安を立てる。

ⓑ ゴール設定と治療計画の作成

治療を開始する前に，ゴール設定と，それに至る治療計画を作成する。患者に説明し同意を得て，始めて治療が開始される。

治療の開始にあたって，音声治療成功の鍵となる初回セッションでの(小さな)ゴールを設定し，治療メニューと時間割を計画する。

ⓒ 治療の実施

どのような内容と手順にするか，どのくらいの期間で何回ぐらいのセッションでゴールを目指すか，系統的訓練でどのようにステップアップするか，1セッションごとのメニューと時間割をどうするか，初回からセッションを重ねていくごとに，計画がうまく進んでいるかどうかを評価する。

❶ タイムマネジメント

(a) 治療回数と期間の目安

治療は，基本的には短期間に少ない回数で終了することが可能である。以下に例を示す。

- **2〜4 回(4 週以内で終了)**：変声障害，低緊張型
- **3〜6 回(4〜8 週以内で終了)**：変声障害，低緊張型，軽度過緊張型，濫用
- **5〜8 回(6〜10 週以内で終了)**：重度過緊張型，濫用，他の音声障害に合併

長期間かかるとしても 12 回未満，3 か月未満で終了が目安。

2〜3 回で治療の見通しが立たない，4〜12 週で終了しない場合には，その時点で再度検査と医師との診察をして評価と治療効果の判定をする。

(b) 各セッションのマネジメント

1セッションは20〜60分くらいがほとんどであるので，そのなかで適宜さまざまな練習をする。宿題の自主練習の成功のためには，最初の 5〜10 分で自主練習のチェックに使用し，真ん中の 25〜30 分くらいをステップアップさせた新しい課題の練習にあて，最後の 5〜10 分で次回までの宿題ができるように確認する。

❷ リスクマネジメント(留意点)

セッションを通して，以下の点に留意して訓練を進めていく。これらの条件が満たされていなければ，治療計画の見直しが必要である。

- 望ましい発声を誘導できているか？
- 望ましい発声を，患者はひとりで作成できるか？
- 最低限の自主練習を患者は実施できるか？

■ 補遺Ⅰ　自主練習のマネジメント

自主練習を正しくかつ継続してできるか否かが音声治療の成否を左右する。
効果のあがる宿題を出すことが必須である。

- 患者が安心して自信をもってできる宿題だけを出す
- 簡単でわかりやすく，日常の中で取り組みやすい宿題にする
- 1つの宿題のセットは1～3分未満でできるものにする
- 声の日記ノートを使用する
  ①患者の日記記録として用い，しかも必ず医療者がコメントを書く
  ②医療者はそのノートに説明の内容や宿題のやり方を書きこむ

タイムマネジメントのためのチェックリスト

音声治療の小ゴールについて目標とする日程の目安

- □ 初回セッションで望ましい発声を誘導できた＝誘導手技が決定した
- □ 2回目には望ましい発声で持続母音を患者ひとりで作成できた
- □ 2回目には望ましい発声を患者にとっても望ましい発声として受容した
- □ 2回目に宿題をやってくることができた（間違っていてもよい）
- □ 3回目に宿題を正しくやってくることができた
- □ 2回目には単語・あいさつの練習に入った
- □ 3回目までで間接・直接訓練ともにステップアップしてきた

リスクマネジメントのためのチェックリスト

医師とともに診察して再評価し今後の治療方針について再検討する目安

- □ 2回目までに：望ましい発声を誘導できない
- □ 3回目までに：望ましい発声で持続母音をひとりで作成できない
- □ 3回目までに：病欠や予定変更を2回以上している
- □ 3回目までに：望ましい発声を患者は望ましい発声として受容できない
- □ 3～6週目までに：音声治療の終了の見込みが立っていない
- □ 3～6週目までに：音声症状は改善しているが患者は改善したと認知しない
- □ 12週間以内に：音声治療が終了できない

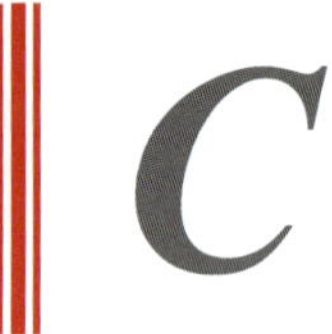

機能性音声障害―分類と特徴

1 機能性音声障害とは何か

ⓐ 音声治療の観点からの音声障害の分類

分類に際して再確認する。音声障害の分類としては廣瀬の分類やガイドラインもあるが，筆者は，音声治療の観点から，音声障害を以下の３つに分けている。

①**器質性音声障害**＝声帯の形の異常による
②**運動性音声障害**＝声帯の運動の異常による
③**機能性音声障害**＝発声の使用方法や発声様式など発声の機能の異常によるもの

痙攣性発声障害や音声振戦症は脳神経系の異常による不随意運動であるので，②の運動の異常によるものに分類する。

ⓑ 音声治療の適応がある音声障害

音声治療の適応は，機能性音声障害だけである。器質性や運動性の障害の有無に関わらず起こる。機能性音声障害が重複して起こることもある。

2 機能性音声障害の分類

音声治療を効果的に進めるために，機能性音声障害を筆者はまず大きく，ⓐ変声障害，ⓑ筋緊張の調節異常，ⓒ濫用，ⓓ他の音声障害に合併の４つに分類し，必要に応じてさらにタイプ分類をしている（**表 5C-1**）。

ⓐ 変声障害

変声障害は，男子の第二次性徴期の変声期をきっかけに発症する。変声期に男子の喉頭は大きく成長し，それに伴い，話声位は小児の声から成人の声へと約１オクターブ低音化する。成長して変化した喉頭に対して低音化が円滑にいかないことから生じる声の高さの障害である。発症が成長過程にあることから，音声治療は“リ”ハビリテーションではなくハビリテーションと言える。病悩期間の長さによって若年性遷延性変声障害タイプと遷延性仮声障害タイプの2つにタイプ分類する。

ⓑ 筋緊張の調節異常

筋緊張の調節異常は，発声努力における呼吸と喉頭の筋緊張の異常である。発声努力（筋緊張）が減弱・不足であるか過剰・過多であるかによって低緊張型と過緊張型の２つに分類する。低緊張型は弱々しい声・無力性嗄声を特徴とし，過緊張型は喉詰めの声・努力性嗄声を特徴とする。低緊張

表 5C-1　音声治療のための機能性音声障害の分類（生井による）

a. 変声障害
- ・若年遷延性変声障害
- ・成人遷延性仮声障害

b. 筋緊張の調節異常
- ・低緊張型
- ・過緊張型

c. 濫用
- ・過少型
- ・過剰型

d. 他の音声障害に合併
- ・運動性障害
  - ・一側性声帯麻痺　①音声改善術後，②未手術例
  - ・不随意運動　①痙攣性発声障害，②音声振戦症
- ・器質性障害
  - ・加齢性変化　①浮腫，②萎縮
  - ・音声改善術後　①病変治癒例，②瘢痕・組織欠損等例
  - ・その他：喉頭外傷，声帯溝症，竹節様声帯など

型のなかには過緊張と低緊張が混在しているような不安定型といってもよいような，聴覚印象上はピッチ変動や強弱変動の異常と聴こえるものも含む。過緊張型は病悩期間の長さと他の身体疾患や精神疾患の既往によって軽度単純と重度複雑タイプの2つに分ける。筋緊張の調節異常の障害はいずれも，老若男女関係なく発症する。単独でも起こりうるが，他のさまざまな障害と合併して起こりやすい。

c 濫用

声の使用の異常で，過少型と過剰型の2つに分類する。

過少型は退職などをきっかけに発話機会が減少したり歌を歌わなくなったりというように，言い方を変えれば一種の練習不足状態によって発声機能の調節力が低下している状態である。持続性の低下，高さ・大きさの調節力の低下，声の音質の安定性の低下などとして現れる。単独でも起こり得るが，他の機能性音声障害や声帯病変に合併することも多い。

過剰型はいわゆる声の酷使濫用といわれるもので，声の要素の酷使(大きすぎる・高すぎる・怒鳴るなど通常ではない無理な発声)×発声量過多の掛け算によって発症する。声帯に過度な物理的刺激が過剰大量に持続的にあることが主因である。安静にすれば改善し，酷使すれば悪化する。結果として，声帯結節や慢性浮腫性声帯炎を発症し，寛解と増悪をくりかえすことが多い。

d 他の音声障害に合併

上述の3種類の機能性音声障害が，声帯病変など他の音声障害に合併している場合である。前述の，変声障害も緊張の調節異常も濫用もいずれの機能性音声障害も声帯病変に合併して起こりうる。他の音声障害には運動性障害と器質性障害がある。声帯病変が機能的障害の誘因になっていることがほとんどである。声帯病変が起こったことで，その変化した声帯に慣れておらず使いこなせないという状態になっていると推測される。まれに声帯病変に関わらず機能性音声障害がもともとあった場合も含まれる。その後に声帯病変が起こり，もともとの機能性音声障害がさらに複雑化したり悪化したりすることもある。機能性音声障害が合併していることが明らかであれば，その声帯にとって最適なパフォーマンスが発揮できるように音声治療を実施する。

Side Memo 21 ピッチ障害(機能性音声障害の分類)

機能性音声障害の分類には，ピッチ障害という声の高さの障害を分類項目に別途入れることがある。声の高さは声の4要素の1つであるので，分類の基準として他の障害と並べると混乱すると考え，筆者の分類ではピッチ障害という項目はない。ここでは声の高さの障害ということだけを検討する。声の高さは性差があり，異常ということでは①高すぎる(男性)，②低すぎる(女性)，③声の高さの変動，④声の高さの調節力異常に分けられる。

声の高さの調節ができなくなる要因としては輪状甲状筋の器質性または運動性の障害によるもので声帯病変である。声の高さの調節が下手になる機能性障害としては濫用の減少不足タイプかまたは低緊張型である。

男性でピッチ障害の典型として挙げられるのは声が高すぎる，または変動性があり高い声が混在するという変声障害である。変声障害は機能性音声障害の1つの分類項目として挙げた。男性は高齢化や声帯溝症などで高音化する傾向があるが，機能性音声障害ではない。

女性でピッチ障害というと声が低すぎるということで，前述の輪状甲状筋の異常以外では，ポリープ様声帯や全身性のホルモン異常による声帯浮腫の影響によるものがある。いずれも機能性音声障害ではない。なおピッチ障害というほどではないが，女性で低音化傾向があるのは，加齢または過緊張型機能性音声障害の可能性がある。

その他，男女ともに声の高さについての主訴があるものとしては性同一性障害が挙げられる。声の高さの変動性が強く異常度が高い場合には精神疾患が疑われる。

Side Memo 22 筋緊張の調節異常を理解するために

あくまでも筆者のイメージだが，低緊張型は「楽器の鳴らし方が下手になった状態」，過緊張型は「下手になったそのうえに悪癖がついた状態」という印象だ。

低緊張型では発声努力を促すが，過緊張型では過緊張という悪癖の除去をする必要がある。当院の統計からは，過緊張型は，低緊張型に比べて，病悩期間が長い傾向がある。音声治療については通院回数が，低緊張型は過緊張型よりも少ない回数で，完治する傾向がある。長い病悩期間と，癖のつき方の強さが影響しているかもしれない。

加えて，音声治療の訓練手技や誘導方法を検討すると，要求されている運動の困難さも関係していると考える。低緊張型では，発声努力を促し増強する。力を入れ，緊張を強くし，頑張る，ことを要求する。過緊張型では，発声努力を軽減させる。緊張を緩める，リラックスすることを要求する。発声努力をするのかしないのか，力を入れるのか抜くのか，どちらがやりやすいか。身体の部分の調節として，力を入れたり強く動かしたりすることよりも，力を抜いたり弱く動かしたりすることのほうが難しい。

3 各障害の病態と症状

変声障害，低緊張型音声障害，過緊張型音声障害，濫用(過少型，過剰型)それぞれの，病態，症状，所見，鑑別診断，訓練の目安を**表 5C-2**(➡p.178)に示す。

4 他の音声障害に合併した機能性音声障害

ⓐ 病態と症状

ここで扱う機能性音声障害は，障害を負った声帯，または従来使用していた声帯とは変化した状態の声帯の使用に難渋している(使いこなせない)状態の機能性音声障害である。声帯という楽器そのものに異常がある不具合がある，またはその異常や不具合を修理したがもともとの無傷の楽器ではなくなったことで，うまく楽器を鳴らしたり吹いたりすることができなくなっている状態である。

これまでも述べたようにいずれの機能性音声障害も合併しうる。小児期から声帯病変があれば，男子で第二次性徴期の変声期に変声がうまくいかず声変わり障害のまま成人に達する。合併するものとしては過緊張型と低緊張型の筋緊張の異常が多いが，発声を控えすぎてしまったり，逆に無理して酷使する例もある。

すなわち，主訴も現病歴も音声症状などもすべて声帯病変とそれに合併している機能性音声障害によって千差万別である。

声帯という楽器自体の不具合(の既往)がこの機能性発声障害の誘発要因のもとになっている。声帯病変が存在するにしても，音声所見がそれ以上に悪い場合に，機能性音声障害の存在を疑う。診察時にファイバー観察下でさまざまなトライアルセラピーを実施して改善傾向があれば，トライアルで音声治療を実施する。

ⓑ 鑑別診断

声帯という楽器の不具合や変化が誘因となって機能性音声障害が起こっているか否かが診断のポイントである。音声治療の適応の是非を鑑みるとすれば，その楽器の状態において，音声治療によって発声のパフォーマンスの改善が期待できるかどうかである。

まず楽器の不具合についての診断があり，そこに機能的要因があるか否かを診断する。楽器の不具合は喉頭所見が重要である。次に機能性音声障害の鑑別に準じる。

いずれにせよ，本人の主訴と現病歴，聴覚印象と音声所見などの種々の検査所見と喉頭所見など総合的な評価によって鑑別診断は可能である。特に喉頭ファイバー下での種々の発声誘導による音声の改善の有無が機能性音声障害の存在と音声治療の適応を左右する。総合的に評価しても明確な鑑別診断ができない場合には，診断的治療として音声治療を実施する。

Side Memo 23 全身疾患による声帯病変

声帯の器質的病変が全身疾患の膠原病やホルモン障害などによる場合は，音声所見に異常があっても基本的には全身的なコントロールが優先される。

Side Memo 24 予防的音声治療

器質性・運動性の異常がある場合，それが誘因となる機能性音声障害を発症しないように，予防的音声治療をすることが望ましい。

■ 補遺Ⅱ 筋緊張の調節異常とその改善法

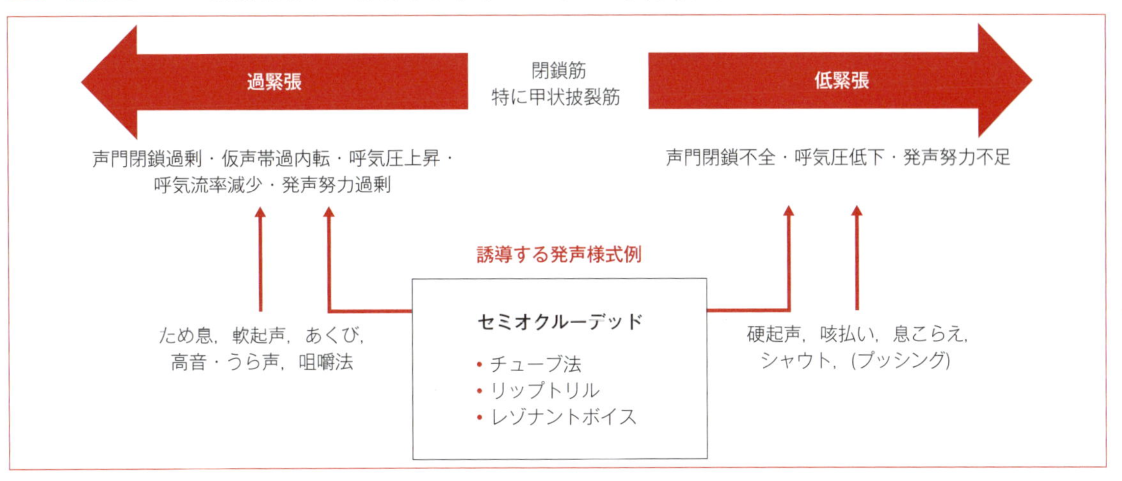

図 1

筋緊張の調節異常には，過剰(図中の左向き矢印)と低下(図中の右向き矢印)の両方がある。そのそれぞれに用いられる改善方法は，複数ある。このうちセミオクルーデッド(Phonation with Semi-occluded vocal tract)は調節異常のいずれにも適応することができる。セミオクルーデッドにはチューブ法，リップトリル，レゾナントボイスなどが含まれる。このうちチューブ法とレゾナントボイスについては下段の図で説明する。

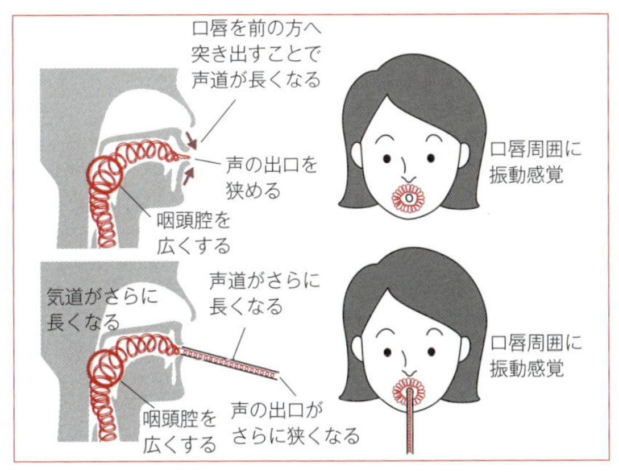

図 2 セミオクルーデッドとチューブ法

声の出口を狭くし，声道の長さを伸ばすように口唇を突き出して発声する。これによって，声門上方の声道の音響インピーダンスが高まり，その結果，声帯振動の強化すなわち声帯振動の振幅が増大して，発声効率が高まると考えられる。
チューブ法では，ストローをくわえることで，声の出口は狭く，かつ声道の長さは伸び，さらに発声効率が高まる。
患者は，発声時には口唇部にかけて振動を感じることが大事である(口唇に力を入れ過ぎないようにする)。

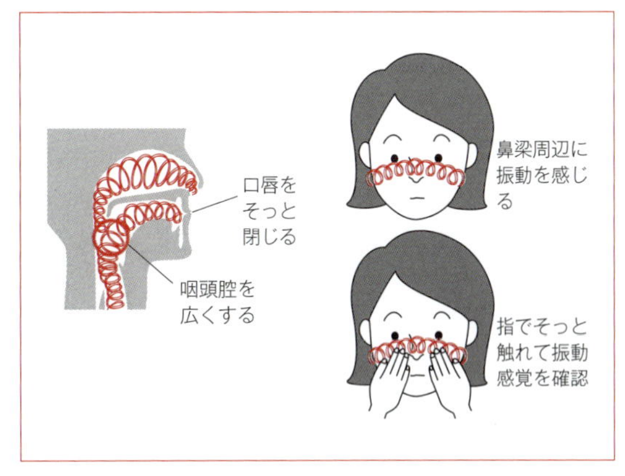

図 3 レゾナントボイス

ハミング(鼻歌の発声法)を使用してレゾナントを強調してレゾナントボイスにする。基本的には口を閉じ，軟口蓋を下降させて鼻に抜いて発声する(これがハミング)。
誘導するときには，歯と歯の間をあけて噛みしめないようにし，舌の力を抜き，軽く口唇を閉じて，口腔内・咽頭腔を広げるような感じにして，鼻に抜いて発声する。発声時には鼻梁から口唇部にかけて振動を感じる。このとき喉頭には低緊張も過緊張も起こりにくいと考えられている。患者は自分の声だけではなく，この振動を感じる大切である。振動感覚に意識が向くことで，喉頭の過緊張が起こりにくくなる効果が期待される。

表 5C-2 機能性音声障害の分類と特徴(生井による) ＊他の音声障害の合併は除く

		変声障害		低緊張	過緊張		濫用：過少型	濫用：過剰型
主訴		・声がひっくり返る ・大きな声が出ない ・歌が歌えない		・声が出しづらくしんどい ・声が小さい ・声が抜けてしまう ・声が通らず聞き返される ・声が不安定	・喉が詰まる ・声が低くなった ・声を出すと苦しくなる ・声がガラガラになった ・咽喉頭違和感		・高い声が出ない ・長く話すと疲れる ・大きな声が出ない	・声がかすれる ・声がガラガラになった ・痰がからむ ・咽喉頭違和感
現病歴		12歳前後の男子の第二次性徴期と関連。不安定な声の状態が2〜3年経過してからの受診が多い。成人の場合，ずっとこの声であると述べることが多い。		風邪，帯状疱疹，突発性難聴，食欲不振や睡眠障害や体重減少などの何らかの体調不良や免疫力低下を示唆する経験があることが多い。	声が出しづらくなった最初の頃のエピソードあり。その後は緩やかに増悪傾向。		声の使用の不足	職業に関連して，嗄声が寛解と増悪を繰り返す。小児では物心ついた頃からハスキーと親が説明することが多い。酷使のエピソード著明。
自発話特徴		男性・高すぎる発声 うら声様。地声うら声の混在(声の翻転)		不安定な発声 弱々しい発声	喉づめ発声		顕著でないことあり	気息性嗄声と粗糙性嗄声
声の4要素	高さ	高すぎる・うら声様・声の翻転		高さが安定しない。声の翻転	低音化傾向＞高音化傾向		調節が困難なことあり	
	強さ	発声のしづらさから小声傾向あり 訴えに「大きな声が出ない」という		小声	発声のしづらさから小声傾向あり 訴えに「大きな声が出ない」という		調節が困難なことあり	大声気味
	持続性			息が途切れて続かず短縮 語尾・文尾での途切れ	息が詰まって続かず短縮 語尾・文尾での途切れ		調節が困難なことあり	調節が困難なことあり
	音質	やや気息性・粗糙性・無力性		無力性・やや気息性・粗糙性	努力性・やや粗糙性			気息性，粗糙性
	その他			ふるえ様のことあり	ふるえ様のことあり硬起声			
病態		高さの調節異常 ・輪状甲状筋の過緊張 ・閉鎖筋(甲状披裂筋)と輪状甲状筋の不均衡		発声努力の低下 ・呼気圧の低下 ・呼気流量の低下 ・閉鎖筋(甲状披裂筋)の低緊張	発声努力の過剰 ・呼気圧の上昇 ・閉鎖筋(甲状披裂筋)の過緊張		発声機会の不足 ・呼気圧の低下 ・呼気流量の低下	持続的な声帯への過度な物理的刺激 ・最長発声持続時間の短縮 ・呼気圧と呼気流率の上昇
喉頭所見		顕著でないことあり ・声門閉鎖不全(特に声門後部) ・声帯長の変動 ・声帯振動の変動		顕著でないことあり ・声門閉鎖不全 ・声帯長の変動 ・声帯振動の変動	・仮声帯の過内転 ・声帯前後径の短縮		顕著でないことあり ・低緊張型に類似のことあり	両側声帯膜様部中央の結節性病変 ・結節前後の声門閉鎖不全 ・発声時の声帯の泡状分泌物 ・声帯浮腫
トライアルセラピー		・軽い咳払いから低音の地声		・大声発声 ・硬起声	・レゾナントボイス ・軟起声(ため息) ・うら声様の高い声		・チューブ法	
鑑別		・類宦官症 ・変声期とは無関係のピッチ障害，性同一性障害 ・身体表現性		・痙攣性発声障害外転型 ・音声振戦症 ・身体表現性	・痙攣性発声障害内転型 ・音声振戦症 ・身体表現性		低緊張型音声障害	・竹節様声帯 ・一側声帯ポリープの反応性肥厚
診断の手がかり		・聴覚印象 ・病歴：変声期(第2次性徴期)に発症 ・甲状軟骨の発達は良好		・聴覚印象 ・喉頭所見(顕著でないことあり) ・病歴：風邪・体調不良などをきっかけ ・心因性・ストレスの関与あり	・聴覚印象 ・喉頭所見 ・病歴：緩徐に悪化 ・心因性・ストレスの関与あり		・主訴と生活歴	・聴覚印象 ・喉頭所見 ・主訴と現病歴
タイプ		若年遷延性変声	成人遷延性仮声		単純軽度	複雑重度		
病悩期間		数年〜15年	15年以上	半年〜2年	1.5〜3年	5年以上	半年以上	1〜10年以上
訓練回数		1〜4回	4〜6回	1〜4回	1〜6回	4〜10回	1〜4回	1〜6回
訓練期間		1〜4週間	4〜8週間	1〜6週間	1〜6週間	4〜10週間	1〜6週間	1〜8週間

※病悩期間は筆者の施設の統計からの傾向，治療期間は筆者が目標とする目安

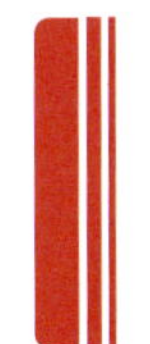

D 機能性音声障害の音声治療

本項では，機能性音声障害のなかでも比較的セッション数が多い過緊張型(重度複雑タイプを中心に)，および声の濫用：過剰型の音声治療について述べ，他の型については表示する。

1 過緊張型

発声時の喉頭の過緊張(「力んでしまう」という悪癖)を除去し，望ましい発声を習得させる。顔面，口腔内，頸部，肩などが力んでいることも多いので，全身のストレッチやリラクゼーションなどの間接訓練も重要で，初回からできるだけ直接訓練も並行して行う。

a 間接訓練

間接訓練は，直接訓練の成功の支えとなるので，しっかり実施することが重要である。

❶ 知識学習：情報収集を通して障害の受容を促す

重度複雑タイプの過緊張型では，病悩期間が長い患者が多いので，まず現病歴と現症をしっかりとらえ，医療者も患者の症状をより深く理解できるように努める。こうした過程を通じて，患者はさまざまなことに思い当たることもでき，自らいろいろなことに気づくことが可能となる。例えば，これまで話さなかった既往歴について話し出すこともある。声に関係していると推測できる心身のストレスについても，具体的な場面や状況などの陳述にいたることが多い。

その際，「声を出すだけのはずが，頑張りすぎて，関係ないところに不必要に力が入っているということなんですね」と症状をわかりやすく言い換えたり，「それは疲れてしまってへとへとでしょうね」と症状への共感を伝えたりすることが必要である。加えて，医療者から「肩こりや頭痛はどうですか？」など，具体的な身体的症状を尋ねると患者には思い当たることが多い。

このように医療者が患者の症状のよき理解者であると伝わることが，患者が安心して訓練に参加できるための前提条件となる。一般に過緊張型の患者の病悩期間が長いということは，患者が苦痛に長期間耐えてきたということでもある。「さぞかし，おつらかったでしょう」「よくがんばってきましたね」のような一言で，初回セッションで涙を流す患者も多い。したがって，「ここからは自分を大事にしましょう」「自分のために時間を使って，自分を楽にする練習を少しずつしていきましょう」という声かけが患者の安心感につながり，訓練意欲を高めることができる。

❷ 日常生活習慣の変容訓練：体調を整え声を健康にする

水分補給・加湿・睡眠時間の確保をする。過労気味の人が多く，体調管理をすることが直接訓練の効果を高めることにつながる。咳払いの悪癖があれば除去訓練する。

❸ コミュニケーション習慣の行動変容：方法と量を調節する

発声を途中で止めて途切れさせてしまうような癖がついている場合もある。したがって，発話において語尾にかけてしっかりと話せるように，フレージングをして系統的・音声訓練で実施した音節の母音部分を引きのばすような練習や語尾の母音の引きのばしを練習をする。これによって，息切れせず，最後まで話し終えるように練習する。

❹ 心身の基礎力向上訓練：発声のための心身を整える

身体は常に緊張しており，心身ともに“弱っている”状態なので，①リラクゼーションしつつ姿勢をよくして維持する訓練，②呼吸調節力を向上する訓練，③体幹を鍛える訓練を実施する。

ⓑ 直接訓練

❶ 誘導方法

過緊張型に対して使用する誘導方法は非常に多い。音声治療の開始時には望ましい声を誘導する方法については，ほぼ見当がついていることがほとんどである。誘導に難渋する場合には，いろいろな方法を試してみる。できるだけ回数を少なく短期間で治療できる＝すなわち患者が理解しやすく患者の身体的にも精神的にも負担が少なく，しかも効果的な誘導方法を選択する。筆者が使用する誘導方法は，大きく分けて以下の5つである。

①レゾナントボイス
②ため息，軟起声
③チューブ法，リップトリル
④咀嚼法，うら声高音発声
⑤YUBA メソッド，トワング，ベルティング

❷ 系統的訓練

望ましい声の誘導が可能であった複数の方法を，同時に並行して系統的に練習を重ねていく。

❸ 発声機能調節力の拡大訓練

①持続性を伸ばす訓練，②高さの調節力の拡大訓練，③大きさの調節力の拡大訓練をすべて実施する。訓練によって最初の起声部分はリラックスして始めることができても持続的に発話していると詰まってくる，力んでくるということが起こりがちである。よって，持続力をつける。また大きい声を出そうとすると詰まるので出せないという恐怖心も強い。よって，大声発声ができるようになることは重要で達成感も大きい。高音では，喉詰めは起こりづらいので，高音の調節力をつけると自発話も調節しやすくなる。

ⓒ クリニカルマネジメント

声が出しづらいことについて，「徐々に悪化してきた」ということはわかるが，発症当初のことはあいまいになっており，悪化の経過については，病悩期間が長すぎて，説明できなくなっていることが多い。合併症や既往症などがあるうえに，不定愁訴が多い傾向がある。何よりも，いわゆる自己認知の歪みが強くなっている。下記のようなことが多く観察される。

①患者は，自己評価が低くなっているだけではなく，自分の環境に対する把握など，さまざまな思い込みやこだわりが強くなっており，ネガティブな評価をする傾向がある。
②患者は自分の音声症状の自己判断も歪む傾向がある。例えば身体感覚が過敏になっていることから，聴覚的体性感覚的にも歪んでしまい，フィードバックが適切に行えないこともある。そのため，聴覚的印象上でも，自身の喉頭の体性感覚でも，医療者に誘導された声を患者自身が望ましい声として受容するのが困難になる。
③合併症や既往歴をもっていることが多く，音声症状も喉頭の状態も複雑に絡み合っていることがほとんどである。
④過緊張の状態の慢性化と遷延化により，日常生活への自動化が難しいことが多い。緊張を緩めるためのハミングやトリルなど最初の単音節を誘導することができても，それに引き続いて，段階的に進める過程で円滑に進まないことがよくある。1つひとつの段階の定着に時間がかかるだけでなく，うまく次のステップに進んだと思っても，また後退することもあるなど，音声治療がより複雑になる傾向がある。
⑤多忙で過労気味の人が多く，自主練習の時間確保も難しい。

こうしたことから重度複雑なタイプの過緊張型では，訓練回数が6～10回前後，訓練期間は6～10週間前後となることが多い。多くとも12回以内，長くとも12週間すなわち3か月未満には，設定した最終ゴールを目指すようにする。

以下に過緊張型のタイムマネジメント案を示す。

❶ タイムマネジメント

(a) 訓練２回目までに

重度複雑なタイプの過緊張型とはいえ，医療者は緊張を緩めるためのレゾナントボイスやため息などとりあえず最初の単音節を誘導でき，望ましい持続母音発声を患者が自分１人で作って発声することが100％可能な状態へ導かねばならない。さらに，複数モーラ数の練習の段階へ進んでいなければならない。これができていれば，間接訓練も直接訓練も軌道に乗り始めていることを示している。ただし，この時点では患者の自己認知の歪みはまだ強く，発声様式の変化への抵抗も強いことも多い。

(b) 訓練４～８週間までに

訓練は終了している。終了に至らない場合，最低でも望ましい発声，少なくとも過緊張の除去ができ，短い文章の音読，短時間であれば訓練場面での自発話・自由会話も可能になっていなければならない。日常生活への般化の訓練として，日常のあいさつや短文は，意識すれば望ましい発声でできるようになっている。

(c) 訓練８～10週間までに

訓練は終了している。仮に終了してなくても，日常生活への般化が順調に進む見通しが立ち，自己評価も安定して，終了への見通しが立っていなければならない。治療開始から３か月以内で終了できない場合には，耳鼻咽喉科医と綿密な打ち合せをして，最終方針を決定する。

❷ 注意事項

重度複雑タイプの過緊張型では，３か月で終了するはずの診察時に，終了か否かについて，耳鼻咽喉科医と患者と言語聴覚士の三者で相談しなければならないことがある。過緊張状態が，改善していることが他覚的検査では明らかであっても，また自覚的にも改善していることはわかっていても，患者の自己認知の歪みが残存していたり，さらなる改善への期待があったりして，治療継続の希望があることがある。その場合，音声治療をいったん終了して３か月後の再診，または訓練頻度を少なくして，1か月～3か月未満の音声治療の継続などの方法を検討する。３か月を超えて音声治療をする場合でも，6か月を超えることはない。

2 濫用：過剰型

無理な発声を続け，声帯に過剰な刺激を加えた結果，声帯結節を発症した例がこの型である。したがって，結節を消去するには，声帯への物理的刺激を極力なくすことが最も効果的である。日常生活を送りながら，結節を消去させ，再発しない生活習慣と発声習慣を習得することが音声治療の要で，間接訓練が特に重要となる。硬起声などの過緊張型障害を併発していることも多く，直接訓練で硬起声や過緊張を除去する。

医療者の説明後，患者の選択肢としては，①経過観察だけ，②1回だけなら声の衛生指導を受ける，③手術のみ，④術後に音声治療を受ける，⑤音声治療のみ，がある。

このうち，⑤の音声治療のみを選択をする際考慮すべき条件は次の3点である。(1)声帯結節が軟らかく，安静にすれば縮小改善することを確認する，(2)医療者と患者の双方が，患者の声の酷使とそれに関わる生活実態を理解する，(3)患者に生活習慣を変容する覚悟の有無を確認する。

ⓐ 間接訓練

❶ 障害の受容に向けて情報収集をする

発声のメカニズムの説明と，一般的な音声障害の説明の後，声帯結節について説明をしながら，患者の病歴と生活状況について明らかにしていく。

問診としては，声の日内変動と日間変動を確認する。朝から夜にかけて悪化，月曜から金曜にかけて悪化，土日の休みをはさむと月曜の朝は声が出しやすいなど，声の使用と声の症状に明らかに相関がある場合には，声の安静は効果的である。

また患者についての情報収集が重要である。年齢・職業などによって状況が異なるので，患者の声の使用状況を整理していくことに焦点をあてる。例えば，大声張りあげタイプか，コールセンターや営業や弁護士などのあまり大声を出さなくても発声量が過剰なタイプかで，さらなる情報収集の内容が分かれる。

大声張りあげタイプでは，大声以外に発声に負担となる状況，すなわち心身のストレス過剰なまま発声しなければならない状況の有無を尋ねる。発声量が過剰なタイプでは，何か発声する環境に変化があったかどうかを尋ねる。直接的な原因を突き止めることは一般に困難だが，間接的な誘因になった可能性のある心身のストレスの原因となるようなエピソードがあることが多い。身体的な既往歴を，声とは関係ないと考えて初診時に話していないこともある。精神的なストレスは，間接訓練の途中で本人が気づいていくことが多い。心身のストレスも発声に影響することがあることへの理解を促せば，自分の障害受容をしやすくなる。

❷ 日常生活習慣の変容

水分補給や加湿も大事だが，加えて睡眠時間の確保が重要である。睡眠中は声を安静にすることができ，声帯の粘膜の修復時間も確保できる。また，風邪をひいたら絶対に声の安静を守るように指示することが重要である。小児の場合，治療のための通院も行動変容も困難であることが多いが，風邪をひいたときの注意は必須である。

❸ コミュニケーション習慣の変容

(a) 絶対安静

筆者は，まず絶対安静の時間をとらせる。可能であれば丸二日間以上，声の安静を守るよう指示する。併せて，こまめな水分補給の実施，体調を整えるための十分な休養，十分な睡眠を守らせる。すると，ほとんどの例で体調がよくなり，発声がしやすくなって音声症状もよくなると実感する。可能な限り，安静直後に医師と喉頭ファイバー下で声帯結節の縮小が認められたか確認する。こうした十分な安静で改善が全くない場合には診断や治療についての再検討が必要となる。

(b) 相対的安静

絶対安静以外の方策としては，発話量を少しでも減らす工夫をする場合があり，患者にとって実行可能な工夫を心がける。筆者の方法は次の通りである。

● 発話量の調節

発声することが負担になる“場面”と“話す相手”について苦手の順番をつけさせる。①発声することが大変でつらい場面，②何とかよい声で話したいと思っている場面，③声の必要性が高い場面，などについて順番をつけさせる。その際，職場と家庭内とに分け，それぞれの場面を細分化していく。例えば教師であれば職場での場面として，教室，運動場，職員室，会議，電話に分けられる。場面では分けづらい場合には，“相手”についての順番をつける。例えば，生徒，上司，同僚，保護者，で順番をつける。すると，負担になり，話したくない場面と相手が具体的に浮かびあがってくる。

これは発話量過剰タイプでも同様で，必ず負担となる場面や相手が具体的に浮き彫りになってくる。これは言語聴覚士が浮き彫りにしたのではなく，患者が自ら気づいたものである。その結果，①この事実がわかっただけでも患者は障害の受容を進められ，心理的に楽になる，②対策を言語聴覚士と一緒に検討し，実施可能な解決策を決めることができる，③負担が大きかった場面，相手についての解決策を講じるので，声帯への負担が軽減し，結節性病変の縮小を助ける。成功体験によって，声を大事にする発話の仕方，日常生活への取り組みも意欲的になり，改善が進むという好循環に入り，結節性病変の縮小とともに声についての自己評価も高くなる。自分にとって，発声しなくてもよい場面・相手があれば，優先順位の低いところから，発声をやめることで相対的安静時間を増やすことができる。

実例として，大きい結節で病歴も数年におよぶ女子中学生で，本人の優先順位として運動部での応援は絶対やりたいという。そこで優先順位に沿って発話を工夫し，日常の安静をはかった。ある程度結節が縮小したところで，トワングとベルティングで応援のしかたを練習したところ，半年かかったが，声帯結節は完全に消失した。

● 楽な発声での発話方法：コミュニケーション力を上げる

患者は声帯結節があっても仕事を続けなければ

ならない。声帯にとってやさしい声でコミュニケーション力を上げる発話方法を習得すれば，患者の役に立つ。

姿勢と呼吸：発声によくない姿勢で発声していることが多い。姿勢をよくすることに努める。できるだけ楽に発声しやすい環境を整える。

声：軟起声で穏やかな声・静かな声のイメージ。

発話方法：コミュニケーション力を高める発話方法の練習をする。発話速度を低下させ，語尾にかけてしっかりと話せるように，フレージングをし音節の母音部分を引き延ばすようにし，息切れせず，最後までちゃんと話す練習をする。

練習：実際に使う言葉を用意して，練習する。最初は大げさに注意点を意識して練習する。また2〜4語文で練習し徐々に長くする。毎日3〜5文でよいので練習してもらう。

こうした楽な発声での発話方法は，発話量が多くストレスが過剰な患者では効果が著しい。

音声障害はコミュニケーション障害の一部である。声だけに注目するのではなく，声に障害があるからこそコミュニケーションへの注目が必要だと痛感する。

❹ リラクゼーション，姿勢・呼吸を整え，体幹を鍛える

ⓑ 直接訓練

軟起声を誘導して優しい声を誘導する。安静を優先するので適応がなければ実施しない。

大声を必要とする場合に，マイクの使用ができないときには，大声の練習をする。喉を痛めにくいとされている大声発声の訓練としてトワングとベルティングは有効である。ただし両者ともこの発声で長く発声するためのものではない。YUBAメソッドも大きな声・高い声を得るのに有効な方法として利用している。

ⓒ クリニカルマネジメント

❶ タイムマネジメント

声の安静時間を定期的にとるだけで結節が消失することもある。まずは声の安静を48時間実施して結節性病変の反応性を確認する。反応性がない場合には，引き続き定期的に声の安静をとりつつ，音声治療を数回，3〜4週間ほど実施してみる。それでも全く病変の改善がない場合には医師に相談して治療方針を検討する。

声の安静による改善が確認できる場合には，定期的に安静と，間接訓練を中心に必要に応じて直接訓練も実施しながら3〜4週間ほど実施する。そこで必ず改善の有無を喉頭所見で確認する。

音声治療の新しい習慣は4週間くらいで慣れて獲得されることが目安である。結節が消失し，よい習慣が獲得されれば音声治療を終了する。継続して8週間くらい経っても改善がなく，安定しない場合には，医師と今後の治療について相談する。

日常生活で，増悪と寛解を繰り返す可能性はある。したがって改善傾向が認められた場合でも数週間〜数か月後に経過観察のため医師の診察を受けることも推奨される。

セッションの3回目までに(3週間以内)実質的な行動に移せていない，声の安静をしても結節性病変の改善が乏しいなどの場合には，評価と治療方針についての再検討が必要である。

❷ 注意事項

声の日記ノートの記録などで，日常的な工夫がどのくらいできているかをチェックすることが大事である。安静を実施して結節性病変の改善がない場合には，音声治療による結節の消失が困難になるので，医師と患者とともに治療方針について検討する。日常生活習慣とコミュニケーション習慣の変容を必要とするが，具体的な方策を決めない音声治療であれば，患者の精神的負担になるだけである。とにかく患者が簡単にでき，かつ効果的で，かつ具体的な方法を決めていく。

表 5D-1 その他の病態の治療

	変声障害	低緊張型	濫用：過少型
背景	主に思春期の男子に見られる 喉頭の年齢的成長に喉頭筋調節が追いつかない	体調不良などの既往があることが多い 喉頭所見に比し発声不安定，小声傾向	発話機会の減少 練習不足
間接訓練	ほとんど不要(直に直接訓練に移行) 障害についての理解と受容を促す	障害についての理解と受容を促す 日常生活の変容 語末，文末の母音をはっきり出す 姿勢・呼吸を調整，ストレッチと体幹鍛錬	障害についての理解と受容を促す 日常生活の変容 発話機会を増す！ 姿勢・呼吸を調整，ストレッチと体幹鍛錬
直接訓練	誘導：軽い咳払いに引き続き低めの地声を ⇒望ましい声の受容を促す (Kayser-Gutzmann 法は用いない) 日常生活への般化 発声機能調節力の向上拡大訓練	発声努力を促す 「おーい」など遠くに呼びかけるシャウト 硬起声発声 セミオクルーデッド 日常生活への般化 発声機能調節力の向上拡大訓練	チューブ法の使用が効果的 段階的に日常の発話量を増やす 発声機能調節力の向上拡大訓練
クリニカルマネジメント	ゴール：完治	ゴール：改善～完治	ゴール：練習不足で身体と声帯の調節力が低下していた状態の改善
タイムマネジメント	初回で地声発声可能 少なくとも 3 回以内に地声が定着 6 回までに日常生活への般化を目指す	初回で改善を見ることが多い 3～4 週で安定する	数回のセッションで改善が普通
注意事項	過緊張発声にならないよう注意 喉頭の炎症を誘起しないよう注意	過緊張発声にならないよう注意 語や文の途切れが起こらないよう注意	発声努力が過剰にならないようにする 文末の途切れに注意
訓練回数・期間	若年者では 1～4 回/1～4 週が目安 成人(遷延型)でも 6 回/8 週以内が目安	1～4 回/1～6 週が目安	1～4 回/1～6 週が目安

■ 補遺Ⅲ　初回セッションについて

初回セッションは今後の音声治療を左右する重要な機会である。患者と医療者が初めて長時間過ごす中で信頼関係を構築し，言語聴覚士にとって，情報収集するための機会である。音声治療費について，初回セッションまたは予約するときに必ず説明する。トライアルとしてセッションを進めていくので，テーマが変わるときには次に進めてよいかの同意を得る。時間は60分ほどを予定する。

【導入の５分】きちんと挨拶して自己紹介をする。患者には，すでに発声のメカニズムや本人の障害について説明があり，音声治療に同意して初回セッションに臨んでいる。そこで，これまでの説明で理解・納得できたかを患者に尋ねるようにしている。最初の話題，コミュニケーションのきっかけとして尋ねる。診察への不満や不安があれば言ってもらう。

「医師からの説明をどのように受け止められましたか？」「ご自身のお声のことについて，どのように理解されたでしょうか？」などである。患者の反応に対して医療者は真摯に傾聴し，共感のことばで応答して，本日予定しているセッション内容を説明する。了解を得たら正常な発声の説明に入る。

【間接訓練：25～30分】知識学習をして障害の受容を促す。水分補給や心身の基礎力訓練などを必ず実施する。患者の音声治療というものについてのイメージができたところで，トライアルとして2～3回訓練を実施するということの了解を得る。障害の受容が進んでいなかったり，多忙な日常生活で，音声治療どころではなかったりする症例もある。音声治療を続けるかどうか，患者が余裕をもって検討させ決定させる。

【直接訓練：15～20分】診療時喉頭ファイバー下でのトライアルでは望ましい発声の誘導方法が決まっていない場合には，まず，「検査」「トライアル」で，テンポよく，いろいろな誘導方式を試して誘導方法を決定する。そこでいくつか望ましい発声を誘導できる方法が確定したら，それを使って訓練を進めていく。誘導方法はできれば2種類以上が望ましい。まず望ましい発声での1声，1母音をひとりで作成できるように練習していく。患者の出来具合によってステップアップしていく。筆者は直接訓練の方法と手順は必ず，紙やノートにその場で書いて，患者がそれを参考にしてひとりで作成できるようにする。

【宿題のやりかたの説明：10～15分】宿題の説明。特に声の日記ノートの記録のしかたを説明する。間接訓練，直接訓練それぞれの宿題の内容を書いて説明する。次回の予約はできれば2週間以内にとる。

【宿題の確認：５分】心身の基礎体力向上訓練と直接訓練を患者ひとりでやってみてもらう。

最後に，身体を気遣い，長い時間のセッションをねぎらい，今日はゆっくり休んでくださいと声をかける。ちびちび水分補給してください……とつけることも忘れない。

■ 補遺Ⅳ　声の日記ノートの実際

日記をつける理由(症状の把握，自己観察のため)を説明し，患者が同意したうえで記録のつけかたの説明をする。

【1】ノートの記載についての説明(毎回持参させる)：基本的に負担にならずに記録できるようにする。「朝だけでもよい，毎日でなくてもよい。日付だけで空白のまま，次の日に進む」のように。書く項目は基本的には患者が決める。例えば声の濫用では，声の使用の場面，時間と発声についての記述が重要になる。大切な項目として，水分補給のカウントなどは必ず入れる。自己評価点も必ず入れる。できれば体調と声とそれぞれで評価する。できたことなど小さな事実の積み重ねを書く。反省点を書く方式ではない。

【2】書きかたを説明する：実際にその場で紙に手書きで書いて見せながら，記録の付けかたを説明する。自由に書けばよいということを，筆者が書きながら説明することで体感してもらう。やったことを書く，水分補給は一口飲んだ回数を書くなど，ノートに書く項目をざっと決めて書きかたを説明する。書いたものを患者に手渡す。

【3】訓練時のノートの使用：①訓練日は，まずノートを提出してもらう。②「わかったこと，気づいたこと，できたこと，困ったこと……」などについての患者からの報告を聞きながら，言語聴覚士は自己評価点の変化などについて情報収集し，必要に応じて質問する。評価し，“承認(ほめて)”して，口頭でコメントしながら，ノートにもコメントを記載する。③さまざまな事柄についてイラストや文を書きながら説明することに利用する。次回の宿題の内容と手順は必ず記載して返却する。

声の日記ノートの書きかた

1 小学生ノート～大学ノートに書く
2 汚くてよい(フリーハンドで，ざっくりと)
3 部分でよい(午後の1時間ぐらいの，ひとつの項目だけとかでもよい)
4 やったことを書く観察記録⇒自分を遠くから眺めましょう
⇒書いた⇒ってことはやった⇒ってことはそれだけで宿題ができている⇒素晴らしい！
⇒走り書きやメモ書きでもよいです
5 書けなければ日付だけ書いて，空白にして次のページに進みましょう！
6 勝手に反省して自分にダメ出ししない。自分にやさしく。
7 いろいろと自由に使ってください。
8 ノートをもってくる(何も書けてなくてもよいから持ってきましょう！)

項目例です。

- ●水分ちびちびが大事(カフェインとアルコールは飲んでよいが，カウントしない)
- ●咳払いの数　①やっちゃったあ！　②気がついたあ！　③やらずにすんだあ！
- ●体調のようすと自己評価点　●：日常の声や発話のようすと自己評価点
- ●身体練習(姿勢・筋弛緩の肩顔ストン・呼吸法マインドフルネス・体幹トレ)
- ●発声練習＝できれば何時ごろ何分やったとかも

例　声の日記ノート

5/5(日付を書く)
あくまでも例です。とりあえず自由につけてみてくださいね

	水	咳払い ① ② ③	体調 出来事	声・(会話)できたこと入れましょう！自己評価点	身体練習	声の練習	持続 高さ 大きさ
朝	正 一 500cc	①正	75点	50点	1分 やった		
昼	正 正 350cc	①正 正 ②正 ③一		友達とお茶 疲れたが楽しく話せた 80点 60点	肩ストン	昼休み1分 ため息 h－×5回 16時～2分 レゾナント m～×5回 手順見てできた	
晩	正 一 計＊cc		ジムに行った		呼吸法も全部やった 風呂後 3分		19:00～ 2分 7秒×10回

睡眠　23：00～4：30
感想とか…

E 代表的な症例の音声治療—過緊張(重度)型

1 症例

30歳代, 女性

主訴：声が出しづらい。声を出すと喉が締め付けられる。息苦しくなり声が出せなくなる。

職業：フリースクール指導員(フルタイム), 劇団員, アルバイト(コンビニ店員)

病歴：20歳を過ぎたころから声が出しづらいことがあった。症状は徐々に悪化し, 20歳台後半からは息苦しさが増してきた。よくなったり悪くなったりを繰り返しながらでもなんとかやってきたが, ここ数年は声が出せなくなることが起こるようになった。この2年はずっと悪いままでよくなることはなくなった。このため日常生活・社会生活で支障をきたしている。過去に耳鼻咽喉科を受診したことがあるが, 喉に何も異常はない, といわれていた。この2年間は劇団での公演に全く出られず, アルバイトも続けられなくなった。

既往歴・家族環境：

甲状腺癌摘出術(29歳時), 後遺症なし

性同一性障害疑い：女性らしいファッションはできない, 女風呂も入れないなど, 女性としての行動ができないとのことであった。

その他：生理は順調

家族：両親と同居

飲酒歴なし。喫煙：5本/1日

初診時所見：

自発話：低音傾向で喉詰めあり。会話を続けると詰まりがひどくなり途切れる。途中で咳込むこともある。音量：普通〜小さめ。咳払いの癖あり(検査所見は**図5E-1**参照➡ p.190)。

喉頭所見：発声時に顕著な仮声帯の過内転あり。

トライアルセラピー：レゾナントボイス・高めの発声で仮声帯の過内転は軽減するが解消せず。

治療方針：過緊張発声障害に対して音声治療

ゴールと治療計画：過緊張と咳払いの除去。完全除去(完治)をゴールにできるかどうかは不明。初回をトライアルセラピーとして実施。3回目までに単語レベルに入っていない場合には治療方針を再検討する。

2 音声治療開始時(間接訓練時)に確認すること

①高めの声の誘導をすることになるが, 同意が得られるか？

②(劇団員として)どのような声を求められるのか？　また本人の希望は？

3 初回セッション

ⓐ 導入

Q：音声外来を受診してどうだったか？

A：重大な病気ではないことがわかり, よかった。声の出しかたの問題ということだが, なぜなったのか, なぜここまで苦しいのかなどわからないこともあるので知りたい。今は苦しすぎて生活に困っている。治療方法があるのであれば, ぜひ試したい。

Q：望ましい発声として楽に発声できる声は, 女性として普通の声, すなわち現在よりも高く, 女性らしい軟らかい声になるが, よいか？

A：とにかく苦しすぎるので, 楽になるなら高くなっても女性らしくなっても構わない。

Q：どのような声を必要としているのか？

A：舞台で大きな声が出せるようになりたいし, 歌も歌いたい。フリースクールで子供たちと歌ったり, 読み聞かせをしたり, いろいろできるようになりたい。

音声治療にあたって，定期的な通院は1〜2週間に1度なら大丈夫とのこと。練習時間の確保や禁煙などは，徐々にやっていくこととする。

ⓑ 間接訓練

❶ 発声のメカニズムと症状の説明：障害の受容

①声を低くしていくことと声に力が入って詰まらせていくことが連動していることを医学的にわかりやすく説明する。声が出なくなるのは喉を締め付けすぎて呼気が流れなくなっているからであることを理解させる。

②過緊張タイプの他の症例の喉頭所見と音声所見を見せ，治療前と治療後を示すことにより，病態の理解や，音声治療で治ること，目標とする声の出し方や音声についてイメージしてもらう。

❷ 日常生活習慣の変容

①体調管理がベースであることを説明して，睡眠時間を確保する。

②こまめにちびちびと水分補給する練習をセッションで実践する。宿題では正の字でカウントしてもらう。

③悪癖の除去

・禁煙指導は積極的にはしない。ただ喫煙の本数を宿題ではカウントしてもらう。

・咳払いの除去の方法について説明する。宿題では正の字でカウントしてもらう。

❸ 心身の基礎力向上訓練

①姿勢を整える。やや猫背で下顎が前にでている。肩と顔の筋弛緩とともにいつでもすぐに姿勢をよくできるようにする。

②呼吸を効率よくするため呼吸法は胸式と腹式を実施。マインドフルネスも同時に実施する。

③呼吸を支える体幹のトレーニングを実施する。

ⓒ 直接訓練

❶ 望ましい発声の誘導

誘導方法は2種類を並行して実施する。

・レゾナントボイス［m〜］

・ため息〜軟起声［h〜］

①ハミング，含み笑い，鼻溜息を利用してレゾナントボイス［m〜］1音を誘導。

・持続が5秒を越えると徐々に詰まり始める。詰まり始めても自分で詰まりを解消できるようにレゾナントボイスを作る手順と，チェック手順を紙に書いて説明しながら実施。

・リラクゼーション状態をいつでも作れるように，姿勢を整え肩と顔の筋弛緩を導入の練習をしてから［m〜］で持続できるようにする。

・途中で母音を入れる練習［mimim］に。さらに2〜3段階高めににしたのも実施。［mimi:］で母音部分を1〜2秒持続させる。鼻梁・口唇周囲に振動の感覚をずっと感じることを確認しながら母音部分を持続させる。

②ため息「h(a)〜」の1音を誘導。

温泉に入る感じで「あ〜やれやれよかったよかった極楽極楽〜」。少し高めのため息をする。何度か繰り返して「は〜」「ひ〜」「ふ〜」「へ〜」「ほ〜」をため息で繰り返す。「あ」「い」「う」「え」「お」の文字を見せ，または ST が指示を出して，軟起声で十分に息を出してから「はあ〜」「ひい〜」「ふう〜」「へえ〜」「ほお〜」を発声させる。「はあ〜」の母音部分を，ずっと息を出しているのを手のひらで確認しながら持続させる。

❷ 宿題

・声の日記ノートの書き方を説明する(水分補給，咳払いの除去のカウント。体調と発声についての自己評価点と記述。姿勢・呼吸・体幹練習と発声練習の実施状況を記録。何も書けなくてもノートは持ってくる。

・「は」「あ」「ま」行で始まる単語とあいさつや名前で自分の身近なものを声の日記ノートに書き出してくる。そのことばについての発声の練習はまだしない。

・上記説明後，発声練習の宿題について説明し，実際に発声方法を1人でやってもらう。

・母音なしのレゾナントボイス［m〜］と「h〜」行のため息をそれぞれ5回連続 OK を合格とする。5回連続 OK を2セット連続でできるようにする。時間をかけて1回1回丁寧につくる。
- 時間に余裕があれば，それぞれ［m～］［h～］から母音［a］［i］［u］［e］［o］につなげて1～2秒持続させる。
- 宿題の予行練習をして実施可能であったものを宿題とした。

4 クリニカルマネジメント

a タイムマネジメント

①2～8回目（**表5E-1**）
②9回目（最終セッション：**図5E-1**）

b ゴール設定とセッションの経過

この症例の鍵となるセッションは4回目と7回目にあった。

2回目，3回目と宿題もセッション内での練習も順調にステップアップした。

4回目の冒頭にこれまでのセッション同様に家で練習してきたことをいつものように，最初の［m～］［h～］をつくるところから宿題の短文までをやってもらった。明らかにクオリティーが低下していた。レゾナントボイスはレゾナントが減少し，ため息軟起声は温かい息の量が語尾になるほど減少した。設定した音よりも低音化していた。そこでもう一度音を高めに設定することと，十分に望ましい発声を作り，持続性を安定させる練習をし直した。本人は「多忙で練習ができなかった。こんなにすぐにまた下手になるとは。練習が大切なことがわかった」とのことだった。

5回目，6回目，7回目と順調にステップアップしていった。日常で望ましい発声を使う練習も順調であった。が，7回目になっても「コントロールすればできるが，コントロールするのが大変で疲れる」とのことだった。日常での望ましい発声は「発声は楽だが，楽な発声を作るのが大変」という問題が出現した。

ゴールの設定について再検討する必要がでてきた。完治を目指せるのか，それとも何らかの改善の段階でゴールとするか。患者と相談して，望ましい発声は意識しなければコントロールできなくても，「つらい喉詰めが起こりそうになったら，脱出したいときにいつでも脱出できる。レゾナントボイスやため息軟起声で楽な声にすることができる」「劇団やフリースクールでいろいろな声を使える」ことをゴールにした。これができれば日常生活は困らなくなる。8～9回目は2週間あけて喉詰めを自分で脱出ししかも日常的に困らずに楽しく暮らしていけそうかを，宿題を続けながら観察してもらった。

c 最終結果

9回目（10週）でゴールを達成した。セッション中喉づめは完全に除去された。

日常生活では全く困らなくなり，楽に話せるようになった。特に咳払いの除去ができたことで，喉の違和感がなくなった。禁煙もでき身体の調子がよい感じとのこと。劇団での活動も開始するなど実質的に日常生活のQOLが上昇した。本人は長期間苦しい思いをしてきたので，約2か月でここまでよくなったことに驚き，喜んだ。

「無意識での望ましい発声の自動化」までは至らなかったが，望ましい発声様式を習得，修正の仕方も習得，日常生活で発話をコントロールしようと思えばできる。持続性や大小や高低の調節力は向上拡大した。他覚的な検査所見は顕著に改善，正常値になった。医学的な終了基準は十分に満たしていた。

5 まとめ

重度症例では，訓練回数も多く，訓練期間も長くかかる。途中で訓練が後退したり停滞することもある。しかし顕著に改善し患者の満足度も高く音声治療を終了することは可能である。音声治療の基礎に則ってやること，ゴールを設定して患者に合わせて，やるべきことを着実に実施していくことが重要である。

表 5E-1　訓練の経過

	間接訓練(課題の到達度)						直接訓練(課題の到達度)		
	水分補給	咳払い	禁煙	心身トレーニング 姿勢・呼吸・体幹 マインドフルネス	声の自己評価点(100点満点中)	患者の評価・感想	系統的・段階的訓練(注2) 【誘導方法】 ・レゾナントボイス [m〜] ・ため息・軟起声 [h〜]	発声機能向上訓練	般化
2回目 (初回から1週間後)	回数が少ない	多いことに気づく	2本/日の日もある	姿勢の悪さを自覚	40点		単語	レゾナントボイスで持続・高低調節	家族に，朝夕の簡単な挨拶
3回目 (2週間後)	カフェイン入り飲料の摂取中止	少し減少	1〜2本/日	呼吸法が気持ちよい，丹田を意識できる	40点	練習している声は楽に感じる	2〜3単語・短文	レゾナントボイスで持続・高低＋大小セット調節	他人に，1日2回は一言でも声をかける
4回目 (3週間後)	回数が増える，白湯がおいしい	さらに減少	0本の日もあり	呼吸法をいつでも楽に実施できる	40〜70点	練習しないとだめなことがわかった	単語〜2単語 **訓練が後退，停滞！**	レゾナントボイスで持続・高低・大小セット調節	
5回目 (4週間後)	習慣化できるようになる	ほとんどなし		姿勢がよくなった	40〜80点	よい声と悪い声の差がわかる	2〜3単語・短文音読	＋チューブ法導入 レゾナントボイスセット調節 ＋鼻歌	家族と他人に，あらかじめ準備した単語・短文で話しかける 望ましくない声が出たら自分で修正する
6回目 (5週間後)		ゼロになる	0本の日が増える	筋肉がついたと自覚，睡眠の質が向上，体調がよくなる	40〜85点	意識すれば喉詰めのない声が出せる	3〜8短文， 音読と自発話 意識すればセッションで1〜5分自由会話を可能にする	＋YUBAメソッド レゾナントボイスセット調節	
7回目 (6週間後)					50〜85点	意識すればどんな声も詰まらない。**意識するのが疲れる！**	文章音読(自分で用意) 訓練場面で望ましい発声のみで発話し，望ましくない発声では自己修正する	＋トワングとベルティング導入 ＋大声での呼びかけ ＋歌唱(自分で用意) レゾナントボイスセット調節	意識すれば，いつでもどこでも望ましい声を使える
8回目 (8週間後)				心身ともに機能向上	60〜95点	意識することに慣れてきた			

注1：【直接訓練の時間配分】導入と前回の宿題チェック(5〜10分) ⇒ 訓練(25分) ⇒ 次回宿題の確認(5〜10分)

注2：系統的訓練はセッションでも宿題でも，回を重ねても，レゾナントボイスは［m〜］の含み笑いや鼻溜息から開始，ため息・軟起声は［h〜］のため息から開始する。
新しくステップアップした訓練に十分に時間をかけることができるように，その前段階までは短時間でウォーミングアップとして実施する。

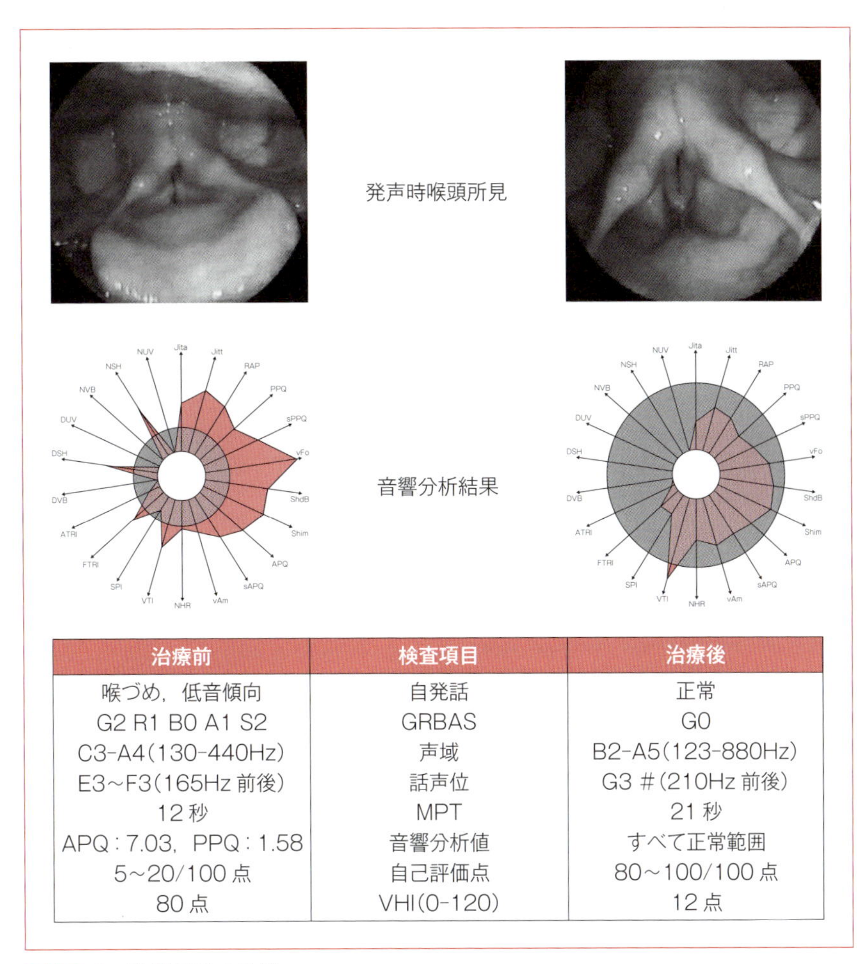

治療前	検査項目	治療後
喉づめ，低音傾向	自発話	正常
G2 R1 B0 A1 S2	GRBAS	G0
C3-A4(130-440Hz)	声域	B2-A5(123-880Hz)
E3～F3(165Hz 前後)	話声位	G3 #(210Hz 前後)
12 秒	MPT	21 秒
APQ：7.03，PPQ：1.58	音響分析値	すべて正常範囲
5～20/100 点	自己評価点	80～100/100 点
80 点	VHI(0-120)	12 点

図 5E-1　治療前後の比較

文献

1) Colton RH, et al：Understanding Voice Problems：A Physiological Perspective for Diagnosis and Treatment(3rd ed). Lippincott Williams & Wilkins, Philadelphia, 2006
2) Behrman A, et al：Exercises for Voice Therapy. Plural publishing Inc, San Diego, 2008
3) Case JL：Clinical Management of Voice Disorders (4th ed). Pro-ED, 1996
4) Hammer SS：Stimmtherapie mit Erwachsenen：Was Stimmtherapeuten wissen sollten(Praxiswissen Logopädie). Springer Medizin Verlag, 2005
5) 廣瀬 肇：音声障害の臨床．インテルナ出版，1998
6) Stemple JC, et al：Clinical Voice Pathology：Theory and Managemnet(3rd ed). Plural Publishing, San Diego, 2000
7) 生井友紀子：【声をよくする治療法】音声治療包括的訓練法．ENTONI173：43-50，2014
8) Curwen B，他(著)，下山晴彦(監訳)：認知行動療法入門―短期療法の観点から．金剛出版，2004
9) 伊藤絵美：認知療法・認知行動療法カウンセリング初級ワークショップ―CBT カウンセリング．星和書店，2005.
10) 伊藤絵美：DVD 認知療法・認知行動療法カウンセリング初級ワークショップ．星和書店，2005
11) 大野 裕，他：保険，医療，福祉，教育にいかす 簡易型認知行動療法実践マニュアル．ストレスマネジメントネットワーク，2017
12) 堀越 勝，他：精神療法の基本―支持から認知行動療法まで．医学書院，2012
13) 堀越 勝：ケアする人の対話スキル ABCD．日本看護協会出版会，2015
14) 堀越 勝(監)：認知行動療法ベーシック研修セミナー資料．特定非営利法人 OCD-Japan，2016.
15) コーチ・トゥエンティワン：認定コーチング・メディカルコーチング受講資料．2010
16) 鈴木義幸：コーチングのプロが教える「ほめる」技術．日本実業出版社，2002
17) 奥田弘美，他：メディカル・サポート・コーチング入門―医療者向けコミュニケーション法．日本医療情報センター，2004
18) 安藤 潔，他(編)：難病患者を支えるコーチングサポー

トの実際．真興交易医書出版部，2002
19) 出江伸一(編著)：リハスタッフのためのコーチング活用ガイド．医歯薬出版，2009
20) Rollnick S，他(著)，後藤 恵(監訳)：動機づけ面接法実践入門．星和書店，2010
21) Rosengren DB(著)，原井宏明(監訳)：動機づけ面接を身につける．星和書店，2013
22) 北村雅子，他：医療スタッフのための動機づけ面接法―逆弾き MI 学習帳．医歯薬出版，2016
23) Boone DR，他(著)，廣瀬 肇，他(訳)：音声障害と音声治療，医歯薬出版，1992
24) Behrman A，他(編)，生井友紀子，他(訳)：実践音声治療マニュアル．インテルナ出版，2012
25) Hapner E, et al：A study of voice therapy dropout. J Voice 23(3)：337-340, 2009
26) Verdolini KA：Lessac-Madsen Resonant Voice Therapy [DVD]. Plural Pub. 2008
27) Verdolini KA：Lessac-Madsen Resonant Voice Therapy：Clinician Manual. Plural Pub. 2008
28) Titze IR：Voice training and therapy with a semi-occluded vocal tract：rationale and scientific underpinnings. J Speech Lang Hear Res 49(2), 448-459, 2005
29) Stemple JC：Vocal Function Exercises(The How to Series)DVD. Plural Publishing, 2006
30) Kotby MN：The Accent Method of Voice Therapy. Singular Pub, CA, 1995
31) 楠山敏行，他：声帯結節の臨床的検討．音声言語医学 49(3)：149-154，2008
32) Roy N, et al：Three treatments for teachers with voice disorders：a randomized clinical trial. J Speech Lang Hear Res 46(3)：670-688, 2003
33) Verdolini K, et al：Laryngeal adduction in resonant voice. J Voice 12(3), 315-327, 1998
34) Chen SH, et al：Outcome of resonant voice therapy for female teachers with voice disorders：perceptual, physiological, acoustic, aerodynamic, and functional measurements. J Voice 21(4)：415-425, 2007
35) Simberg S, et al：The resonance tube method in voice therapy：description and practical implementations. Logoped Phoniatr Vocol 32(4)：165-170, 2007
36) 熊野宏昭：実践！ マインドフルネス―今この瞬間に気づき青空を感じるレッスン．サンガ，2016
37) 青木 豊，他：息のしかた―きもちいい生活のための呼吸法．朝日新聞社，1996
38) 石井直方，他：スロトレ完全版 DVD レッスンつき．高橋書店，2009
39) Yamazaki S, et al：Headache, mental health, and use of medical resources：health diary study in Japan. Journal of health science 54(1)：30-36, 2008
40) Lutfey KE, et al：Beyond "compliance" is "adherence". Improving the prospect of diabetes care. Diabetes Care 22(4)：635-639, 1999
41) 日本神経学会，日本頭痛学会(監)：CQ I -11 頭痛ダイアリーをどう使用するか．慢性頭痛診療ガイドライン．33-34，医学書院，2005

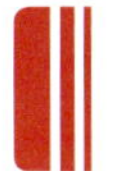

索引

主要な説明のある頁は太字で示す。

数字

欧文

和文

お

か

き

く

け

こ

さ

し

す

せ